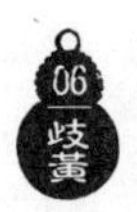

當代中醫名家薈萃 4

焦樹德中醫內科

焦樹德 著

序

中醫藥學是一個偉大的寶庫，她擁有系統的整體的和天地人三者爲一體的理論體系，在這種理論的指導下系統地闡明了人體各部臟腑、經絡、氣血的生理功能和疾病的發病規律，以及藥物、方劑和治病方法，對各種疾病能得心應手，取得很高的療效。她是實踐的產物，植根於臨床，成長於臨床，所以多臨床在中醫藥學的發展中具有非常重要的地位。

總結名師的臨床經驗和學術思想是繼承和發展中醫藥學非常重要的內容，自改革開放以來，黨和各級政府對中醫藥學工作的繼承和發展極爲重視，開展了有組織地師帶徒工作。

焦樹德教授早年隨外祖父學習中醫，攻讀古典醫籍，基礎深厚，經六十餘年的臨床實踐、教學和科研體會，積累了豐富的臨床經驗，也形成了自己獨特的醫學思想和理論。他善於總結經驗，非常重視中醫學理論對臨床的指導，更重視臨床實踐的作用，他在帶教陳偉、何婷二位徒弟的實踐過程中，總結撰寫了《樹德中醫內科》，充分體現了他的學術思想，更體現了他對學生和對讀者的希望以及對中醫藥學理論精髓的領悟。

我十分熱愛中醫藥，關心中醫藥事業的發展。我相信在這種時代背景下出版的這部書，不但會指導中醫藥學工作者的臨床實踐，更會激勵廣大中醫藥工作者投身於實踐中去，不斷地總結經驗，在大量的臨床醫療工作中繼承和發揚中醫藥學遺產，使中醫藥這一中國傳統文化的璀璨明珠，大放異彩，造福於民衆，故樂於向大家推薦並爲之作序。

呂炳奎

二〇〇三年十一月於北京

前言

爲中醫者，處身於芸芸衆生，錯綜複雜的人世間，面對千奇百怪、時刻變化的衆多疾病，要在不長的時間裡，做出準確的判斷，辨清陰陽虛實，析透疾病本質，確定表裡寒熱、病機證候，進而正確無誤地立法、組方、配藥，挽救生命而立竿見影，不生錯誤，確是一件非常不容易的事情。傳統的中醫藥，乃性命之學，是中華優秀文化的重要組成部分。成書於戰國時代的《黃帝內經》是中醫學的經典著作，源遠流長，科學思維，深邃優良，名醫扁鵲、醫緩、醫和、淳于意公均名標史冊。漢代醫聖張仲景更撰著了《傷寒雜病論》一書，立辨證論治之方法，垂醫學之津梁，後世醫家代有發明發展。中醫學始終以人爲本，立足於實踐，成長於臨床，綜合數千年之寶貴經驗，創立了一套救命、活人、養生、長壽之學。其理論之系統，療法之獨特，實令人驚歎，驗之於今日，如乙腦、麻疹後肺炎之醫績，亦曾震驚世界醫林，令人嘆服！即在科學發展一日千里之今日，許多疑難重症，經中醫學者辨證論治而愈者，仍不可勝數。取得如神之療效，豈偶然哉，實是炎黃醫療藝術所使之然！所以，中醫學者必須熟讀《黃帝內經》、《傷寒論》、《金匱要略》、《備急千金要方》、《外台秘要》，金元時代劉、李、朱、張四大醫家著作，以及「溫病學」諸家名著。尤其是要熟練掌握辨證論治的醫療大法，做到成竹在胸，才能臨床不亂，妙手回春，立起沉痾。

中醫學術以辨證論治爲精華，本書宗之爲核心。以辨證論治爲治療大法。全書分爲上下兩篇。上篇談學習辨證論治必須深入理解和熟練掌握的幾個重要問題；淺談「同病異治」和「異病同治」的臨床應用；學習辨證論治應研讀的一些書籍。下篇分別介紹四十八個常見內科中醫病證。每一病證均分爲以下七個方面進行討論：

一、簡介：簡要介紹本病的名義、簡史、研究概況古今變化等；

二、病因病機：指出引起該病證的原因和病機變化；以及各家的認識等；

三、辨證論治：詳述該病的臨床證候、病證變化及辨證治療方藥，其中也介紹了一些筆者的醫療經驗和臨床驗方；

四、名醫要論：摘錄中醫先輩關於該病的醫療警句、名言，不但能繼承先輩的經驗，又能警示後人在臨床上要遵循醫療規矩，自成方圓。這一項亦爲對該病繼承發揚之自誡、誡人之作。

五、驗案：是筆者行醫六十多年來在臨床上運用辨證論治所取得的一些有效病例，介紹給讀者以作參考。

六、與西醫學的聯繫：僅就個人一得之見稍作聯繫。自知定有錯誤，但在今日、今時，爲了中醫之發揚，雖然聯繫不深，作爲采他山之石，以攻中醫學術之差距，也就大膽動筆了，敬希高明指正。

七、體會：介紹了筆者本人臨床多年來對該病的一些心得體會。說出來，以供後來賢達臨床時參考。

本書之寫作，實受國家中醫藥管理局關於繼承發揚中醫藥學術之激勵，同時也受到了中醫界老前輩呂炳奎先生的鼓勵。於二〇〇一年在廣東省中醫院（廣州中醫藥大學第二附屬醫院）舉行拜師大會之鞭策。筆者參加了這次拜師大會，在帶領徒弟陳偉、何婷兩位中醫師隨師學習、講課和臨床實習的三年中，時時受到他（她）們精心學習、深入鑽研精神的鼓舞，同時也遵循自己一貫主張的「繼承傳統，博採衆長，突出特色，創新發揚，發皇古義，融會新知，與時俱進，揚中擷西」的學術精神，才不揣淺陋而貿然動筆，將講稿加以整理，作爲年老時系統總結個人經驗的嘗試。水準所限，錯誤難免，敬希同道批評、指正！

在此，要特別感謝的是呂炳奎老局長不顧病體初癒爲本書作序。筆者的徒弟、研究生也爲本書出版做了謄抄、列印、校對、編整等工作，也在此致以衷心的感謝！

焦樹德

二〇〇四年十二月

凡例

◎本書以辨證論治爲核心，在每病的辨證論治中所選用的古方，均不列用量，以便使讀者，因人、因地、因時而去變化運用之。所列個人經驗方均注明「自擬經驗方」，並寫明各藥的用量，以使讀者明瞭該方各藥的配伍輕重和核心藥物而理解方意，以備悟出變化。

◎本書在藥方後，寫「水煎服」三字者，即指取中藥飲片放入沙鍋中，加水至用筷子攪動，作畫圈動作沒有阻力時，即爲合適，然後放到火上，先取武火（大火）煎煮沸騰，隨後改爲文火（小火），以鍋內中心有鼓動沸騰，藥液不溢出鍋外爲限，煎藥約三十分鐘左右，將藥汁經過小網篩或紗布濾過，取藥汁約二○○毫升，如過多，還可倒回藥鍋中再煎至約取汁二○○毫升爲止。此藥汁叫做第一煎。然後，把藥鍋晃一晃，使已煮過的飲片，在鍋中出一水平面爲度（亦可用筷子幫助），出現平面後，再次加涼水，使水超過飲片水平面約二毫米左右，同樣先用武火煎煮，水沸後改爲文火，以鍋中之水沸動又不溢出爲度，煎煮二十五分鐘左右，再按第一煎方法取藥汁約二○○毫升，稱爲第二煎。然後，取一大碗（容器），把第一煎和第二煎的藥汁，放入大碗（容器）內混合均勻後，分平爲兩份，以便分兩次服用。一般說（醫生沒有特殊囑咐的情況下）第一次服藥，可在早飯後，約上午九時~九時三十分之間服用，第二次服藥可在晚間睡眠前服用。不在每藥方後寫此煎法，只寫「水煎服」。即按此煎服法。

◎藥名後寫有「（先煎）」字樣者，即在煎藥時，先用適當少量的冷水，煎煮此藥約十分鐘，然後向鍋內再加冷水，使水不燙，再放入其他中藥，用筷子攪動，做畫圈動作無阻力時（水量即合適）再如前述的煎煮法煎藥。

◎如藥名後標有「（後下）」或「（後入）」字樣者，即在煮藥約二十五分鐘時將要濾取藥汁前兩三分鐘將該藥放入藥鍋中，蓋好鍋蓋，煎約兩三分鐘後，即可濾取藥汁。

◎如藥名後寫有「（煎湯代水）」者，即先把此藥放入砂鍋內，加入滿鍋冷水（約夠煎兩次藥所用），煎至鍋內水沸後，改用文火再煎十分鐘；停火，把鍋放到桌上候涼，即把鍋內的水（藥已沉澱到底部），輕輕倒在另一盆（或大容器）內，下面沉澱的藥渣可以拋棄，只用上面澄清的藥液；用這種藥液再去煎其他的藥。

◎本書在每一病證「與西醫學的聯繫」一項內，參考了《中華內科》（陳敏章主編，人民衛生出版社出版）、《現代內科學》（方圻主編，人民軍醫出版社出版）、《實用內科學》

（人民衛生出版社出版）。在綜合採擷時，對上述諸書的內容多有兼合，故在每篇中不便一一注明其出處，敬請諸位主編原諒，並在此特別致以衷心感謝！

◎在個別病證中，因無現成驗案，即選葉天士《臨證指南醫案》中相同病案補入。有筆者自己治驗病例者均選錄本人的驗案。

目錄

【上篇】

【下篇】

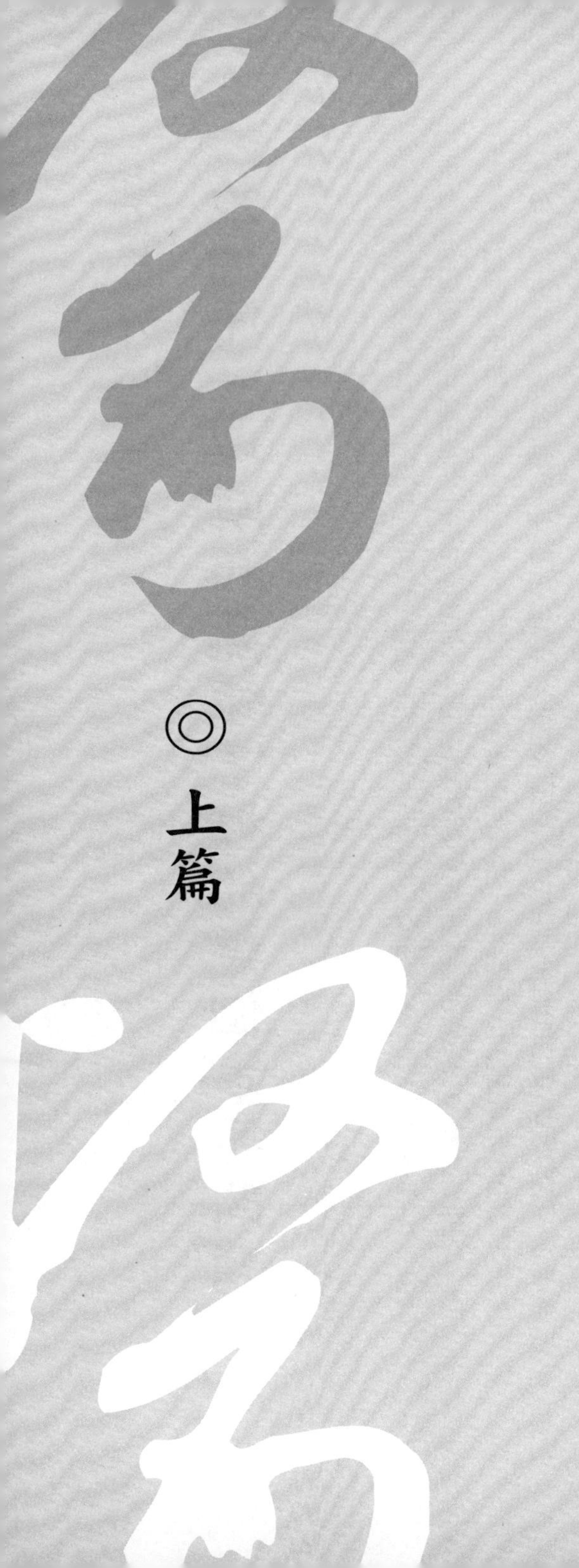

◎上篇

學習辨證論治必須深入理解和熟練掌握的幾個重要問題

「辨證論治」是中國醫學獨特醫療藝術的核心，更是中醫學極爲重要的組成部分。學習中醫必須學習好和運用好「辨證論治」，才能提高療效，爲人類健康做出貢獻。今結合三個驗案，談談學習辨證論治必須深入理解和熟練掌握的幾個主要問題，供讀者便於理解本書。今分三部分來談，一是驗案介紹，二是幾個重要問題，三是診治西醫已確診的疾病，也要進行辨證論治。

一、驗案介紹

【病例一】

韋某某，女，十六歲，學生，北京某醫院會診病例。會診時期：一九七三年八月十日。

現症：後頭痛，時有嘔吐，月經兩月未來潮，不能下床、站立、行走。

望診：面色青白，臥床不起，精神不振，意識清楚。

舌質紅，舌苔正常。

聞診：言語清楚，聲音低弱，呼吸略細。

問診：因頭痛、發熱、昏迷而第二次急診入院，經搶救治療後，現已兩個多月，神志雖已清楚，但尚有後頭疼痛，時有嘔吐，月經兩月未來潮，不能起、坐、下床活動。

辨證：後頭及項、脊背部，屬足太陽膀胱經，足太陽與足少陰經相表裡，後頭部又屬督脈經，督脈經與腎經亦密切相聯，頭頂部屬足厥陰肝經，肝腎同源，肝、腎、督主衝脈、任脈、血海，與女子月經有密切關係，如《素問．上古天眞論》中說：「女子二七而天癸至，任脈通，太衝脈盛，月事以時下，故有子。」今月經不能按時而下，上攻而致頭痛，腦後、項背發涼且發硬，嘔吐等，此乃肝腎失調，月經不潮，衝、任、督三經脈氣血上逆所致之倒經病，肝腎不足兼有瘀血之證。

治法：通經活血，兼益肝腎。

處方：桃紅四物湯加味。

當歸十二克，川芎九克，赤芍十五克，生地十五克，茜草十二克，羌活三克，牛膝九克，桃仁九克，紅花九克，香附六克，劉寄奴九克，白茅根二十四克。水煎服，六劑。

另：大黃䗪蟲丸，每日二次，每次一丸，溫開水送服。

二診（八月十七日）：服中藥六劑以後，現已能坐起，並能下地站一會兒。舌苔、舌質均正常。脈象雙手均沈滑數。病情好轉，再守前方加減。

其母補充說：患者曾於今年二月九日，因晨起突然頭痛、意識不清而急診入院，經腰穿等檢查，診斷爲「蛛網膜下腔出血，原因待查」。因對做腦血管造影檢查有顧慮而未做。自覺症狀消除後即於四月四日出院。出院後，一般尚好，五月底因情緒激動，休息少，六月一日又發熱，體溫三十七～三十八℃或以上，六月二、三日，下午頭脹痛、嘔吐，症狀逐漸加重，於六月四日又急診入院。住院後，經兩次腦血管造影以及腰穿等檢查，診斷爲「蛛網膜下腔出血，雙側腦動、靜脈血管畸形（左顳、頂、枕部，右枕部）」。腦外科會診認爲「血管畸形爲雙側性……尤其是影響到視丘部位，這種情況不建議手術，主要是預防再出血……」，故請中醫會診。其母親又說，這兩次發病均是在月經應潮而過期不來潮的情況下發生的。過去也有在月經應來不來而發生鼻出血後則頭不痛的情況。這次發病前又兩個月未來月經，自覺腦後部發涼，頸項部發硬，脊背部亦發涼，繼之頭痛（後頭及頭頂偏左處），嘔吐，少量鼻出血，漸至昏迷而又來急診入院。

切診：頭頸部、腹部、四肢未見明顯異常；左手寸脈弱，餘脈沈略細。

處方：當歸尾十二克，赤芍十五克，桃仁九克，紅花九克，牛膝十五克，茜草三十克，川芎九克，酒大黄六克，烏賊骨九克，蘇木三十克，澤蘭十二克，香附十二克。水煎服，六劑。

另：大黄䗪蟲丸十四丸，用法同上次。

服藥後，次日月經即來潮，與正常時一樣。已無頭暈症狀，二十五日已能下床行走十～二十米。今日能步行三十～五十米，神經系統檢查無異常。於九月一日帶著八月十日的中藥十四劑高興地步行出院。

三診（九月十八日）：自出院後，於九月十八日開始即到我院（中醫藥大學附屬東直門醫院）來門診。我仍以上方稍作加減，治以調經活血化瘀。約服中藥六十劑，大黄䗪蟲丸四十～五十丸。

四診（十二月四日）：患者已無不適，面色轉佳，精神、體力亦基本正常，舌、脈均無明顯異常。即改投丸藥，以便常服，預防復發。

處方：當歸四十五克，川芎二十一克，生地三十克，熟地三十克，赤芍三十克，紅花三十克，桃仁三十克，牛膝二十四克，黃芩三十克，香附三十克，夏枯草三十克，生芥穗二十四克，生大黃十二克，五靈脂三十克，蒲黃三十克，遠志三十克，白蒺藜三十克，麝香三克。上藥共爲細末，煉蜜爲丸，每丸重九克，每次服一～二丸，每日二次。溫開水送服。

此後，即長服此丸藥，服完，即再配製，另常備八月十七日湯藥四～五劑，大黃䗪蟲丸十丸。囑若月經應潮而不來潮時，即煎湯藥連服一～三劑，大黃䗪蟲丸每日二次，每次一丸。月經來潮後，則停湯藥和大黃䗪蟲丸。以後仍繼續服自製的丸藥。

四診（一九七五年四月三十日）：人已漸胖，能正常完成中學課程的學習，並能參加考試，精神亦好。舌脈未見明顯異常。囑仍按前述方法服藥，以服自配丸藥爲主。

追訪（一九七六年十月二十五日）：面色較前潤澤，漸胖，精神好，較會診時判若兩人，無自覺症狀，考試成績優良。仍配服丸藥。月經到期不潮時，即服已備的湯藥，服一～二劑，月經即來。

再追訪（一九七八年十月十七日）：已參加工作二年。工作太累時，睡眠較差，多夢，稍事休息即好。已四五年未發病，丸藥有時服用，有時不用。工作一直很好，現擔任英文資料翻譯工作。

第三次追訪（一九八〇年十一月二十八日）：現在某工廠技術科工作，管理外文資料，工作已轉正，每日正常上班工作。

【病例二】

李某某，女，二十九歲，河南省某專區醫院住院病人。會診日期：一九六九年十二月九日。

望診：發育正常，營養一般，急重病容，口眼向左歪，時見抽動。四肢頻頻抽動，左側上下肢抽動比右側明顯。面色晦黯少澤，神情緊張、焦急。舌苔白。

聞診：言語不清，聲音低。在不抽時呼吸均勻，抽搐時則呼吸不均勻。

問診：一九六九年十月下旬，在抱著小孩餵奶時，突然全身發抖，不能說話，隨即倒地，口吐白沫，眼向上翻，懷中的小孩也掉在地上。立即急診住入自己工作的醫院。當時查血壓，一五〇／九〇毫米汞柱，血象正常。診斷：①症狀性癲癇；②高血壓。經用多種西藥治療，仍每日抽搐三～十二次，每次三～十分鐘。即於十二月初轉到鄭州河南醫學院診治。經過多科會診、多種檢查，確診爲「顱內佔位性病變（腦腫瘤）」，建議到上海或北京做開顱手術治療。病人不同意做手術，於十二月八日又轉回到家鄉自己工作的醫院。次日即請北京中醫學院前來本院教學實習的中醫會診。

診時病人自述（經家屬翻譯），左半身發麻，肢體發抽，口眼都發抽，向左歪，抽搐頻頻發作，不分晝夜，難記次數，用西藥苯妥英鈉不能制止發作。舌欠靈活，說話不清楚，呈「半語子狀態」。嚴重健忘，因抽搐不止，已兩三個晝夜不能睡眠；因心情緊張，害怕，兩手拉著愛人的手，日夜不放，不讓其離開一步。

切診：頭、頸、胸、腹未見異常，左上下肢抽搐時發硬，四肢頻頻抽搐不止。脈象：兩手均滑而帶弦。

辨證：四肢、口眼頻頻抽搐，脈現弦象，是爲風動之象，知病在肝經。如《內經．至眞要大論》中說：「諸風掉眩，皆屬於肝」。健忘，徹夜不眠，由心神不守所致。苔白，脈滑，言語不利，知爲痰盛，風動筋攣而致頻頻抽搐。四診合參，知病涉肝、心、脾三臟與經，而目前以肝爲主，故可診爲肝風內動，風痰上擾，發爲癒瘲之病，肝風夾痰上擾之證。

治法：平肝息風，化痰安神。

處方：生石決明三十克（先煎），生代赭石三十克（先煎），香附十二克，鈎藤二十四克，全蠍九克，蜈蚣二條，清半夏九克，化橘紅九克，製南星五克，白芍十二克，桑枝三十克，白蒺藜十二克，遠志九克。水煎服，三劑。

囑：如有效，再服上方三劑。

二診（十二月二十二日）：服藥後，有明顯效果，故連服六劑，現在抽搐已完全停止，說話也已清楚，口眼也不歪，左半身之麻木感亦減輕，稍能入睡，尚有健忘。舌苔、脈象仍同上次。再守上方，加菖蒲五克，水煎服六劑。

三診（十二月二十八日）：一直未發生抽搐，左半身已不麻，左上下肢尚感力量稍弱，說話音聲、語調均已復正常，夜已能睡，健忘大減，精神好轉，面色紅潤，舌苔轉白，脈象略滑。上方去南星，加天竺黃六克、茯苓十二克、生赭石四十五克。再服六劑。

並囑其服完湯藥六～十劑後，可改配丸藥長服。

丸藥方：香附三十六克，鈎藤七十四克，全蠍二十七克，蜈蚣六條，半夏二十七克，化橘紅二十七克，白芍三十六克，桑枝九十克，白蒺藜三十六克，遠志二十七克，天竺黃十八克，茯苓三十六克，生石決明七十克，生赭石八十克。上藥共爲細末，煉蜜爲丸，每丸重九克，每日二次，每次一～二丸，溫開水送服。

第一次追訪（一九七〇年七月二十一日）：自今年一月開始服丸藥，至今已五個多月未發病，早已痊癒，並且已懷孕六個月。囑其停服丸藥。給她又開了一個安胎藥方，讓她服六～十劑。

第二次追訪（一九七三年十二月五日）：一直未再復發，現在家屬工廠工作。

第三次追訪（一九七四年五月十五日）：未發過病，在工廠工作，身體很健康。

第四次追訪（一九七八年三月）：多年來身體健康，舊病未復發，上全日班工作。一九七〇年又生一健康男孩。

第五次追訪（一九八四年五月八日）：面色紅潤，身體健壯，一直在工廠全日工作。

【病例三】

徐某某，男，四十一歲。初診日期：一九六八年六月十四日。

望診：身體發育良好，營養正常，急性焦急病容，體態正常，活動自如。舌苔白浮黃。有時咳嗽，痰色黃白相兼，痰中帶血，其色鮮紅。

聞診：言語清楚，聲音正常，咳嗽聲響亮。

問診：十多年來即有咳嗽、吐痰病史，經過幾個大醫院診治，都診斷爲支氣管擴張，但未做過支氣管造影。近七八天來，不但咳嗽吐痰加重，而且出現咳血。每日白天痰中帶血，每晚則大咳血一次，血色鮮紅，大約有一〇〇〇毫升左右（病人語），有時甚至昏厥。雖經多次治療，均未能止血，故此，每日必須到附近一家大醫院的急診室過夜，晚上大咳血時，則皮下注射止血藥，並靜脈滴注「腦垂體後葉素」，咳血一陣後，出些虛汗，才可入睡。現感身體酸軟乏力，口發麻木，飲食無味，大便偏乾。

切診：頭、頸、胸、腹部未見異常。脈象：左手弦數，右手寸脈洪大而數，右關、尺弦數。

辨證：元代朱丹溪先生曾有「先痰嗽後見紅，多是痰積熱」之論。本患者素有痰嗽，近來又咳血不止，血色鮮紅，痰見黃色，大便乾，咳聲響亮，舌苔浮黃，脈象弦數有力，知爲熱證、實證。每到晚上即大咳血，說明熱在血分。血熱生火，火性炎上，上迫於肺，肺失清肅，肺熱氣逆，血隨氣上，血熱妄行而大咳血。證之右手寸脈洪大而數，知確有肺熱。四診合參，診爲血熱妄行，所致的咳血病，爲血熱上溢迫肺，肺失清肅證。

治法：涼血、清熱、降氣，佐以化瘀、止血。

處方：生地黃十三克，生大黃六克，生石膏四十七克（先煎），炒黃芩十二克，黑山梔九克，旋覆花九克（布包），焦檳榔十二克，天冬十二克，茅根炭十五克，藕節炭十五克，白芨九克，荷葉炭十二克，當歸炭九克，紅花六克，丹皮六克，牛膝九克。水煎服三劑。

二診（六月十七日）：服上次所投中藥後，晚上又去醫院急診室過夜，但一夜未咳血。也未再注射止血藥。此後，三天來也未再去醫院急診室過夜。現在只是痰中有時帶些星狀小血點兒。舌苔仍浮黃，脈象尚有弦數之象，但右寸已不洪大。故再按前方，稍稍加減。

處方：上方生大黃加到九克，黑梔子加到十二克，以加強清泄血熱之力，另加玄參十二克、麥冬十二克，以加強滋陰涼血、降火之力。與生地、天冬相伍，不但涼血，並能補益咳血所傷之陰，兼能扶正。去當歸炭，以免辛溫助熱。水煎服，三～五劑。

三診（六月二十二日）：上次藥，服了三劑，即完全止住咳血，又服兩劑。吃兩、三劑湯藥後，因要去做外調工作，故此次來診，除拿湯藥外，還想拿些丸藥，以備在路上服用。觀其舌苔變爲正常，已不黃，脈象尚略數。再以涼血、清熱、養陰法治之，在上次處方中，改爲：生地二十一克，玄參十五克，天冬九克，麥冬九克，生石膏六十克（先煎），知母九克，黃芩十二克，黑梔子十二克，板藍根九克，桑皮九克，地骨皮九克，白芨九克，生藕節十五克，赤芍九克，丹皮六克。水煎服，三劑。另投荷葉丸十四丸，每日二次，每次一丸，溫開水送服，出差時在外地服用。

一九六八年九月到其家中追訪：服藥後，早已痊愈，現在正常上班，沒再發生過咳血。

二、必須深入理解和熟練掌握的幾個重要問題

（一）中醫理論是辨證論治的堅實基礎

辨證論治的具體體現是理、法、方、藥，若把這四個方面分開來看，「理」是指中醫理論而言，如果把它們合起來看，則「理」又貫穿在法、方、藥三個方面之中，所以說理、法、方、藥不可截然分開，其中「理」又占首要地位。因此，學習與運用辨證論治必須學習、研究中醫理論。

學習中醫理論，對以下幾個重要的學術觀點，要有比較明確的認識，才有利於深入理解與掌握辨證論治。

一、整體觀念　中醫理論最大的一個特點就是整體觀念。它通過陰陽、氣血、臟腑、經絡、五運六氣等學說，把人體的生理與病理、內與外、上與下、器質與功能、精神與物質，甚至機體與環境等等，都統一爲一個整體。例如：「心」居胸中，主血（內），其華在面，髮乃血之餘（外）。舌爲心苗，主神明與腦有關（上），與小腸相表裡，下絡小腸（下）。心藏神，喜傷心（精神），色赤，如倒置未開蓮花（物質），行血，主脈搏（生理），諸痛癢瘡皆屬於心（病理）等等。只舉這一臟，餘臟仿此，茲不贅述。可見五臟並不只是形態學上的分類，而是通過這種歸納法與人體的功能、器質、上下、內外、生理、病理等都統一了起來，並且通過它們把機體與外在環境也統一了起來，例如脈象有春弦、夏洪、秋毛、冬石，病情有寒傷腎、濕傷脾、長夏善病洞泄、秋善病風瘧等等。這種把人體看做一個互相聯繫著的有機整體的觀點，不但有效地指導著對疾病的防治，而且對養生、防老也起著重大作用。

二、動變制化思想　上中醫學運用陰陽五行、五運六氣、經絡臟腑、氣血循環等學說，認爲天地間一切物質都在不停地運動變化著，當然人體的生命現象也是在一刻不停的新陳代謝中有規律地運動、有制約地變化著，在一定條件下維持著機體的動態平衡，如《素問．六微旨大論》說：「夫物之生從於化，物之極由乎變，變化之相薄，成敗之所由也。」又說：「成敗倚伏生乎動，動而不已，則變作矣。」又說：「出入廢則神機化滅，升降息則氣立孤危。故非出入則無以生長壯老已，非升降則無以生長化收藏。」《素問．天元紀大論》中說：「動靜相召，上下相臨，陰陽相錯而變由生也。」並且強調這種運動只有在互相制約、互相促進的相互協調之中，才能保持正常的變化，維持在一定條件下的動態平衡。所以《素問．六微旨大論》也指出：「亢則害，承乃制，制則生化。」根據這種思想，認為疾病也是在不停的傳變轉化。所以，對病例一則考慮到既然腦動、靜脈已發生畸形，但它的存在與發生的功能障礙，是在人體變化過程中有條件地存在著，如使其條件改變，恢復其「承乃制，制則生化」的功能，則可改善其病理情況，故此，通過採用通經化瘀、調理衝任、上病下取等治法改善全身的內部環境，在動變制化中誘導其發生向愈的轉變，引發使疾病痊癒的變化，而達到「陰平陽秘」的目的。對病例二，也是認為腦中佔位性病變絕非一兩天形成的，為什麼現在才出現症狀呢？這說明它是在一定條件下發生的，所以我們用藥物平肝息風、化痰安神，給予整體調理，使其正在動變著的因素，轉化為對機體有利的條件，以使其失去制化的動變，轉化為有制化的動變，恢復整體「承乃制，制則生化」的動變制化，維持機體在一定條件下的動態平衡，以至痊癒。正如《素問》所說：「謹察陰陽所在而調之，以平為期。」

三、從化理論　中醫學不但重視疾病的動態變化，而且注意疾病的性質變化。在長期密切觀察疾病性質變化時認識到，不但病邪不同可以引起不同的疾病，即使病邪相同也可以出現不同的疾病，通過長期實踐總結出從化規律：病邪雖同，從化各異，或從陽化熱，或從陰化寒。譬如有三個人身體健康狀況相同，在同樣條件下受了寒，得了病。一個人表現為頭項強痛、惡寒發熱、身痛無汗、氣悶微喘、脈象浮緊等症而屬於傷寒病的太陽表實證；另一個人表現為畏寒怕冷、不發熱、腹滿而吐、食不下、腹部陣陣作痛、大便溏泄、口不渴、脈象沈等症而屬於傷寒病的太陰裡寒證；第三個人則在初起時微惡風寒，很快即表現為發熱而渴、頭痛、無汗、微咳、脈象浮數等證而屬於溫病的衛分證。為什麼同是受了「寒」邪，而得病卻不同呢？中醫認為，這是由於寒邪侵入之後，隨每個人當時體內陰陽虛實的不同而「從化各異」，一般規律是「從陽化熱，從陰化寒」。上述的第三個人，是陽性體質或當時體內已有積熱，故「從陽化熱」而成了溫病。第二個人為陰性體質或當時體內已伏有寒邪，故「從陰化寒」而形成了傷寒病的裡寒證。第一個人則身體素壯，寒邪自外侵入，人體衛外的正氣立即在機體皮表之分與寒邪抗爭，而形成傷寒病的太陽表實證。這只是舉寒邪為例，其餘的各種病邪均有「從化各異」的情況。

病邪不但在發病時可以從化各異，即使在疾病的發展變化過程中，也有從化各異的情況。例如傷寒病的少陰證中就有寒化證的附子湯證、四逆湯證等和熱化證的豬苓湯證、黃連阿膠雞子黃湯證等的不同。厥陰證中也有厥熱進退、陰陽勝復的變化等等。溫病、雜病中也有這類情況，均為病邪隨著當時機體內外的不同條件而從化不同。正如《醫宗金鑒》所說：「六經發病盡傷寒，氣同病異豈期然。推其形臟原非一，因從類化故多端。明諸水火相勝義，化寒化熱理何難。漫言變化千般狀，不外陰陽表裡間。」從以上例子說明，中醫學很重視由於各人體質反應性不同，而引起疾病過程千差萬別的情況，故在辨證論治時必須注意到病邪對人體的損害與抗損害鬥爭中的不同內容及人體在一定條件下生理病理變化規律中去辨別疾病的證候，預見疾病發展的趨勢，幫助和調動人體內部的抗損害因素和功能而戰勝疾病。本文病例二，從其苔白、脈滑知爲痰阻舌本，從其健忘不眠知心神不守，但是據《內經》「諸風掉眩，皆屬於肝」的理論來分析，本病人以抽搐（屬肝，肝主風）爲主，痰可從風化爲風痰，心中相火可從陽、從肝化風，故定爲「以肝爲主」來論治，效果滿意。病例三，據「先痰嗽後見紅，多是痰積熱」之說，也知痰濁久鬱化熱，再結合血色鮮紅和右寸脈洪大而數，故診爲熱證，從熱論治而取效。

總之，中醫很重視從人體內部找出差異變化來深入地把握病情發展轉化的規律。故在學習與運用辨證論治時，應隨時結合從化理論來分析考慮，則會對提高辨證論治水平，有很大幫助。

四、循症求因，治病求本　中醫學經過數千年的無數實踐，在整體觀念的指導下，總結出一套通過病人症狀探究人體全身變化情況的方法，後人稱此爲「循症求因」，而把症與因統一起來。例如「風」的症狀特點是善行數變，症見癢、抽搐、掉眩、遊走，常與肝有關，脈弦等；「濕」的症狀是病體沈重，纏綿難愈，水腫、胸悶納呆，身熱不易速退，舌苔厚膩，脈滑，常與脾有關；等等。醫生就可以根據因症統一的規律去「循症求因」，從分析局部病變的相互關係和症狀的特點而去從整體上認識疾病的本質。本文病例一本爲腦部出血，但經過問診知道月經不潮時則鼻出血，如鼻不出血則頭痛，並且有過一次因月經不來、鼻也未出血而發生腦出血的病史。這次又是月經兩個月未來，所以診爲倒經。總之，學習與運用辨證論治要注意「循症求因」，不要「頭痛醫頭，腳痛醫腳」，搞「對症治療」。

在「循症求因」的同時，還要注意「治病必求於本」。明代醫家李念莪在《內經知要》

中注解本句說：「人之疾病，雖非一端，然而或屬虛，或屬實，或屬寒，或屬熱，或在氣，或在血，或在臟，或在腑，皆不外於陰陽。故知病變無窮，而陰陽爲之本。」又說：「洞察陰陽，直窮病本，庶堪司命。」可見中醫把人體各種結構和功能，概括成相互制約、相互促進、對立而統一的陰陽兩個方面，認爲陰陽在互相消長的運動中保持動態平衡機體才能進行正常的生命活動，如果陰陽失調，就會發生疾病。

因此，中醫治病的根本目的，主要是調整人體陰陽的偏盛偏衰，促成「陰平陽秘」以恢復和保持陰陽的相對平衡。所以在治病法則上，古代醫學家強調著眼於調整陰陽這個根本。如《素問．陰陽應象大論》說：「審其陰陽，以別柔剛，陽病治陰，陰病治陽，定其血氣，各守其鄉。」唐代王冰說：「益火之源，以消陰翳；壯水之主，以制陽光。」明代張景岳說：「陰根于陽，陽根于陰，凡病有不可正治者，當從陽以引陰，從陰以引陽，各求其屬而衰之。」比如本文病例三，本爲大咳血，但並未單從止血治療，而是辨出其出血是因爲熱盛；另外，此人已大咳血數日，每次出血量很大，一般應認爲是虛證，但經四診分析，確定仍屬血熱及痰熱壅肺的實證、熱證。治療採用清熱涼血降氣佐以化瘀而收效，正是符合中醫「治病必求於本」的治療原則。

(二)深入理解「病」、「證」、「症」的不同

一、什麼是「證」

「證」是從整體觀念出發，把通過望、聞、問、切四診得來的各種

資料，進行綜合分析，運用八綱辨證、六經辨證、臟腑辨證、經絡辨證、病因辨證、衛氣營血辨證等辨證方法，結合病人的具體情況並聯繫客觀條件等各種有關因素，對疾病進行去粗取精、去僞存眞、由此及彼、由表及裡的分析、歸納、推理、判斷，進而做出對目前疾病一定階段機體綜合反應的認識——證。可以說「證」的確定過程，也是對疾病的認識過程從感性認識上升爲理性認識。所以，「證」不是一堆現象的羅列，而是對疾病的各種內部矛盾的認識，對疾病現階段邪正鬥爭情況進行分析歸納而得出來的判斷結果，從而形成了各種「證」（也有時稱證候）的概念。「概念這種東西，已經不是事物的現象，不是事物的各個片面，不是它們的外部聯繫，而是抓住了事物的本質、事物的全體、事物的內部聯繫了。概念與感覺，不但是數量上的差別，而且有了性質上的差別。」（《實踐論》）所以也可以說「證」是「論治」的前提、「論治」的依據。並且還可以通過對「證」的認識和對其變化規律的觀察，進一步總結出具有多種證候變化規律及不同特點的「病」來。例如本文病例一診爲倒經病肝腎不足兼瘀血證。病例二診爲癒瘲肝風夾痰上擾證。病例三爲咳血病血熱妄行證。這就已經不是臥床不起、面色青白、月經不潮、半身肢體抽搐、神情焦急、健忘、咳嗽吐痰、每晚大咳血等症狀的堆積與羅列了，而是可以根據辨出的「證」進行「論治」，不是簡單地對「症狀」進行治療。

二、證、症、病的異同　知道了「證」是什麼，還應注意區分「證」與「症」、「病」的不同。有的學者提出「症」字和「證」字可以通用，其根據是古代無「症」字，只有「證」的繁體字「證」，所以認爲二字勿需區別。若是僅從一個字的考證來說，這種說法沒有錯。

但是，事物是發展的，古代沒有的字現代有了；現在人們已經習慣地把「症」字特指症狀而言，所以我認爲在中醫學領域裡對症、證、病賦以明確的含義，並逐漸地推廣、統一起來，對觀察、研究疾病，對醫學理論的探討等，都是有利的。茲談點個人看法，僅供參考。

「證」，前面已經談過什麼是證，故不再贅述。也有時把證說成「證候」，這與「症狀」是不同的。「症」，指「症狀」而言，是人體因患病而表現出來的異常狀態。一般來說，有自覺的症狀和他覺的症狀。自覺症狀如頭痛、惡寒、咳嗽、發熱、腹痛、瀉吐、胸悶、腹滿、眩暈、目花等等。他覺症狀如身熱炙手、四肢厥冷、腹部壓痛、目黃、目赤、口臭、舌苔黃膩、腹脹、脈弦、脈數、無脈等等。這兩種症狀常同時存在，有的也不能截然分開，例如腹脹、高熱、腹中積塊等。既是自覺的又是他覺的。

「病」，是指包括一群症狀，具有一定的特點，有自己的變化規律，包含各種不同階段的不同證的不健康狀況而言。中醫把這種狀況總稱爲「病」。例如傷寒病、溫熱病、瘧疾、痢疾、中風、霍亂等等。

中醫獨立診治時（以傷寒病爲例）
症：頭痛項強，惡寒發熱，自汗出，脈浮緩。
證：太陽表虛證。治法：調和營衛。方藥：桂枝湯加減。
病：傷寒病。

中醫診治西醫疾病時
（以急性菌痢爲例）

症：腹痛、泄瀉，裡急後重，大便帶膿血，血多膿少，身熱身重，口乾不欲多飲，舌苔黃厚膩，脈象滑數。
證：中焦濕熱積滯證。治法：清熱利濕導滯。
方藥：芍藥湯加減。
病：痢疾（中醫的濕熱痢）。

爲幫助說明症、證、病的關係，舉如下兩例：

從以上舉例可以看出，辨證論治的中心是首先確立「證」，有了證才能立法、處方、選藥。但是，證的確定，需要根據對許多症狀的分析歸納。再進一步分析，如果證是屬於某病的，則對證的認識和處理以及轉化趨勢的分析等，就會更深刻、更有規律可循。

三、治療西醫已確診的疾病，也要進行辨證論治

中醫在診治曾經西醫診斷過的疾病時，仍需要注意運用辨證論治的理論和方法進行分析、歸納，辨出屬於中醫的何病、何證，然後根據證候去立法、選方、遣藥。擬訂處方，制訂醫療措施時，當然也可以根據具體情況和條件，注意吸取現代醫學知識和現代科研成果，將中西醫的治療方法和藥物合理地結合起來運用但不要勉強拼湊。筆者體會，在運用中醫辨證論治的方法治療西醫已經確診的疾病時，要注意以下幾點。

一、不要「對號入座」　所謂「對號入座」，即固定認爲西醫某病即是中醫某病，不進行辨證即套用治療中醫某一病的方劑。例如把大葉性肺炎對號春溫，不加辨證地套用麻杏石甘湯治療；把乙腦對號暑溫而套用白虎湯治療，把潰瘍病對號胃脘痛而套用黃耆建中湯或烏貝散治療，等等。要知道中醫、西醫各有自己的特點。中醫對疾病的認識、歸類和診斷、治療等，均與西醫不同。有的病名雖同，但其含義和概念也不一樣，例如瘧疾、痢疾、感冒等。舉瘧疾和痢疾來說，西醫診斷瘧疾以找到各種瘧原蟲爲依據，診斷痢疾（菌痢）以培養出各種痢疾桿菌來確診。治療則以消滅原蟲或細菌爲主要措施。中醫診斷瘧疾和痢疾，則主要根據人的定期寒熱多少，寒熱先後，但熱不寒，但寒不熱，下痢赤白，裡急後重，喜冷喜熱，大便的赤白多少，或便如赤豆汁，或如魚腦等等，以及舌、脈、面色、氣味變化等全身反應，運用辨證方法，把它們分爲正瘧、癉瘧、牝瘧、瘴瘧、濕熱痢、虛寒痢、疫毒痢等不同病證，在治療方法上也不是針對原蟲、細菌這些致病因子，主要的是隨證採用和解少陽、調和營衛、清利濕熱、調氣和血等整體治療的方法，幫助人體在疾病發生發展過程的不同階段克服疾病損害，提高抗病能力和代償能力，調整機體恢復到陰陽氣血應有的動態平衡，促進機體康復。因此，中醫不論是用藥物還是用針灸治療瘧疾和痢疾，均可取效。由此推論，中醫在治療西醫診斷的肝炎時並不專治肝，治療貧血時也不專補血，治療肺炎並不專治肺，治療腎炎時也不專治腎，而是運用辨證論治的方法進行整體治療。如果見到肝炎就專治肝，腎炎就專治腎，膽囊炎就專治膽，一病一方，對號入座，常常效果不理想。

如本文病例一我就沒有單去考慮腦血管出血，而是從整體考慮進行辨證論治，取得了滿意的效果。病例二也並沒有單從腦佔位性病變去考慮，而是從整體出發進行辨證論治，才取得了滿意的效果。

二、不要單以西醫「病名」作爲治療依據　由於中西醫學各有特點，理論體系不同，所以中醫不要單以西醫的「病名」作爲依據進行治療。如遇有高血壓就想去降血壓，血小板減少性紫癜就專想去升血小板，風濕性心臟病就專想祛風濕等等，這樣常常效果不好。例如我帶領西學中班同學實習時，曾治一小舞蹈病，第一診時同學們根據小舞蹈這一病名也不辨證而去查《內科手冊》找到一張現成的藥方，結果吃了六劑，毫無效果。第二診時吸取教訓，採用了辨證論治的方法，辨證爲肝經風動、心經熱盛的弄舌風病，改用鎮肝、清心、息風之法而愈。本文中的病例一，西醫診斷爲「蛛網膜下腔出血」，如據此病名用止血藥，則不但不能治癒，恐還要轉生其他毛病。本文中的病例二被西醫診斷爲腦佔位性病變（腦腫瘤？），我也沒有據此病名採取消除腫瘤的藥物，而是根據辨證論治運用了平肝息風、化痰安神之法而治癒。可見，運用中醫辨證論治比單純根據西醫病名治療效果明顯優越。

三、不要「中藥西用」　近些年來，國內外不少醫藥工作者對許多中藥進行了現代藥理學的觀察與研究，做出了不少成就。例如，對不少藥物已清楚地瞭解到具有抗菌作用；有的有抗病毒作用等；這都是很可喜的成就。但是，對這些科研成果的吸收與運用，也出現了不同的方法。例如有的人認爲經過西醫診斷是由細菌引起的疾病：則搬用大量具有抗菌作用的中藥去抑制細菌；診斷是由病毒引起的疾病，則堆砌許多具有抗病毒作用的中藥去抗病毒，而且認爲可以捨證（中醫的證）從病（西醫的病）用藥。實質上這種方法是「中藥西用」，經過了這些年的臨床實踐，證明這樣用藥，不如運用辨證論治的方法選用藥物、組成方劑的療效好。例如西醫診斷的傳染性肝炎是由肝炎病毒引起，如果不管病人的證候如何，只顧大量地使用蒲公英、敗醬草、板藍根、大青葉等清熱解毒、抗病毒之品去治療，則往往出現不但肝炎症狀未見好轉，而且可能增加舌苔白厚、胃部不適、大便溏泄、食欲減退等症狀，因爲這些藥物都是苦寒之品，大量應用或長期應用，則會造成苦寒害胃、傷中傷脾的不良後果。即使所謂具有「適應原」樣作用的人參，如不根據辨證論治運用於適應的證候，而認爲此藥力是完全向著對機體有利的方向進行的，多多益善，從而大量、長期應用，則常常是不但沒有治癒疾病，反而會出現頭痛、牙痛、口乾、便燥、鼻衄、脘堵、胸悶、性情急躁等氣盛火熱的症狀。我曾治療東北一位患者，因爲用人參六兩燉了一只雞，分兩頓吃後即食欲全無，幾個月都治不好，人瘦得十分可憐，經我調理，辨證論治服用湯劑三十多劑才治癒。這都是不按理、法、方、藥的規矩用藥，沒有考慮中藥性味功用而「中藥西用」的結果。本文病例一、二、三均是運用辨證論治的方法去用藥的，都注意到沒有生搬硬套地「中藥西用」，故而都取得了良好的效果。

淺談「同病異治」和「異病同治」的臨床運用

「同病異治」、「異病同治」的理論是中醫學理論的重要組成部分，是辨證論治中的重要法則。我們在臨床上診治疾病時，要注意隨時運用，才能提高療效。茲結合五個驗案談幾點這方面的膚淺體會。現分兩個部分來談：

一、驗案介紹

【病例一】

楊某，男，三十八歲，北京工人，病歷號七〇九六五。初診日期：一九六一年十二月十四日。

問診：主訴腹痛兩天。

前天晚上從外地回京，腹中饑餓，即飽食米麵蒸糕約半小盆，食後即睡，未蓋被而受了涼。次日晨即覺上腹及臍左處疼痛難忍，急來診治。

望診：發育正常，營養略差，彎腰捧腹，痛苦病容。舌苔白。

聞診：言語清楚，呼吸及說話聲音正常。

切診：上腹部及臍左部均有壓痛，痛處拒按，腹壁柔軟，脈象弦滑。

驗血：白細胞計數11.7×10^9/L；分類：中性粒細胞〇．八六。

辨證：《內經》說：「飲食自倍，腸胃乃傷」。過飽傷胃，中焦不運，水穀滯塞。氣血受阻，故胃脘及臍左處疼痛拒按。升降失常故不思飲食，大便不行。舌苔白主中焦停滯，脈象弦主疼痛，脈滑主停食。四診合參，診爲食品停滯腹痛。

治法：消食導滯。

處方：以大承氣湯隨證變化。

酒軍十二克，枳實十二克，厚朴九克，芒硝六克，焦檳榔九克，焦三仙各九克。一劑。

方義：本方以酒軍推蕩積滯爲主藥。輔以枳實下氣除痞，厚朴行氣消脹。更佐以焦檳榔、焦三仙消食導滯。以芒硝苦鹹湧瀉爲使，以助消導推蕩之力。共成消食導滯、推陳去積之劑。

爲了儘快解除疼痛，立即針刺雙側合谷、商陽、內關、天樞。採用中強刺激手法，不留針。針後胃脘臍部疼痛均有所減輕。

追訪（一九六七年五月十七日）：服藥後排泄稀臭大便二次，胃脘及腹部疼痛完全消失，病即痊癒，脘腹疼痛至今未發。

【病例二】

殷某某，男，三十三歲，農民。初診日期：一九六七年十二月二日。

問診：主訴上腹劇痛已兩天多。

兩天前因吃煮糖蘿蔔過多，食後以受寒而致劇烈胃疼，曾經當地醫生給予內服阿托品片劑等，後來又注射過阿托品針劑二支，均未能止住疼痛，昨晚請醫療隊醫生診治，注射度冷丁一〇〇毫克才止住疼痛。今晨胃痛又作，上腹部痞悶脹滿，不思飲食，疼痛劇烈，輾轉不安，大便三日未行。要求中醫治療。

望診：發育正常，急性痛苦病容，側臥於被窩中，懷抱熱磚熨腹。舌苔白滿，中後部略浮現微黃色。

聞診：語聲略低，偶有呻吟。

切診：脘腹痞滿，疼痛拒按，喜暖。餘未見異常。脈象弦滑。

辨證：高寒地帶，時值嚴冬，飽食受寒，食滯中焦，寒食相加，胃腑氣血升降、運行受阻而致胃脘疼痛。觀其胃部喜暖，知有寒邪。疼處拒按，知爲實證。脈弦主疼痛，脈滑而有力亦爲食滯之象。舌苔白而滿布，亦爲中焦有滯。四診合參，診爲寒食停滯所致的胃脘痛。

治法：溫中導滯。

處方：高良薑九克，乾薑六克，吳茱萸九克，木香五克，枳實九克，厚朴九克，酒軍九克，焦檳榔十二克，焦神麴十二克，三棱九克，元胡十二克。急煎一劑分兩次服。

方義：本方以高良薑、吳茱萸溫胃祛寒爲主藥。輔以乾薑溫中以助祛寒之力，枳實消痞下氣，厚朴行氣除滿，酒軍推蕩積滯而定溫中導滯之勢。又以元胡活血行氣而祛痛，神麴、三棱化食消積而導滯，爲佐藥。以木香行腸胃滯氣，檳榔消食、導氣下行爲使藥。共達溫中祛寒、消食導滯、通氣血而止疼痛之目的。

二診（十二月三日）：胃脘痛已止，脘間痞滿亦除，不拒按，且能進些稀粥，喜熱飲食。臍左處重按之尚有輕痛感，大便仍未下。舌苔已化爲薄白，脈象滑，重按有力。據此脈症分析，知中寒已祛，滯食下行，故用溫下法，以蕩邪外出。仍以上方出入，結合大黃附子湯和當歸通幽湯意，隨證加減如下：

處方：吳茱萸六克，乾薑六克，酒軍六克，附片六克，枳實九克，當歸九克，桃仁泥九克，焦檳榔十二克，雞內金九克，元胡九克。水煎服，一劑。

三診（十二月四日）：大便已下，胃脘痛未作，腹部已舒適，舌苔、脈象均轉正常。囑其停藥，注意飲食調理。

十二月六日、八日，兩次追訪，病已痊癒。

【病例三】

張某某，男，三十八歲，北京某醫院會診病人。初診日期：一九六一年四月二十一日。

問診：主訴高熱三四天不退。

四月十六日下午吃過蒸野菜後，即感到上腹部有些不適，至夜十二時，上腹部脹滿疼痛，並瀉稀便兩三次，均爲消化不好的食物，無膿血及後墜感，噁心欲嘔，但吐不出，於次日晨五時即到附近某醫院急診。經驗血、查大便，診斷爲急性腸炎而收住醫院治療。

入院後，經呋喃西林、輸液等治療，腹痛、腹瀉很快止住。但自四月十八日起，體溫由三十七．五、三十七．八℃很快升高到三十九．三℃，高熱不退。三天多來，雖經用多種抗生素、乙醇拭浴，敷冰袋、灌腸、注射複方奎寧、內服撒烈痛和阿司匹林等多種治療，高熱不退，至昨夜，病人昏迷，循衣摸床，不能安睡。查白細胞9×10^{9}/L，中性粒細胞〇．八五，血沈爲二十六mm/h，肥達氏試驗（－），外裴氏試驗（－）。當時請某醫大專家會診，考慮爲：①沙門菌屬感染；②高熱待診。於二十一日下午請中醫會診。

現症頭痛頭脹，煩躁不安，高熱口渴，喜冷飲，胸脘痞滿，欲嘔不出，飲食不進，大便四日未行，小便黃赤，下午四時以後，神志漸不清，夜間譫語，不認親疏，甚則循衣摸床，已兩夜未眠。

望診：發育正常，面紅耳赤，高熱病容，神志輕度不清。喜涼爽，不願蓋衣被。頭部汗出。舌苔黃厚少津，中部褐黃略黑。

聞診：氣粗聲高，口有熱臭味。

切診：脘腹部痞滿拒按，腹部發脹，肝脾未觸及，四肢正常。脈象洪滑而數。

辨證：《內經》說：「陽明之脈病……陽盛則使人妄言罵詈，不避親疏而不欲食，不欲食故妄走也。」《傷寒論》說：「陽明之爲病，胃家實也。」《溫病條辨》亦說：「面目俱赤，語聲重濁，呼吸俱粗，大便閉，小便澀，舌苔老黃，甚則黑有芒刺，但惡熱，不惡寒，日晡益甚者，傳至中焦，陽明溫病也。」本病人面赤壯熱，但惡熱不惡寒，大便數日不行，口渴喜冷，胃滿不欲食，日落神蒙，夜間譫語，循衣摸床，舌苔黃厚，脈象洪數，知爲陽明實熱之證。但再觀其尚有噁心欲嘔、頭痛、頭脹、胸脘痞悶、頭部汗出、脈洪等症，知表邪及陽明經熱邪尚未完全清解，化熱之實邪，尚未全部內結於中焦陽明之腑。四診合參，診爲陽明實熱，經表之邪未全罷之證。

治法：先擬辛涼清解，繼以急下存陰。

處方：金銀花十二克，連翹十二克，桑葉九克，菊花六克，荊芥六克，薄荷三克（後下），生石膏三十克（先煎），知母六克，黃芩九克，梔子九克，焦三仙各九克，焦檳榔六克。一劑。

方義：本方以銀、翹、桑、菊以及荊芥、薄荷辛涼輕平之品爲主，散在表之餘邪。輔以生石膏、知母辛涼重劑，以清陽明經彌漫之熱。佐以芩、梔以助清熱，使藥焦三仙、焦檳榔助消化而振胃氣。

二診（四月二十二日）：用藥後全身有汗，身熱漸退（曾一度退至三十七℃，但很快又升至三十七·八℃），頭已不痛，口渴引飲，腹部痞滿拒按，手足濈然汗出，今晨進稀米湯一小碗，大便仍未行。舌苔黃厚膩，脈象滑而略數，重按有力。據此脈可用急下存陰法，以大承氣湯加味治之。

處方：生大黃二十四克，川厚朴十五克，枳實二十一克，芒硝二十一克（後下），焦三仙各十二克，川黃連九克，檳榔十二克，半夏十五克，陳皮十二克。一劑。

水煎取汁四〇〇毫升，分兩次服。服第一次藥後四小時以上，如瀉下大便則停服第二次藥，如無瀉下，即服第二次藥。

三診（四月二十三日）：上藥服第一次後，大便瀉一次量不多，通過電話聯繫，囑其將第二次藥服二分之一量。藥後共瀉下三次，體溫已降至正常，夜已能安臥，亦能進食，口中漸和，但有時噯氣，小便深黃。舌苔漸化，脈象右手滑，已不數，左手近于正常，右手脈稍大於左手。擬再調和中焦。

處方：生代赭石十八克（先下），旋覆花九克（布包），清半夏九克，焦三仙九克，炒枳實九克，陳皮六克，竹茹九克，厚朴六克，知母六克，炒黃芩九克，生甘草三克。水煎服，二劑。

四診（四月二十七日）：體溫一直正常，脘部重按之微有發堵，偶有右側頭昏，大便一日二次，色黃成形，飲食漸近正常，小便深黃。舌苔右半邊尚白厚，脈略滑。再擬調理中焦，以善其後。

處方：厚朴六克，枳實九克，枳殼九克，陳皮六克，竹茹九克，清半夏六克，石斛九克，葛根九克，炒川連三克，香附六克，菊花六克，大腹皮九克，竹葉、燈心為引。水煎服，二劑。

四月二十九日痊癒出院。

於同年五月中旬、六月下旬兩次到家中追訪：出院後，身體健康，一直上正常班工作。

【病例四】

南某某，女，十七歲，學生，門診病歷號二七八。初診日期：一九五八年八月十四日。

問診：主訴患喘息病已十年，今天又發作。

於七歲時曾患過一次嚴重的哮喘病，此後每年秋、冬、初春，天氣變化時則復發。近幾個月頻頻發作。今天上午又感胸部憋悶，喉間發緊而喘，自覺又已發作，故趕緊來診。現感勞累及走路時心慌心跳，睡眠不佳，夜間喘較重，口渴、思冷飲，怕熱，吸氣比呼氣困難。食納尚可，二便正常。因哮喘已停學十個月。

望診：發育正常，營養一般，面色略黯，略帶有著急慌恐的神情。舌苔薄白，根部厚膩。

聞診：有輕度喘息，呼吸稍短促，言語聲音正常。心臟聽診正常，肺部聽診，兩側呼吸音均粗糙，並有喘鳴音。

切診：脈象略數，尺脈弱。腹部柔軟無壓痛，肝脾不大，四肢正常。體溫三十六．六℃，脈搏八十／分，血壓九五／五〇毫米汞柱。

辨證：據其犯喘時惡熱、口渴、思冷飲，知為肺熱之證。吸氣比呼氣困難，尺脈弱，是為腎虛不能納氣之象。四診合參，診為肺熱腎虛之喘病，腎虛肺熱證。

治法：清肺除痰，兼佐益腎。

處方：麻黃三克，杏仁六克，生石膏十五克（先煎），甘草四．五克，知母九克，黃芩九克，白前四．五克，浙貝母九克，生牡蠣九克（先煎），女貞子九克，靈磁石十二克（先煎），桔梗四．五克。水煎服，二劑。

方義：本方以麻黃宣通肺氣以平喘，杏仁肅降肺氣以平喘，為主藥。生石膏、知母、黃芩清肺熱，止煩渴；生牡蠣鹹能軟堅化痰，亦能入腎；靈磁石引氣歸腎。女貞子補腎益氣；浙貝母、白前降氣逆，化痰熱。桔梗引藥入肺，甘草調和百藥，為使藥。諸藥共成清肺除熱，益腎化痰而平喘之劑。

二診（八月十六日）：藥後症狀完全消失，不喘亦不憋悶，無異常人。惟昨天又傷風感冒，現在鼻塞流涕，口渴引飲，舌潤無苔，脈滑稍數。治擬辛涼解表。

處方：金銀花九克，連翹九克，薄荷三克（後下），苦桔梗四．五克，天花粉九克，淡竹葉六克，鮮蘆根二十四克，生甘草三克。水煎服，二劑。

三診（八月十八日）：傷風感冒已癒，未作喘，無不適。舌上無苔，脈象稍滑數。為了能制止哮喘復發，要求常服丸藥，以除病根。擬丸藥方如下：

炙麻黃二十四克，光杏仁四十五克，生石膏一百二十克，知母六十克，白前三十六克，黃芩六十克，浙貝母七十五克，桔梗三十六克，橘紅三十克，女貞子七十五克，靈磁石九十克，炒梔子三十克，生甘草七十五克。上藥共爲細末，煉蜜爲丸，每丸重九克。每日二次，每次一丸，必要時可增量（每次二丸，每日二～三次）。溫白開水送服。

四診（八月二十九日）：服丸藥後，一直未喘，覺得服此丸，即能制止哮喘復發。精神已大振，氣力增加，食量增加，面色紅潤，特來開證明書以復學。診其脈象，觀其舌象，聽其心肺，均無異常人，即給予開具可以復學的證明書，患者持證明書欣然而去。

一九五九年元旦時，到其家中追訪，一直順利上學讀書，喘病未再發作。

【病例五】

郭某某，男，六十一歲，幹部。初診日期：一九七二年六月三日。

問診：主訴患哮喘病已四五年，近來加重。

自一九六八年患哮喘病以來，每年春冬兩季均發作。近幾天來哮喘又作，咳嗽，咯白痰，喉響氣喘，遇寒則加重。特從唐山市來這裡就診。

望診：發育正常，呼吸氣短而喘，舌苔白而膩。

聞診：言語清楚，喉中有哮鳴聲。肺部聽診：雙肺呼吸音粗糙，有哮鳴，無濕性囉音。

切診：脈象滑數。餘未見異常。

辨證：舌苔白厚而膩，脈象滑，咯白痰，是痰盛阻肺之象。遇寒冷則哮喘加重，知爲寒喘。脈症合參，診爲寒痰阻肺之實喘。

治法：溫化痰濁，宣降肺氣。

處方：麻黃五克，杏仁九克，陳皮九克，半夏九克，茯苓九克，蘇子九克，厚朴九克，紫菀九克，桑皮九克。二劑。

方義：本方以自擬麻杏二三湯加減而成。取麻黃溫宣肺氣以平喘，杏仁降氣以助平喘，爲主藥。半夏、陳皮、茯苓爲二陳湯之主要成分，能溫化痰濕，降氣和中，爲輔藥。蘇子、厚朴降氣寬胸，消脹平喘，爲佐藥。桑皮瀉肺中痰濕，爲使藥。

二診（六月五日）：服上方後，哮喘明顯好轉，但口略發乾。舌苔白，脈象弦。雙肺可聞少許乾鳴音。擬再投原方，實習生見口發乾故在方中加黃芩九克。水煎服，二劑。

三診（六月七日）：服六月五日方後，一夜不適，哮喘加重，不能安睡。舌苔白，脈象弦。雙肺可聞少許喘鳴音。仍投上方去掉黃芩，水煎服，二劑。並把他帶來剩下的一劑藥中的黃芩挑撿出來，囑仍服。

四診（六月九日）：服上藥後，哮喘已癒，整夜都能安睡。舌苔白，脈尚弦。雙肺已聽不到喘鳴音，只呼吸音略粗糙。病人自覺病已痊癒，遂帶幾劑湯藥返回唐山。

二、同病異治、異病同治　理論的臨床運用

（一）關於同病異治理論的臨床運用

同病異治這一治療原則，最早見於《素問．異法方宜論》，其中說：「醫之治病也，一病而治各不同，皆愈。何也？岐伯對曰：地勢使然也。……故聖人雜合以治，各得其所宜，故治所以異而病皆愈者，得病之情，得治之大體也。」《素問．五常政大論》中說：「西北之氣散而寒之，東南之氣收而溫之，所謂同病異治也。」幾千年來，這一治則一直是辨證論治醫療體系的重要組成部分。它既注意了疾病的內外因素的辯證關係，也注意了治療方法的多樣性。因爲同一疾病在不同條件下的變化不同，所以在辨證論治時，除分辨五臟六腑、虛實寒熱等情況外，對於同樣疾病還要注意根據病人所處的地區、氣候、季節、生活習慣、飲食、體質等的不同，採取不同的治療方法，使「各得其所宜」，才能更好地治癒疾病，提高療效。如上述病例一與病例二均爲中年男性，身體條件差不多，發病時間都是十二月，致病因素同是傷食胃痛，主要症狀同爲腹痛，舌苔都是白苔，脈象均爲弦滑，可說是同病，但是由於例一身居北京，雖是冬季發病，但氣候較甘肅暖和，且室內取暖條件較好，故雖飽食受涼而並未出現寒證，所以治療時除用針刺止痛外，只用大承氣湯苦鹹攻下、推蕩食積即愈。例二則身居甘肅省西部農村，時值隆冬，氣候嚴寒，雖室內升火爐，仍甚寒冷，因寒邪侵襲而出現腹部喜暖、喜熱飲食等寒證。故在治法上採用了辛溫通下、暖胃消食之劑而愈。例四

哮喘發作時口渴、思冷飲、怕熱而診爲肺熱證；例五哮喘遇寒加重而診爲肺寒證，雖同爲哮喘，但表現的證候不同，故一用清法、一用溫法而形成異治，但都取得了良好效果。由此還可以看出中醫的治療方法既有很大的靈活性，又有著非常明確的原則性。如例一、例二的藥方，雖然一是苦寒攻下，一是辛溫通下，但在治療原則上都屬於八法中的下法、消導法，必須依法處方，不能脫離原則而靈活無度。

（二）同病異治與異病同治的近代發展

歷代醫家經過長期臨床實踐，認識到不但同病可以異治，而且異病也可同治。因爲在不同的疾病中可以出現相同的病理過程而表現出相同的證候，這時就要運用異病同治的法則，採用相同的治法。如例三與例一，前者高熱不退，口渴喜冷飲，傍晚及夜間神昏譫語、循衣摸床，屬熱證，後者不思飲食，腹部疼，屬裡證。一爲傷寒，一爲雜病，可以說兩人病不相同。但是在疾病發展過程中，兩人都有病在陽明（腸胃）這一相同的病理過程，一爲熱結陽明，一爲食滯陽明，在臨床表現上都具有腹部痞滿拒按、大便數日未行、舌苔厚、脈象滑而有力等陽明裡實的證候。據此都採用了辛鹹苦降的下法，以大承氣湯隨證加減，都取得了良好效果。再如《傷寒論》陽明病中的陽明腑證與《溫病條辨》中焦溫病中的熱結陽明證，雖然一爲傷寒，一爲溫病，但因爲在疾病發展變化過程中，出現了相同的病理過程而表現出相同的證候，故都可以採用下法，以承氣湯爲主進行治療，這就體現了異病同治的原則。但同時我們還要注意到治療方法的原則性、確定性，並不排斥治療方法的靈活性、可變性。例如傷寒病的陽明腑實證與中焦溫病的熱結陽明證，雖然都用承氣湯攻下，但在傷寒病陽明腑證中是因為寒邪已經化熱，熱久則會傷陰，故以辛苦鹹寒的大承氣湯急下以存陰，在中焦溫病中，則由於溫邪一開始就有傷陰的特點，故在邪入氣分而出現熱結陽明證時，病人陰分已經受傷，所以在下法中又常加用生地、玄參、麥冬甘寒潤養之品，合以芒硝、大黃，成為甘寒潤下之劑而發展創立了增液承氣湯這種適用於溫熱病的下劑。從以上諸例中可以體會到，在臨床上進行辨證論治時，不但要隨時注意運用同病異治、異病同治的原則，並要在依法處方時經常注意同中有異、異中有同、靈活變化的用藥方法。近代專家，也將這一理論，運用到中西醫結合方面。

當西醫學的不同疾病出現相同的中醫證候時，也適於採用異病同治的原則。

（三）同病異治、異病同治的發展運用

目前在臨床工作中，經常診治西醫已經診治過的疾病，這時仍要注意同病異治、異病同治這一治療原則的結合運用。同時學習與借鑒西醫的診斷與治法，對中西醫結合治療水平的提高，也有很大幫助。例如同是消化性潰瘍病，要注意分辨有的是肝胃失和證，有的是中焦虛寒證，有的是脾虛肝乘證……；同是痢疾，有的是濕熱證，有的是虛寒證，有的是寒熱錯雜證……。對於同病異證就要異治。反之，不論是腦動脈血栓形成、血管神經性頭痛、心絞

痛、心肌梗死哪種病，只要臨床表現爲瘀血阻滯證，就可以用活血化瘀法；表現爲氣滯血瘀證，就可用行氣活血法；表現爲氣虛血瘀證，就可用益氣活血法；表現爲痰濁壅盛證，就可用降化痰濁法；表現爲胸陽痹阻證，就可用助陽開痹法；表現爲風痰阻滯證，就可用祛風化痰、活血通絡法。對於這些異病，不能概用活血化瘀之法。只有辨出是相同證候時，才可以採用相同的治法。本文中例一與例二均爲急性胃炎，但由於例二有明顯的寒證，故用了溫胃和中的下法，例一未出現寒證，只有食滯證，故用了消食導滯的下法。例四、例五都爲支氣管哮喘，但例四爲肺熱腎虛證，故用清肺除痰、兼佐益腎的治法；例五則爲寒痰阻肺之證，故用溫化痰濁，宣降肺氣法治療。可見中醫同病異治、異病同治的治療原則，就是要求醫生因地、因時、因人制宜。

在運用同病異治、異病同治原則的同時，如能再適當結合西醫診治的特點，隨證吸收運用現代科研成果，則會對中西醫結合工作更有幫助。

學習辨證論治應研讀的一些書籍

中醫書籍浩如煙海，真有讓人望洋興歎之感。所以必須抓住重點，先將主要書籍熟讀、消化、吸收，並在實踐中反復應用，才能得心應手，同時再旁采諸家之長，進一步提高診治水平。對於在臨床上已經獨立工作了數年的醫生來說，多看些前人及近人的醫案，是有很大幫助的。醫案是醫家診治疾病時的臨證記錄，也是辨證論治的具體體現。雖然有些寫得比較簡略，但都能體現出理論與實踐的密切結合和理、法、方、藥的靈活變化。例如華岫雲在葉天士《臨證指南醫案》凡例中說：「此案用何法，彼案另用何法，此法用何方，彼法另用何方，從其錯綜變化處，細心參玩。更將方中君臣佐使之藥，合病源上細細體貼，其古方加減一二味處，尤宜理會，其辨證立法處，用朱筆圈出，則了如指掌矣。切勿草率看過，若但得其皮毛而不得其神髓，終無益也。」從此段文字可以看出，學習醫案對學習與運用辨證論治會有很大自發和幫助。大家比較常看的醫案有《名醫類案》、《薛氏醫案按》、《柳選四家醫案》、《臨證指南醫案》、《寓意草》、《吳鞠通醫案》、《全國名醫驗案類編》、《清代名醫驗案精華》、《蒲輔周醫案》、《岳美中醫案》、《黃文東醫案》、《老中醫醫案醫話選》等等，可以從中選擇閱讀。如果對中醫理論、各家學說有了深厚的基礎，再讀這些醫案，收穫就更大。如華岫雲說：「然看此案，須文理清通之士，具虛心活潑靈機，曾將靈素及前賢諸書參究過一番者，方能領會此中意趣。」所以我認爲，欲學好辨證論治，應熟讀《素問靈樞類纂約注》、《靈素集注節要》、《內經輯要》、《內難選釋》之類的書籍，選其中一種熟讀爲主，如能進而讀讀全部的《黃帝內經》則更好。其次爲《傷寒論》、《金匱要略》，可從讀陳修園《傷寒論淺注》、《金匱要略淺注》入手。近些年各中醫院校均有傷寒、金匱講義，附有白話注釋，可以選用。再如《溫病條辨》、《溫熱經緯》以及《各家學說講義》、《葉選醫衡》、《瀕湖脈學》、《中藥方劑學講義》、《中醫診斷學講義》、《本草備要》、《醫方集解》一類的書籍均應研習。再結合個人專業，選讀各專業書籍，通過對醫案的學習、理解，逐步深入，不斷提高。華岫雲在《臨證指南醫案》中說：「學者苟能默契其旨，大可砭時醫庸俗膚淺呆板、偏執好奇、孟浪膽怯諸弊。」可見學習好的醫案，確對臨床有很大幫助。

至於《備急千金要方》、《千金翼方》、《外台秘要》，金元四大家的《河間醫集》、《東垣醫集》、《丹溪醫集》、《子和醫集》，及清代名著《張氏醫通》、《醫學從衆錄》等，也應閱讀，至少讀一遍。明代的《景岳全書》如能研讀一遍則更好。

總之，對《黃帝內經》、《傷寒論》、《金匱要略》以及《溫病條辨》、《溫熱經緯》、《本草從新》這些書，一定要熟讀，深記胸中。其餘醫書最好盡力多讀，有重點地熟記。

以上看法是我學醫及臨床多年的體會，介紹出來，僅供參考。學醫可以有多種途徑。中國五千多年的文化，有待我輩整理發揚。中醫文化這個寶庫，也等待我們繼續發掘，整理提高。

從中醫文化自身發展看中醫學應吸收西醫學和現代科學的有關內容

中醫學數千年來立足於臨床，以人爲本，吸收了哲學、文學、天文、地理、農學、道學、佛學、氣象、理學、武術以及歷代醫家治病救命的經驗和其創造的多種理論和學說，積漸而形成的一門獨特的醫學科學，傳至今日仍是效如桴鼓！

自從西學東漸以來文化界有主張全盤西化者，有主張中體西用者等等，中醫界有識之士，亦急起而追之，出現了中西醫匯通者、衷中參西者和西醫診斷中醫治療者等等。都進行了良好的探索。可謂用心良苦。

根據中醫學自身發展規律來看，自從黨的中醫政策頒佈以來才有了明顯提高和極大發展，但據黨和人民的要求尚有差距。根據上述中醫文化的發展來看，中醫學不可抱殘守缺，唯我獨尊，也應吸取他人之長以補自己之短，目前應適當地吸收西醫學和現代科學方面對中醫學發展有幫助、有促進作用的部分，以提高中醫學發展的速度。例如，中醫應該學會西醫學的體格檢查，學習體檢則涉及到解剖學的知識，應該學會，幫助自身的發展。再如：測體溫、量血壓、查心電圖及做X線透視、B超檢查、磁共振成像檢查等等，都應瞭解其檢查結果及臨床意義，至於對其結果解釋的理論，應該中西醫互相參照，不一定生搬硬套。其他如模糊數學理論、混沌與和諧理論、理化知識等等都應學習，可採取「擇其善者而從之」的學習態度，用以促進中醫學的發展，爲人類的健康事業做出應有的貢獻。在這些方面，筆者同意孔夫子的看法「君子和而不同，小人同而不和。」（《論語》）。這是孔子對西周時代史伯先生提出的「和實生物，同則不繼」理論的繼承與發展。「和實生物，同則不繼」的意思是說，包含差異的統一才能使事物發展變化，取消差異的簡單的統一，不能使事物發展，這是一種辯證的觀念。

人類的文化，是世界不同民族共同創造的，不同的文化，有各自的優勢和特長。抱殘守缺，唯我獨尊，不利於文化進步與發展。善於取人之長，補己之短，和而不同，才能促進中醫學進步發展，爲全世界人類的保健事業做出中華民族應有的偉大貢獻。

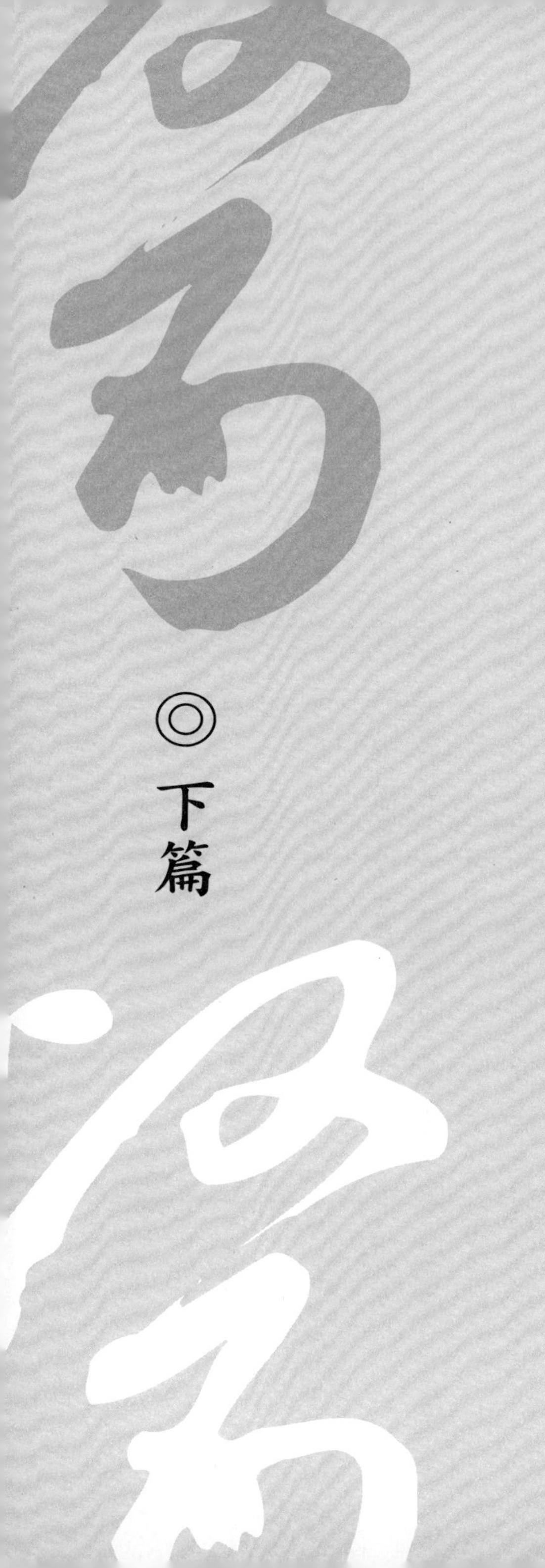

◎下篇

中風

一、簡介

對於中風，歷代醫家認識頗不一致。唐、宋以前多從外風立論，認爲「風之中人如箭之中的」。人體正氣虛，邪風乘虛侵入，故「內虛邪中」是其主要原因。《金匱要略》中風歷節篇說：「絡脈空虛」，風邪乘虛侵入，可發爲中風。唐宋以後，金元時代，許多醫家經過臨床實踐，對本病爲外風入侵的病因理論，提出了不同的看法，如劉河間主張本病爲「心火暴甚」；李東垣則認爲是「正氣自虛」；朱丹溪提出由於「濕熱生痰」所致。三家對中風的病因，各有發揮，但皆認爲本病主要是身體內在因素所致。元代王履則把唐宋以前所論的中風稱爲「眞中風」，把河間、東垣、丹溪所說的中風稱之爲「類中風」。這種見解，由於對臨床辨證幫助不大，故現在很少遵其論說，已基本不用。明代醫家張景岳遵河間、東垣之說，提出了「非風」之論，主張把「中風」改爲「非風」，並設專篇進行了論述。至清代，葉天士綜合前人諸說，結合個人臨床經驗，認爲本病多由於年老（四十歲以上）精血耗衰，肝陽偏亢，「內風動越」或「內風旋動」所致，明確指出本病多屬於「內風」。同時代醫家王清任則主張由「氣虛血瘀」引起。

從以上諸家學說來看，不論是唐宋以前或以後，所說的中風大多是由於正氣內虛，肝風內動等內在因素而引起的。近代綜合了前賢諸說，認爲中風的「風」字，是形容此病發病突然，來勢快，變化多，進展迅速，如風之「善行而數變」。本病常常突然昏倒，不省人事，口眼斜，口不能言，四肢不能動或抽引不利，猶如暴風之至，如矢石之中的，故以「中風」而名之。證之於臨床，也確以內風引起的爲多，因外風而致的少見，故本病病因應以內風爲主。《內經》中僅有薄厥、煎厥、大厥等類似中風的記載，最早以「中風」作爲病名並設專篇進行論述的，是張仲景的《金匱要略》。《金匱要略》所提出的中絡、中經、中腑、中臟的臨床證候分類，被歷代醫家沿用至今，故本書也仍遵仲景的臨床分類法進行論述。

西醫學的「腦血管意外」，許多與中醫學的「中風」有相似或相同之處，中醫治療「腦血管意外」可參考本病的辨證論治。

《傷寒論》中把頭痛、發熱、惡寒、汗出、脈象浮緩的外感病也稱之爲「中風」，是爲了與「傷寒」病相鑒別而設的另一病名。病名雖與本病相同，但病情和辨證論治內容等卻與本病截然不同，是兩種不同的疾病，不可混淆。

二、病因病機

綜合臨床觀察分析，中風病的發病常與以下情況有關。

（一）風

一、內風　以肝風爲主，是本病最重要、最常見的發病因素。多因年老（四十歲以上），肝腎陰虛，肝陽偏旺，若將息失宜，七情過極，肝陽亢盛，引起肝風內動，風火上越，心陽暴盛，氣血上逆。尤在涇《金匱翼》曾說：「無論風邪從外來者，必先有肝風爲之內應，即痰、火、食、氣從內發者，亦必有內風爲之始基。」

二、外風　氣血不足，絡脈空虛，衛外不固，風邪乘虛入中絡脈而致口眼斜。風邪善行而數變，入絡則口眼斜；入經則癱瘓；入腑則不識人；入臟則神昏，舌強口流涎。入皮則癢，入筋則攣，入骨節則疼痛，入肉則不仁，入肢體則半身不遂，入陽則狂，入陰則癲。

（二）火

一、肝火　大怒傷肝，肝鬱化火，肝陽暴升，火升風動，氣血逆亂，而使人卒中暈倒。

二、心火　勞神過度，心火旺盛，或血虛肝旺，肝陽助心火，肝風內動，風火上擾，導致中風；或腎陰不足，腎水不能上濟於心，心火偏旺，肝風內動，風火相煽，引起中風。

（三）痰

一、濕痰　脾失健運，濕聚生痰，痰濁阻絡，蒙蔽清竅；肥人多痰，氣滯膜阻，濕留痰生；肝氣鬱滯，氣有餘便是火，心肝火盛，灼液成痰，隨肝風上擾，風痰上擾。

二、痰盛　痰有作眩、作暈、蒙心、阻絡等特點。中醫認爲「肥人多痰」，對肥人中風中醫則認爲是痰盛所致。

（四）氣

一、氣虛　年老（四十歲以上）氣衰，正氣不足，正虛招邪，風邪易侵。

二、氣逆（氣實）　情志不遂，肝鬱不舒，肝氣上逆，氣血逆亂，並走於上，則為中風。

（五）血

一、血菀（鬱、鬱）　《素問．生氣通天論》說：「大怒則形氣絕，血菀於上，使人薄厥」。

二、血瘀　血瘀則氣滯，經絡阻塞，脈絡不暢。

三、血虛　血虛不能養肝，肝風易動，風性上行，上擾清空。

以上風、火、痰、氣、血諸因素互相影響，在一定條件下，則可突然發病，導致中風。

總之，年老（四十歲以上）肝腎不足，氣血虛衰，下虛上實，是發病之本；風、火、痰濁、瘀血阻鬱經絡是發病之標。故本虛標實，上實下虛是本病的總病機。

三、辨證論治

（一）辨證

本病在發病前一般沒有任何不適症狀而突然發病。發病急、變化快是本病的特點。臨床常見突然昏倒，人事不省，語言不利或失語，口眼斜，手足不用，半身不遂，二便失禁等；

有的則是在晨間起床時，發現手足不遂和言語不利等，但睡前還與正常人一樣；也有的人正在吃飯時，突然手中的筷子掉下來，人也坐不住了，而溜到桌下，被人扶起時，已出現半身不遂，言語不利，甚至小便失禁，漸至人事不省等症；極少數人在發病前有頭暈、頭痛、手足麻木、血壓高等等。本病常在四十歲以上的人群中出現，近年來四十歲以下的人，也時有發生者。見到以上諸症，我們首先要認識到這是「中風」，然後再按中風進行辨證論治。

一、中絡證　本證為中風病情最輕的一種。患此證時神志清楚與正常人無異，最突出的表現是口眼向一側（或左或右）歪斜，漱口吐水時，水向病側流出，口不能收攝，不能吹口哨，笑時口向一側歪斜，十分明顯。個別人或感到患側皮膚有些遲鈍，似乎有些發木；大多數人面部皮膚無明顯異常感覺。舌苔一般無大異常，舌體往往也略向口面歪斜的一側偏斜，但不影響說話和飲水、吃飯。脈象一般正常，偶爾有的寸脈見弦滑之象。有的患者能回憶起坐汽車面部受風吹，或未關窗在窗口旁坐臥而引起等等。但大多數患者不記得因何而起。

（一）風寒襲絡：有一側面部曾受風吹的經歷，患側喜熱敷，舌苔薄白，脈象弦或浮弦。

（二）風邪化熱：風為陽邪，最易化熱。遇到陽性體質的人或受風後久久未愈者，則會轉化為風熱襲絡之證。可有面部發紅、唇紅、脈象略數等，治療時則與風寒襲絡有所不同。

（三）風痰阻絡：肥胖之人，平素多痰濕，或中焦濕盛之人，風邪中絡後，濕邪也可化為痰濁，而成為風痰阻絡證。證見患側發沈，舌苔白厚膩，脈象滑，有的或兼一些弦意。

二、中經證　本證的特點是患者神志清楚，與常人無異，半身肢體沈重，自己不能自由支配，活動不靈便，常常是一側的肢體不會活動，俗稱「半身不遂」。舌苔一般偏白，也有的正常；脈象沈滑，或患側的脈象大於健側。此爲風邪中於經絡，經絡阻塞。本證也有風寒阻塞、風熱阻塞、風痰阻塞之別。

（一）風寒阻塞：患側肢體有些竄痛，喜蓋被，喜熱怕涼，舌苔白或薄白，脈象多見浮弦緩。

（二）風熱阻塞：可見面部略紅，患側肢體偏熱，舌質略紅，苔白或薄白，脈象略數等。

（三）風痰阻塞：患側肢體略有浮腫，感到肢體沈重不易移動，舌苔厚膩，脈象沈滑或沈弦滑。

三、中腑證　本證患者不但有半身不遂，語言錯亂，而且神志昏惚，常不識親友，多嗜睡，鼾聲長作，呼之不醒，近耳處呼之或有答應，但往往答非所問。神識不清（但不是昏迷不省）是本證的一大特點。化熱者可見舌苔黃厚、脈象弦數、大便數日不行、尿深黃、口有熱臭味等熱症表現。

四、中臟證　中臟證的最大特點是病人昏迷不醒，呼之不應，口角流涎，呑咽困難，手足不能活動（或一側或一肢），二便失禁或二便不能。正氣弱者常表現爲肢體癱軟，二便失禁；面癱者肌肉下沈，面色黃白不澤，體溫不高，苔薄白，脈象沈滑遲緩且無力；風痰化熱者（即痰熱證），可見面部微紅，喉中痰聲漉漉，上下肢體雖不會活動，但有些發僵發硬，二便閉，身略熱，舌苔厚膩微黃，脈象弦滑較有力，略數。

中臟證中又分閉證、脫證，治法不同，故要注意分辨。

（一）閉證：患者昏迷，咬牙，口中冒痰沫，口噤不開，雙手緊握，四肢抽搐或強直不動，全身無汗，二便皆無，舌象看不到（因口噤不開），脈象常弦滑有力。如身熱氣粗，煩躁不安，口臭，眼發紅，脈弦滑數，爲陽閉；如閉目安臥，體胖痰多，口無熱臭，也無抽搐，脈象沈滑或弦滑，爲陰閉。

（二）脫證：患者昏迷，安臥，口開，下頷軟垂，四肢軟癱，兩手撒開，二便自遺，手足發涼，舌苔白，脈微弱或滑而無力。此證最爲危險，須極力搶救。

總之，對中風病卒倒人事不省的病人，首先要分辨是閉證還是脫證。除了要注意辨認以上諸證外，還要辨別各證的虛、實、寒、熱。

虛證：年老體衰，肢體軟癱，自汗神倦，二便失禁，舌淡，脈虛或弱。

實證：素日體壯，痰涎壅盛，聲高氣粗，手足勁硬，無汗有神，大便秘結，脈象有力，舌質紅潤。

寒證：面青白，體倦肢怠，喜暖畏寒，四肢厥冷，舌淡或青黯，便稀不臭，脈遲少力。

熱證：面紅目赤，口唇乾燥，身熱口臭，尿赤便秘，煩躁不寧，不喜蓋覆，舌苔黃厚少津，脈數。

中絡、中經、中腑、中臟、閉證、脫證，是中風病獨有的，屬於特性證；虛、實、寒、熱是各病共有的，屬於共性證。將此二者結合起來，參考以下的脈象，則可更好地辨識中風病的各種證候，爲立法論治打好基礎。

脈象大要：

①虛柔者易治，堅疾者危重；
②浮弦者多爲風；
③浮滑者多爲痰；
④沈弦者多爲氣；
⑤浮數者多爲火；
⑥沈實者多便結；
⑦沈澀者多血虛或血凝；
⑧尺脈無力爲下元無根；
⑨尺絕多病危，難治；
⑩滑緩者易治，洪大者難治。

以上諸證的辨別，對認識病邪的淺深和病情的輕重很有幫助，應當熟記。但還要注意，諸證又往往相兼出現，或相互轉化。如中經中腑兼見，或中腑轉爲中臟，或中腑轉爲中經等等。閉證和脫證有時也可相互轉化。有的病人，上午來診時，辨證屬中經證，至下午尚未服藥，已變爲中腑證，這時就應停用上午所開的處方和治療中經證的措施，再次進行辨證，制訂新的治療措施。也有的病人來就診時，即出現中經、中腑、中臟三證俱見者，這時應以治療中臟證爲主，經過治療，中臟證漸愈，而只剩中經、中腑證時，應以治中腑爲主，中腑證漸愈，只剩中經證時，則以治中經證爲主，佐以預防中腑、中臟證的復發爲治法。此種轉變，中醫學稱之爲「順」，說明病情由重向輕轉化。上面說的是經過治療而出現的「順」者。有的患者的證候未經治療也由重向輕轉化者，更稱之爲「順」，說明病情的發展由重轉輕，是順利向愈之兆；反之，病情（經治療或未治療）由輕向重轉化者，如初病時爲中經證或中腑證，很快又轉化爲中臟證，則稱之爲「逆」，說明疾病由輕向重轉化，標誌著不容易很快治癒，或不易治癒。

（二）論治

辨證確切後，要根據證候的具體情況制訂出治則和治法，然後根據治法進一步考慮選用何方劑，方劑選定後，再結合人、時、地等具體情況，審查該方中所用的藥物，有無需要加減者，是否需要與某方合併或採用某方中的某幾味藥物來加強療效等。以上所說這些都做得好，就叫做理、法、方、藥清楚、一致；反之，理、法、方、藥不能絲絲入扣，則不易取得理想療效。

一、治則治則是治療原則，俗稱治療大法，有「戰略」的含義。中風病的治法雖然很多，但從治則來歸納，主要有以下六大治則。

（一）祛風：風邪襲人，變化迅速，風爲陽邪，最易上犯。中風病爲風邪所傷，故祛風爲重要的治則。

（二）化痰：痰濁之邪，最易乘風勢上擾，發爲風痰上擾之證，所以治中風，不要忘記化痰。

（三）行血：前人有「治風先治血，血行風自滅」的經驗。中風病人由於風痰阻絡，血行受阻而出現半身不遂等症，故應治以行血通絡。結合化痰祛風的治則，可制定息風化痰，活血通絡的治則。

（四）清火：前人治療中風有「火降則痰降，火清則風熄」的理論。況且風爲陽邪，最易化火（熱），所以注意結合清火藥的應用，也是中風的治則之一。

（五）順氣：中醫學認爲「氣降則火降，氣順則風和」，在病機變化中，又有「氣有餘便是火」之理論，故治療中還應時時想到順氣。

（六）補肝腎，調脾胃：老年人中風病，常常是肝腎不足，上盛下虛所致，故調補肝腎也是治本大法。所有六項治則之中，都要時時注意保養脾胃，因脾胃爲後天之本，飲食營養、藥物的吸收，都需脾胃首先強健。

二、治法治法有「戰術」的含義，針對性更強，可按證候來制訂治法。

（一）中絡證：可用祛風活血法治療。茲介紹臨床上常用的方劑如下。

①大秦艽湯：秦艽十克，炙甘草六克，川芎六克，當歸十克，白芍六克，細辛一．五克，川羌活各三克，防風三克，黃芩三克，生石膏六克（先煎），白芷三克，白朮三克，生地三克，熟地三克，茯苓三克，獨活六克。水煎服。

以上用量爲古方原來劑量，可根據具體情況稍事加減。心下痞塞者加枳實三～九克，冬季可加生薑三～五片；口眼喎斜明顯者可加牽正散。

本方以秦艽、防風、羌活、獨活祛風；以當歸、白芍、生地、熟地養血，川芎、細辛、白芷芳香走竄，能行血活絡，共起養血活血而祛風的作用；佐以黃芩、石膏清熱，火清則風息；再以白朮、茯苓顧護脾胃。共成祛風養血、活血之劑。

②正顏湯：生荊芥十克，防風十克，全蠍六～九克，白僵蠶十克，白附子六克，大蜈蚣二～三條，白芷十克，鉤藤二十～三十克，葛根九～十二克，桃仁十克，草紅花十克，炙山甲六克。

此方是筆者多年來治療口眼喎斜的經驗方，療效較上方來得快，每用都收到較好的療效。本方以荊芥、防風發散風邪，且荊芥又兼入血分和血，防風散頭目滯氣，共爲主藥。全蠍入肝祛風，善治口眼喎斜；白僵蠶祛風化痰，善治人體上部之痰結；白附子引藥力到面部，祛風燥痰，合全蠍、白附子爲治療口眼喎斜的著名方劑牽正散；再合白芷芳香上達，散風除熱，主入陽明經絡（其經絡上走面部），鉤藤祛風舒筋，涼肝清心，蜈蚣祛風，止抽動，共爲輔藥。葛根輕揚升發，入陽明經解肌開腠，以利風邪外出，紅花、桃仁活血通絡，以達「治風先治血，血行風自滅」之效，共爲佐藥。炙山甲通行經絡，引藥直達病邪所在之處，爲使藥。共成散風活血，通絡化痰，善治中風中絡證口眼喎斜、顏面不正之有效方劑。

（二）中經證：治法是化痰通絡。常用的方劑有滌痰湯、導痰湯和補陽還五湯等，隨證加減以增強療效。

病程較久者，因爲久病傷正，近代人常用補陽還五湯治之。我的經驗是，患側（不遂側）肢體的脈象小於健側者，可以此方隨證加減應用。如果患側的脈象大於健側者，則不可用，或等脈象變化到對症時再用。

中經證病人，如大便經常不通暢或大便秘結，數日才能排解一次者，我的經驗是用三化復遂湯治療，效果較好。處方介紹如下：

生大黃三～十克，炒枳實十克，厚朴十克，羌活十克，全瓜蔞三十克，製半夏十克，防風十克，桃仁泥十克，鉤藤二十～三十克，元明粉六～九克（分沖）。

本方功能通腑化痰，祛風活絡。前人有「邪中於經，必歸於腑」之論。證之臨床，中風病中經證者，除半身不遂外，多出現大便秘結，常須通化陽明腑氣，使大便通暢，才有利於半身不遂之恢復。經驗證明，半身不遂的病情常常隨著大便的通利而明顯好轉，所以前人制訂了「三化湯」（大黃、枳實、厚朴、羌活）以專治中經證大便不通者。然而本證不僅是大便不通，且有風痰阻滯經絡，血脈不通之證候，故此我又在三化湯的基礎上加入化痰降濁、活瘀通絡之品，並加強祛風之力而命名爲「三化復遂湯」。

方中用大黃蕩滌腸胃，通陽明腑氣，排除燥結，下瘀熱，推陳致新，枳實行氣降痰，除痞導滯，一走血分，一走氣分，共爲主藥；以厚朴行氣除滿，消痰化食，半夏化痰降氣和中，羌活理游風，搜肝風，共爲輔藥；以全瓜蔞降氣化痰，潤腸滑腸，桃仁泥活血潤燥，通大便血秘，防風入肝，散風行滯氣，鉤藤祛風舒筋，通經活絡，共爲佐藥；元明粉咸能軟堅，通腸瀉熱爲使藥。

加減：以上肢不遂爲主者，可加桑枝二十～三十克、片薑黃十二克、桂枝十克、草紅花十克；下肢不遂明顯者（或較重者）可加桑寄生三十克、懷牛膝十二～十五克、川斷十五克。大便通暢後，可去元明粉。去元明粉後大便每日二三次者，可減小大黃的用量，但不可去掉不用；去元明粉後，大便雖能每日一次，但感到排便仍不太暢通者，可再加焦檳榔十～二十克，以降氣除滯。時日較久，病入血分，瘀血較明顯者，可加桃仁、草紅花各十克；舌苔厚膩，食欲不振者，可加蒼朮、藿香、佩蘭、陳皮；兼有言語不利者，可加全蠍六克（或蠍尾十～二十條），菖蒲、遠志各十克，或加服牛黃清心丸，每次一丸，每日二次服。

（三）中腑證：治法爲鎮肝息風，化痰活絡。常用的方劑是鎮肝息風湯，藥用：

懷牛膝、生赭石、生龍骨、生牡蠣、炙龜甲、生白芍、玄參、鉤藤、川楝子、生麥芽、茵陳、菊花。水煎服。

方中用龜甲、白芍、玄參滋養肝腎之陰；龍骨、牡蠣、代赭石鎮肝潛陽，並配鉤藤、菊花以息風，又重用牛膝，佐以川楝子引氣血下行，配茵陳、生麥芽以清肝舒鬱，助胃和中。

加減：痰盛者去龜甲，加膽南星、竹瀝去四肢經絡之痰；心中煩熱者可加黃芩、生石膏；尺脈弱者可加山萸肉、生熟地黃；大便溏者，可去龜甲、赭石，加赤白石脂；頭痛明顯者，可加生石決明、夏枯草，也可以適當加用一些通竅活絡的藥物，如石菖蒲、遠志、地龍、草紅花、雞血藤等；舌苔白厚而膩者，滋陰藥應酌情減少，或加芳香化濁藥佐之。

筆者在臨床治療此證，多用自擬的鎮肝復遂湯，藥用：

生石決明二十五～三十五克（先煎），生牡蠣三十克（先煎），生赭石二十～三十克（先煎），膽南星十克，製半夏十克，化橘紅十二克，茯苓十五克，鉤藤三十克，全蠍六～十克，桑枝三十克，草紅花十克，桃仁十克，赤、白芍各十二克，菖蒲十克，鬱金十克，炙山甲六～九克，竹瀝汁五十～六十毫升（臨服前滴入生薑汁二三滴，分兩次隨湯藥服），羚羊角粉一～一．五克（分沖）。

本方以生赭石鎮肝降逆，生石決明、生牡蠣養肝陰而潛肝陽，爲主藥；以膽南星、半夏、鉤藤、全蠍、羚羊角化痰息風，牛膝配代赭石引風陽下行以交於陰中，共爲輔藥；白芍養血柔肝，鬱金舒肝以疏風，橘紅、茯苓化濕健脾，菖蒲開竅滌痰，紅花、桃仁、赤芍活血行瘀，以應「血行風自滅」之理，桑枝祛風活絡，通達四肢，竹瀝善祛經絡之痰（滴入生薑汁既有辛通之力，又防寒滑傷胃），共爲佐藥；以炙山甲通經活絡直達病所爲使藥。諸藥共達鎮肝息風，化痰活絡之效。

加減：上肢病重者，可去鬱金、赤芍，加片薑黃九～十二克、羌活六～九克、葛根十克；下肢病重者，減藥同上，加桑寄生三十克、懷牛膝十二克、川斷十五克、地龍九克；言語不利者，可加羌活六～九克，全蠍改爲九～十二克；口眼喎斜明顯，加白僵蠶九～十二克、白附子六克、白芷六克；大便秘者，加川軍三～六克、全瓜蔞三十克，將桃仁改爲桃仁泥；患肢有時出現拘攣者，可加伸筋草、生薏苡仁各三十克，白芍十五克，炙甘草九克。

對於中風病程較長，半身不遂之症遲遲不易減輕者，我自擬活瘀復遂湯治之。本方活血通絡的力量較突出，藥用：

桑枝三十克，地鱉蟲六～九克，草紅花十克，桃仁十克，皂角刺六～九克，赤芍九～十二克，蜈蚣二～三條，鉤藤三十克，半夏十克，化橘紅十二克，茯苓十五克，地龍六～九克，川斷十五～十八克，懷牛膝十五克，炙山甲六～九克。水煎服。

加減：大便經常乾秘而體胖痰盛者，加全瓜蔞三十克、酒軍五克；體瘦血虛者，加當歸九克、生軍三～六克；上肢不遂明顯者，去地龍，加片薑黃九～十二克、桂枝六～十二克、羌活六克；言語不利者，去蜈蚣，加羌活六克、全蠍六～九克；頭暈者，去地龍，加天麻九～十二克、澤瀉二十～三十克；病情深重，久久不愈者，可加水蛭三～五克；下肢不遂較重者，可加重川斷的用量，另加炒杜仲十五克；見人易哭者，去赤芍、地龍，加天竺黃十克、菖蒲十克、遠志十克、合歡花六克；健忘者，去地龍、赤芍、蜈蚣，加菖蒲十克、遠志十二克、生龍骨十五～二十克（先煎）、炙鱉甲十五～二十克（先煎）、水蛭三克。

半身不遂病人，也可以用此方三劑爲細末，煉蜜爲丸，以便於長服。每丸九克，每次一～二丸，每日三次，溫開水送下，飯後服，有的病人要配製兩三次，連服數月。

（四）中臟證（閉證、脫證的搶救）：閉證、脫證的搶救，最好是針藥並用。

閉證：口噤不開者，先用通關散、開關散（開關散：烏梅、天南星、冰片各等分，共爲細末，手指蘸藥擦牙二十次左右，口開即可灌藥）或用烏梅肉擦牙。能吞咽者，用牛黃清心丸或局方至寶丹一丸，溫水化開灌服。必要時可用鼻飼法。針合谷（雙）、太衝（雙）、人中、百會、間使。

如是陽閉，可急煎羚羊角湯加減。處方：羚羊角片九克（先煎。如爲粉可用六克布包入煎），生石決明三十克（先煎），生赭石三十克（先煎），菊花十克，夏枯草十五克，膽南星九～十二克，龜板二十克（先煎），鉤藤三十克，天竺黃十克，黃芩十克，茯苓十五克，鬱金十克。並可加服牛黃清心丸二丸，分二次隨湯藥服。

如是陰閉，可急灌服蘇合香丸一丸，溫開水化開灌服或鼻飼。針灸同上，並可再加雙側豐隆，然後急煎滌痰湯加減內服。處方：製半夏十克，化橘紅十二克，茯苓二十克，製南星十二克，枳實十克，菖蒲十克，鬱金十克，天麻十二克，鉤藤三十克，竹瀝汁六十毫升（兌入生薑汁二三滴分兩次隨湯藥服）。

脫證：吉林人參十五～三十克，急煎取藥汁一〇〇～二〇〇毫升灌服或鼻飼。針百會、神門、合谷、人中，不留針。或用人參十～十五克、製附子九～十二克，急煎服，針灸同上。

如冷汗不止者，可加生黃耆三十克、煅龍骨三十克、煅牡蠣三十克、山萸肉十五克、五味子九克。

如出現戴陽證，可投河間地黃飲子或黑錫丹。

病情穩定後，繼續辨證論治，開藥每次一～二劑，不可多開，因病情變化快，要隨時根據病情變化而辨證論治。

（三）其他方法

針灸療法、拔火罐療法，應可隨證選用，這也是民間常用的傳統醫療方法。

一、針灸療法在先兆期，如頭暈、手指尖發麻，臂、腿遠端有蟻行感等時，可選用祛風、通絡、化痰等治法。選穴如：風池、頭維、合谷、太衝、豐隆。急救時期，可適當選用針灸，可及時收效，故常應用。

昏迷：合谷、太衝、人中、百會、間使、神門。
陰閉：豐隆、復溜、間使、人中、合谷、百會。
陽閉：頰車、陽關、風池。
脫證：曲池、合谷、人中、百會、間使、足三里。
偏癱：曲池、合谷、大椎、足三里、環跳、腎俞、陽關、太衝、崑崙、絕骨，針患肢。可隔日針一次，一般針三四次患側肢體後，針一次健側的肢體，穴位可相同。一般不宜每日針刺。

二、拔罐療法

頭痛頭暈：可拔大椎、膕中。
偏癱：可拔患側曲池、合谷、手三里、足三里、豐隆、承山、承扶等穴，交替應用，以每日選二～三個穴位爲宜。

四、名醫要論

中風之病，卒然暈倒，昏不知人，或痰涎壅盛，咽喉作聲，或口眼喎斜，手足癱瘓，或半身不遂，或舌強不語。（《證治要訣》）

中風之證，動關生死安危，病之大而且重，莫有過於此者。（《醫門法律》）

卒中風之人，由陰陽不調，臟腑久虛，氣血衰弱，榮衛乏竭，故風之毒邪，尤易乘間而入，卒致仆倒悶亂，語言謇澀，痰涎壅塞，肢體癱瘓，不識人事者，此其證也。（《聖濟總錄》）

不省人事，有閉證、脫證之辨，二證誤認，用藥則死生立決。（《醫學從衆錄》）

中風北人多屬寒，宜散寒；南人多屬火，宜清火。而祛風、消痰，南北盡同。（《愼疾芻言》）

初覺大指次指痲木不仁，或手足少力，或肌肉微掣，此中風之先兆也。（《古今醫鑒》）

五、驗案

（一）孫某某，女，五十歲。初診日期：一九八一年五月。

因近來工作較忙，家務又累，心中生急火，有時因貪涼而受風，突於三天前早晨洗漱時出現右口角漏水，照鏡一看，發現右口角下垂，右眼不能完全閉合，口眼向左側歪斜，右側面部略感皮膚發木（不仁），即速去某大醫院診治，診斷爲「顏面神經痲痹」，囑做電療。次日又行針灸治療，經治兩天，諸證未見好轉，特來求治。詢其大便較乾，二三日一行，小便尚調，口略渴，不引飲，月經已停。舌苔薄微黃，脈象弦細滑微數。

辨證：操勞過度，性急而肝熱，貪涼而受風，致發中風。幸風邪未深入，僅中於絡脈，發爲中絡證。

治法：散風活絡，清熱息風。

處方：正顏湯加減。荊芥十克，防風十克，白僵蠶十克，白芷十克，白附子十克，全蠍九克，蜈蚣二條，紅花十克，炙山甲六克，鉤藤三十克，炒黄芩十克，全瓜蔞三十克，菊花十克，水煎服，七劑。另囑用濃茶水調白芥子粉爲稀糊狀，攤紗布上（薄薄一層），貼敷患處（癱軟的一側），夜晚敷上，早晨去掉，隔十二天一次。

二診時，面歪明顯好轉，大便通暢。上方改蜈蚣爲三條，加皀角刺六克，又進七劑，外用藥同前。

三診時，面部基本恢復正常，僅在大笑時口略向左偏，舌苔已不黄，脈已不數。上方去菊花、瓜蔞，加丹參十五克，續進十二劑。完全治癒。

（二）李某，男，六十五歲，農民，河北省遵化縣某醫院住院病人。會診日期：一九七八年五月十日。

四天前感右上下肢麻木，活動不利，但尚能活動，言語聲音有些改變，說話表達較前笨拙。次日起諸症越來越重，即送來醫院。經檢查診斷爲「腦血栓形成」而收入院治療。經治療未見好轉，半身不遂日漸加重，遂邀請中醫會診。

患者發育正常，營養中等，意識尚清，能回答問題，但朦朧嗜睡，語言謇澀，勉強可聽清楚，自訴頭暈。右上肢完全癱瘓，右下肢能勉強抬離床面，不能屈伸活動，右面部癱瘓，口向左側歪斜，右口角下垂流涎，大便秘結，已數日未行。舌苔白厚略黃，脈象弦滑有力，腹部切診未見異常。

辨證：中風中經證，已向中腑證轉化。

治法：祛風化痰，通腑活絡。

處方：三化復遂湯加減。防風六克，膽南星九克，半夏九克，化橘紅十二克，茯苓九克，炒枳實九克，生大黃三克，羌活六克，全瓜蔞三十克，紅花九克，片薑黃九克，桑枝三十克，二劑。

上藥進二劑後，大便已通暢，右上肢屈伸、抬舉明顯恢復，右下肢屈、伸、抬、蹬等各種活動已近於正常，頭暈已除。舌上有瘀斑，舌苔轉爲薄白。脈象右手弦滑，左手略弦，右手脈大於左手脈。上方加桃仁泥九克、元明粉十五克（分二次沖服，如服第一煎後大便通利，第二煎可不再沖服之），大黃改爲九克，一劑。

服藥後，大便通暢，諸症均有好轉。又去元明粉、桃仁泥。

再進五劑後，患者口眼喎斜已完全恢復，言語清楚，可下地行走，右半身不遂已基本恢復正常。舌苔正常，脈象略弦，病已基本治癒，又投以收功方如下：膽南星九克，半夏九克，茯苓十二克，生大黃六克，羌活六克，紅花九克，桃仁九克，赤芍十二克，白蒺藜九克，桑枝三十克，三劑。

患者於五月二十四日步行出院，回家繼續調養。

（三）馮某某，男，五十九歲。初診日期：一九八六年四月二十四日。

患者前天下午突然發現面部向右歪斜，口角流涎，很快又感到左側肢體活動不靈活，隨即臥床休息，次晨左側肢體癱瘓，口面及左下肢時有抽動，並略有拘攣之象，面部略紅，神情煩躁，即被送往附近醫院。經CT檢查發現右側腦部有梗塞灶，診爲「腦血栓形成」。治療兩天後病情無好轉，邀余會診。

觀患者面部發紅，神志尚清，夜間有時朦朧嗜睡，左下肢和面部時有抽動。血壓一七〇／一〇〇毫米汞柱，左側半身不遂，肌力十級，左面及左口角下垂，舌苔白膩，脈象弦滑有力，左手脈大於右手。

辨證：爲中風中經證，並有向中腑證轉化之勢。

治法：鎮肝息風，化痰活絡。

處方：鎮肝復遂湯加減。生石決明三十克（先煎），生赭石三十克（先煎），膽南星十克，半夏十克，茯苓二十克，化橘紅十二克，鉤藤三十克（後下），紅花十克，桃仁十克，全蠍九克，蜈蚣三條，鬱金十克，炒白芥子六克，桑枝三十克，桑寄生三十克，懷牛膝十五克，羚羊角粉二克（分二次沖服），三劑。

藥後口面歪斜好轉，左下肢能抬離床面，用手屈腿後能自己伸直，面紅已退，神志清爽，血壓一五〇／九五毫米汞柱，又投上方七劑。

藥後口面已恢復正常，下肢已能自主屈伸，肌力Ⅳ級，上肢亦能活動，肌力稍差，爲Ⅲ～Ⅳ級，手能握但不緊，大便三日未行，舌苔仍白厚，脈象弦滑，重按有力。上方去鬱金、白芥子、羚羊角粉，加全瓜蔞三十克、枳實十二克、酒軍三克（另包，大便瀉下後可去掉或減半）。

又投七劑，藥後大便通暢，肢體功能恢復明顯，左上下肢基本正常，血壓一四八／八八毫米汞柱，舌苔轉薄，脈象沈滑。上方去酒軍，加地龍九克、炙山甲六克，又進五劑而痊癒出院。

（四）曹某某，男，五九歲。某醫院神經科會診病人。

中風病半身不遂已半年多。初發病時曾出現朦朧急躁，右手足不能活動，經醫院搶救治療後，病情已基本穩定，西醫診斷爲「腦血栓形成」。目前患者神志清楚，右側半身不遂，不能翻身、坐起，不會說話，飲水時出現嗆咳，食納一般，二便尚可，舌苔白厚，脈象滑略弦，右手脈大於左手。

辨證：爲中風中經證恢復期。乃痰濁壅塞，痰阻舌本，氣血瘀結，阻滯經絡，血脈不通而致半身不遂之證。

治法：活瘀通絡，化痰開竅。

處方：活瘀復遂湯加減。桑枝三十克，紅花十克，桃仁十克，地鱉蟲九克，皀角刺六克，全蠍九克，羌活六克，鉤藤三十克（後下），半夏十克，化橘紅十二克，茯苓十五克，菖蒲十二克，遠志十二克，地龍九克，川斷十八克，炙山甲九克，懷牛膝十二克，竹瀝汁六十毫升（兌入生薑汁二三滴）分沖，七劑。另用十香返生丹十四丸，每次一丸，每日二次，溫開水送服。

二診時，諸症減輕，已能在床上自己翻身，舌苔同前。再投上方加水蛭三克，七劑。

三診時，患者稍加扶持，即可坐起，飲水已不嗆，病情大有好轉，舌苔較前轉薄，脈象沈滑有力。再投上方，桑枝改爲四十克，羌活改爲九克，去皂刺，加片薑黃十二克，另加七厘散一克，每日二次，溫開水送服，七劑，丸藥同前。

四診時，患者已能由人扶起坐到沙發上，精神較前活潑，並且能說「我」、「好」等單詞，觀其舌苔已化爲薄白，脈象沈滑，略見緩和之象，但右手脈仍大於左手脈。再投上方，去竹瀝汁，加天竺黃十克，川斷改爲二十克，七厘散同前，停丸藥，七劑。

五診時，患者已能在扶持下行走，並能說「你好」、「吃飯」等簡單語言。再投上方七劑。

六診時諸症又有明顯好轉，舌苔正常，脈象滑，兩手脈象大小差不多。上方去鉤藤，加雞血藤十八克、伸筋草三十克，七劑。

七診時再投上方七劑。

八診時，患者已出院，可自己扶手杖行走，又投上方十四劑，停七厘散，改用血竭粉一克，三七粉二克，分二次隨湯藥沖服。

六、與西醫學的聯繫

中醫學的中風病與西醫學的腦血管疾病有許多相似甚至相同之處。

西醫學的腦血管疾病又稱腦卒中或腦中風，多發生於中、老年人。特別是急性腦血管疾病對人類健康有更大的危脅，發病率和病殘率、死亡率都比較高。根據病因、發病機制和臨床表現，通常將腦血管病分為兩大類，即缺血性腦血管病和出血性腦血管病。今結合中醫的中風病，介紹兩個急性腦血管病，一個屬於缺血性腦血管病，一個屬於出血性腦血管病。

（一）腦血栓形成

腦血栓形成（簡稱腦血栓）是最常見的急性腦血管病，屬於缺血性腦血管病，是腦血管疾病中最常見的、發病率最高的一種，約占全部腦血管病的百分之七十～八十。是指由於腦動脈病變，使血管管腔狹窄或閉塞所引起的腦梗死。大部分由於動脈粥樣硬化侵犯大、中動脈，發生梗塞引起腦血栓形成；約三分之一病例是由於高血壓、動脈硬化累及微小動脈，特別是深穿動脈，引起脂肪透明變性或纖維樣壞死，造成腔隙性腦梗死。

一、臨床表現　可有三種不同的類型。

（一）可逆性腦缺血發作：患者雖然也可有肢體麻木無力甚或運動欠靈活等症狀，一般多可在三周以內完全緩解，而不遺留後遺症。所以稱為可逆性腦缺血發作或腦缺血神經功能障礙。

（二）進展性卒中：多見於中年以上和老人，是臨床上最常見的一種類型。發病前一般有先兆症狀，如頭暈、一過性肢體麻木、無力等。特點是起病緩慢，多在夜間睡眠中發病，次日起床時，才發現半身不遂等症狀，一般無意識障礙，但半身不遂等症多緩慢進展，一般多在數小時或兩三周內發展到高峰，由輕變重，直到出現完全性卒中。所以稱爲進展性卒中。也可因腦缺血、腦水腫的擴大引起不同程度的意識障礙。

（三）爆發性腦血栓形成：有少數病人腦血栓形成，發病急驟，病人很快昏迷，完全性偏癱、失語等，很像腦出血病的症狀。這是因爲腦血栓累及大腦中動脈主幹，伴有腦水腫，顱內高壓而形成的。

二、診斷　近些年來本病的診斷多依據CT和MRI檢查。另外：經顱三維多普勒檢查（TCD）對診斷腦缺血很有幫助。腦血管造影、腦脊液檢查自CT和MRI應用以來，一般都不再選用。

三、治療　首先是讓患者完全臥床，保持安靜，不可亂搬亂動，尤其是頭部不可亂轉動；調整電解質平衡；吸氧；藥物治療。

（一）血液稀釋和擴容療法：可降低血液粘稠度，改善局部微循環。對無嚴重腦水腫和心功能不全的病人，可以考慮應用。常用的方法是靜脈滴注低分子右旋醣酐（分子量在四萬以下），或七〇六代血漿，一般一兩天一次，每次二五〇～五〇〇毫升，十～十四次爲一療程。如有顱內高壓，可與脫水劑同時應用。此治法國外評價不一，尚不能肯定其療效，宜斟酌使用。

（二）腦血管擴張劑的應用：二氧化碳是一種有力的腦血管擴張劑。一般用百分之五的二氧化碳加百分之九十五的氧，間斷吸入，每次十五分鐘，每小時一次，共用五天，可擴張腦血管，增加腦血流量。也可用百分之四～百分之五的碳酸氫鈉二五〇～三〇〇毫升靜脈緩緩滴入，每日一次，七～十天爲一療程。碳酸氫鈉在體內可釋放二氧化碳。

對有急性腦水腫、血壓偏低者不宜用腦血管擴張劑，出現意識障礙（可能有腦水腫）者也不宜用腦血管擴張劑。

（三）抗凝療法和溶栓療法：必須在有豐富臨床經驗的醫師指導下應用，故不做介紹。

（四）控制腦水腫：一般使用百分之二十的甘露醇或百分之二十五的山梨醇靜脈滴注，每次二五〇～五〇〇毫升，每日二次，或每六小時一次。

（五）改善腦缺氧：用都可喜（Duxil）每日二次，每次一片。可增加動脈血氧飽和度，改善腦組織的氧含量。

（六）外科療法：必要時，請腦外科會診，近些年來，腦外科治療取效者，常有報導。

（二）腦出血

腦出血是病死率和致殘率很高的一種常見的腦血管疾病。近年來，隨著CT的廣泛應用，腦出血的診斷正確率大大提高。

腦出血多發生在五十～六十五歲的老年人，男稍多於女，多發生在白天精神緊張，情緒激動或用力之時，起病急，突然頭痛、頭暈而昏倒在地，或有噁心、嘔吐，逐漸昏迷、不省人事、失語、偏癱，可在數小時內病情發展至頂峰。出血量大者，甚至可於一～二小時內死亡。檢查時病人神志不清，深睡有鼾聲或煩躁亂動，血壓高，呼吸不規則，瞳孔散大或縮小，兩側不等大，凝視，偏癱，失語等等。隨出血部位的不同，症狀和表現也有些不同，如內囊部出血多有三偏症狀（偏癱、偏身感覺障礙、偏盲）；丘腦出血者，則除嚴重的三偏症狀外，可見兩眼向下向內注視，即看自己的鼻尖；橋腦出血，可有深度昏迷、中樞性發熱、呼吸不規則、四肢軟癱等，病情比較嚴重，預後不良。近些年來，應用CT檢查、監測，對出血部位已較易明確。

一、診斷　急性期可做CT檢查，十四天後可做MRI檢查。腰穿檢查由於CT檢查普遍應用，此已少用。但如條件不具備時，用腰穿確診腦出血，仍是重要手段，並可同時發現腦脊液的壓力增高等等。

二、治療　病人必須安臥，保持安靜，制止衆人喧嘩。治療目的：①阻止繼續出血；②預防合併症；③挽救病人生命，幫助平安渡過昏迷期；④減少後遺症。

（一）調控血壓：病人的血壓過高或過低都於身體不利，如急性期血壓超過二〇〇毫米汞柱，可適當降低血壓以防出血加重，但也不要降得太低和降得過快，老年人以維持在一五〇毫米汞柱左右爲宜。一般來說，病人常在兩天以後，血壓自行下降。

（二）降低顱內壓：這是治療腦出血降低腦水腫的重要措施之一。可靜脈滴注百分之二十的甘露醇、百分之二十五的山梨醇或甘油鹽水等。如確診是垂體卒中，靜脈滴注地塞米松十～二十毫克，每日一～二次，對挽救生命有很大幫助。

（三）調節水電解質平衡：一般第一～二天採取禁食以防咽下性肺炎感染等。第三天則可改用鼻飼進食。每天應詳記出入量，以免水失衡，每日檢查電解質，隨時糾正。

（四）重視護理：腦出血病人的護理非常重要，應定期翻身，防止褥瘡，隨時注意心臟變化情況、呼吸情況、泌尿系情況、體溫變化、氣管切開的護理等等。

（五）外科治療：隨著近些年來CT掃描的廣泛應用，外科治療方法，再次引起人們的注意。雖然手術有一定危險，但一旦成功，也可取得意想不到的良好效果。故必要時可請腦外科醫師會診。

前述閉塞性腦血管病的治療有的也可用於腦出血疾病的治療，可參考選用，如吸氧、加強基礎護理等。

按：西醫學的急性腦血管病中的腦血栓形成和腦出血病，確有許多臨床症狀與中醫學的中風病的臨床症狀非常相似，如腦出血患者常常出現中臟證或閉證、脫證等，中醫對這些證候的治療還是很有效的。經過多年的臨床實踐觀察，在急性期西醫治療的方法多一些，可適當選用，應結合針灸療法，但西醫學對後期，尤其是後遺症的治療則方法尚欠理想，中醫可在使病人康復方面多下些功夫。病人如能堅持長期服用中藥或配製中藥丸劑，確能使偏癱的恢復以及語言、吞咽等功能的恢復，收到較好的療效。

另外，西醫學的一些檢查檢驗方法是我們中醫應該積極吸收，虛心學習的。

七、體會

一、診治中風病人，如果是昏迷者，首先要注意分辨是中腑、中臟，中腑者應注意開竅、豁痰，中臟者病情嚴重要注意回陽固脫、益氣醒神。

二、如果病人神志清醒者，注意分辨中經、中絡證進行辨證論治。還應注意使病人大便通暢。

三、使用祛風藥時，不可久久應用，以免風藥傷陰。

四、恢復期病人，可配製丸藥常服，對肢體恢復很有幫助。此時常常扶正、祛邪藥同時應用，其孰輕孰重，要細細斟酌。

五、病家往往急於恢復，常常每日去針灸治療。應告訴病人，不可性急，此期針灸治療應隔一日或隔兩日針治一次，以給機體有調整、康復的時間。針三四次患側以後，可針一次健側。

頭痛

一、簡介

從字面我們即可知本篇論述者爲頭部疼痛之疾。頭痛之稱，在秦漢時代的醫籍中即可看到，可謂歷史悠久。中醫學認爲對頭痛需要詳細辨證，不可「頭痛醫頭」。也有的醫書中認爲頭痛是「證」，頭風才是病名（見《雜病廣要》）。據此我們可以知道，凡是頭部發生不適，如頭皮頑癢、眉棱不適、口鼻不適等等，皆可謂之頭風，但未出現疼痛，如頭部不適發展到疼痛，則稱之曰頭痛。也有的說，新病曰頭痛，久病曰頭風，這也只是古代少數醫家的意見。我們認爲社會在發展，醫學在進步，今天還是把頭痛作爲篇名來談，更爲實用，所以本書以頭痛專立一篇加以論述。

二、病因病機

中醫學認爲人體有五臟六腑十二經絡。十二經絡中，六條屬陽的經（如手太陽、手陽明、手少陽、足太陽、足少陽、足陽明諸經）皆上行於頭部，所以稱之「頭爲諸陽之會」，頭部又居於人體最上部，從陰陽來分，上爲陽，所以頭部屬陽，六腑清陽之氣，五臟精華之血，皆會於頭部，所以頭部爲人體清靈神明之所。因而，天氣變異、六淫邪氣，情志變化，五臟失調，六腑失治，皆可影響到頭部甚至發生疼痛。

頭痛的病因病機雖然有多種，但歸納起來可分爲外感和內傷兩大類。現分述如下：

（一）外感類

外感類，即是說這類頭痛皆有外感表證。

一、傷風　即俗話所說的「受風」。受風比風寒引起的頭痛，程度較輕，爲起居不慎，感受風邪致使頭部皮表束閉而引起頭痛。

二、風寒　天氣驟然變冷或起居不愼，外出時未戴帽子或身體過於勞累，衛外之氣不足，感冒風寒而引起皮表束閉，惡寒發熱而頭痛。

三、風熱　感受風寒後皮毛束閉，未能及時治療，風寒之邪與營衛之氣相鬥爭，不得及時解表出汗，故鬱而化熱而成風熱頭痛，或陽性體質受風寒從化爲風熱。

四、暑熱　夏日炎熱又兼暑濕相蒸，暑熱過盛傷人正氣，暑熱之邪與正氣相搏則成爲暑熱頭痛。

五、風濕　空氣中濕邪較重，此時外感風寒之邪，容易兼夾濕邪，而出現風濕頭痛。或長時間在潮濕的環境中工作，又兼勞累太過，正氣不足，此時若起居不愼，感受風寒時常兼加濕邪而出現風濕頭痛。

（二）內傷類

內傷類是與外感類相對而言。外感頭痛都兼有外感表證，內傷頭痛則沒有外感表證，皆爲內傷所引起。常見的內傷引起頭痛者，有以下種種：

一、肝氣鬱結　肝氣不舒而抑鬱結滯，肝爲陽臟，肝性暴戾，肝氣不順而上逆，臨床上常稱之爲肝陽上亢，致使頭部氣血失去調順則可產生頭痛。

二、肝火上犯　「氣有餘便生火」，肝氣不舒，肝氣鬱滯，不得及時治療，則容易化火，火性上炎，肝火上犯造成頭部陰陽氣血失去和順，不能正常運行，則可發生頭痛。實際上此亦是肝陽上亢的進一步發展。

三、痰濁上蒙　脾主人身水濕的運化，如人身水濕過盛或氣機不順則可化生痰濁，痰濁是人身不應存在的病理產物，停滯體內，常常發生種種疾病。痰濁過盛可上蒙清竅而頭痛，或遇怒氣傷肝，諸氣鬱，則可致痰濁上衝於頭部，令人頭痛。

四、宿食不化　胃中食滯或陰冷致使宿食不化，影響中氣升降，濁氣上衝而致頭痛。

五、瘀血阻絡　頭部受外傷（跌、撞、砸、打）後，即可發生瘀血阻滯經絡，氣血運行失暢，不通則痛。

六、雷頭風　這是一種特發性頭痛，臨床不常見。常因頭部素伏風邪，久久不除，遇天氣變化（尤其是刮大風之時）則頭痛，痛有特色，詳見辨證項。

七、氣虛　頭爲諸陽之會，如久思勞傷，大便久泄，中氣不足，脾氣不升，也可引起氣虛頭痛。

八、血虛　過度勞累或失血過多，或婦女生育過多，月經過多，致血虛不能上榮而發生頭痛。

九、腎虛　中醫學認為「腦為髓之海」，五臟之中，腎主骨、主髓，所以腎虛時，也可以導致髓海不足，髓海氣血不足，榮養失調也可以產生頭痛。

內傷頭痛雖也有風、痰、濕、熱等實邪，但其發生疾病的根本原因，是以正氣虛為主（或兼有一定的實邪）。所以在證候表現上與外感引起的頭痛有所不同，在臨床上辨證論治，都有不同，必須分辨清楚。

三、辨證論治

（一）辨證

對頭痛的辨證，首先是要分清是外感頭痛還是內傷頭痛。外感頭痛多病程較短，兼有外感表證，內傷頭痛則病程較長，沒有外感表證。當然也有的內傷頭痛患者，近日又患有外感傷風，內傷外感兼併出現，此時再詳細問診，再參脈象也不難辨認。

外感頭痛，多為實證，因無論是風、寒、暑、濕哪種外邪，侵入人體後，則成為實邪，正如《內經》所說「邪氣盛則實」。內傷頭痛，則有虛證、實證的不同。

一、傷風頭痛　主要特點是病情較輕，俗話常說是「風吹著了」。頭痛的特點是頭部脹痛，怕風喜暖，有時出點兒汗，則感到頭痛減輕，舌苔多無變化，脈象可見浮脈或正常脈。

二、風寒頭痛　頭痛常兼惡寒（怕冷）發熱（體溫可達三十八度以上），身上無汗，頭痛連及項背部不適，皮毛發緊，全身酸痛，或兼有胸部憋悶，呼吸氣粗。舌苔正常，脈象浮或浮緊。

三、風熱頭痛　頭痛兼有面部發紅，甚者目亦發紅，項背酸痛，身上無汗，但不怕冷，口渴咽乾，或兼咽痛，舌苔薄白或薄黃，脈象浮數。此證多爲素體陽盛或身體強壯之人，或臨時有些上火之人，受了風寒也未及時治療，風寒之邪，從陽化熱而出現風熱頭痛。

四、暑熱頭痛　暑季濕熱交蒸，人處其中感受暑熱之邪，則出現頭痛。症見頭部沈重感，雖有汗出頭痛仍不解，微有怕風，面部好像未洗臉之狀，身有輕熱和沈重感，喜臥，舌苔膩黃（或微黃），脈象濡滑。在暑熱頭痛中還要注意一種暑溫頭痛：身有發熱，微惡風寒，身可有汗或無汗，頭痛如劈或兼嘔吐、項強、抽搐等，舌苔白，脈象滑或弦滑。此證西醫稱流行性乙型腦炎。（參看與西醫學的聯繫）

五、風濕頭痛　頭痛頭重，來之較快，頭痛如裹，身體酸痛沈重，不能轉側，口不渴，舌苔膩（白膩爲濕重，黃膩則爲兼熱），脈象爲滑或浮滑。

六、肝鬱頭痛　頭痛常以頭部兩側爲主，或偏頭痛，與情緒變化有關，常在情緒低落時及與人生氣時發作，有的兩脅或一側脅部亦不舒適，食欲欠佳。舌苔薄白，脈象弦。

七、肝火頭痛　頭痛兼有面紅，頭痛以兩側或一側爲主，有脹痛感，在情緒激動時容易發作，情緒急躁易怒，怒時頭痛加重，血壓往往偏高。舌苔薄白或微黃，脈弦數。

八、痰濁頭痛　頭痛常兼頭昏暈沈重，身體偏胖，頭重如裹，舌苔白厚膩，或兼嘔惡痰涎，脈見滑象。

九、瘀血頭痛　頭痛固定於一處，夜間常可加重，陰天下雨時也可加重，有頭部外傷史，舌質發黯或舌上瘀斑，脈多見沈象，或沈澀。

十、雷頭風痛　頭痛同時感到頭內如雷鳴，面部、全身惡寒發熱，起疙瘩如蠶豆或更大些，尤其是刮大風時容易發病，狀似傷寒，舌苔正常，脈象浮略數。

十一、氣虛頭痛　頭痛兼見身體倦怠，食納減少，整體畏寒，或兩目怕強光，舌苔多無大變化，舌質可見色淡，脈象虛大而空。此證常見於年高及勞累過甚之人。

十二、血虛頭痛　頭痛下午較重，煩躁口渴，或身有低熱（三十八℃以下），婦女可兼有月經過多、赤帶等症。舌苔多薄白或微黃，脈象沈細或沈細略數。

十三、腎虛頭痛　頭痛以巔頂部最明顯，面部發黯，小便量多，或兼腰痛，不耐作勞，早泄遺精等，舌苔多薄白，脈象尺弱或兼見寸脈弦大。

十四、眞頭痛　《靈樞．厥論》中有關於眞頭痛的記載：「頭痛甚，腦盡痛，手足青至節」，頭痛劇烈如斧砍刀劈，全頭劇痛，古人認爲不治，必死。但現代醫療水平已經提高，爲醫者應積極盡力搶救，要超過古人。

上面雖已敘述十多種頭痛，但疾病是不停運動變化著的，論述雖詳，但仍要臨證時靈活變化，結合人體特點、病機演變等，詳細辨析。再如，太陽頭痛多在後頭部；陽明頭痛多在頭的前面，尤以眉棱骨處最明顯；厥陰頭痛常在頭巔頂部；少陽頭痛多在兩側（或單側）額角處。這些情況也要隨證結合，如出現這些情況，可結合其他病情脈症，詳細辨析。另如頭之巔頂部痛，腎虛時可見，肝虛時亦可見，又須結合其他症狀，如兼見眩暈，脈弦細者，為肝虛；兼見腰腿無力（或腰痛），無眩暈，尺脈弱者，為腎虛。主要是臨床時，相互參悟而確定證候。

對頭痛，首先要分外感、內傷，外感頭痛多為實證（邪氣盛則實），虛證較少，但也有老人、體虛（如產後、虛勞之人）者感風寒而頭痛者，此又為實中夾虛。內傷雖多為虛證，如血虛、氣虛、腎虛等證，還要注意證候的演變轉化。凡外感頭痛，終日皆痛，直至傳變入裡則不再頭痛。所以，外感頭痛，忽然不痛了，要注意分辨是否已傳入裡。虛證頭痛，其疼痛程度常不甚劇烈而是隱隱作痛，時輕時重。另外，虛證頭痛患者如臨時又感受風寒也可以出現外感頭痛之證，但要知道此為虛中夾實之證，與純外感頭痛不同；肝火、痰濁、瘀血等證的頭痛，又可呈現虛中夾實之證。

（二）論治

茲將各證頭痛的治法方藥介紹如下。還要注意隨證變化，以使之成為圓機活法，不可死板！

一、傷風頭痛　此證的治法主要是疏風解表，多以辛溫宣散為主，常用藥方如：

（一）香蘇飲：香附十克，蘇葉十二克。水煎服，取微汗。

（二）生薑紅糖水：生薑五克（切成碎片），紅糖五～六克。煎水四○○毫升，每隔三～四小時服一次，蓋被取微汗。

（三）蔥薑湯：大蔥白六～十公分（用刀切碎），生薑五克（切碎）。煎水六○○毫升，每三～四小時服二○○毫升，蓋被取微汗。

二、風寒頭痛　此證比傷風頭痛病情重，故必須用辛溫解表法治療，此法也稱辛溫發汗法，是治外感風寒常用的方法。常用的藥方如：

（一）麻黃湯：炙麻黃六～九克，杏仁十克，桂枝九克，炙甘草五克。此方水煎四○○毫升，病人服二○○毫升後，可臥床蓋被休息，過四小時如未見身上出微汗，可再服藥汁二○○毫升，過十分鐘再喝熱粥一小碗，取全身微汗出，表邪則隨汗出而解，切記不可出大汗濕透衣服、床單，否則邪不得解，汗退後不久仍會發熱、頭痛。如服一付藥（二次）未能達到全身出微汗，則再服一付，仍如前法，藥後十～十五分鐘喝稀粥（小米、大米粥均可）。

（二）三拗湯：炙麻黃六～九克，桂枝十克，炙甘草三克，生薑三片，大棗九枚。水煎服。

（三）荊防解表湯（個人經驗方）：生荊芥十克，防風十克，羌活六克，炙麻黃五克，桂枝十克，蘇葉六克（後下），生薑三片，大棗四枚，炙甘草三克。水煎服。

三、風熱頭痛　此證為風熱之邪束阻肌表，皮毛不得宣通，故應採用辛涼解表之法以散表熱之邪，常用藥方如：

（一）桑菊飲：桑葉七．五克，菊花三克，薄荷二～五克（後下），杏仁六克，桔梗六克，連翹四．五克，甘草二～四克，蘆根六克。水兩杯，煎取一杯，一日夜服兩付。

（二）銀翹散：金銀花三十克，連翹三十克，生芥穗十二克，淡豆豉十克，桔梗十八克，薄荷十八克，牛蒡子十八克，生甘草十五克，竹葉十二克，共爲粗末，每次用十八克，蘆根十五克煎湯。以此湯煎藥，藥味大出即可，不必煎時太長，每四小時服一次，白天服三次，夜服一次。

（三）辛涼解表湯（筆者經驗方）：桑葉十克，薄荷六克（後下），生荊芥十克，菊花十克，豆豉六克，牛蒡子九克，生石膏二十五克（先下），葛根十克，蘆根十五克，金銀花十二克。水煎服，每日一付，病重者可每日服二付，每隔四小時服藥一次。

方解：本方以桑葉、薄荷、荊芥辛涼解表，散風清熱，配以生石膏、葛根清宣肺熱，宣解肌表風熱爲臣，又佐以菊花、金銀花、牛蒡辛涼散風熱而解毒，以蘆根宣肺生津爲使，共奏辛涼解表散風清熱之效。

四、暑熱頭痛　暑邪容易傷氣耗津，故暑熱頭痛的治法，常佐以益氣之品，做到解暑清熱而不傷氣且兼有益氣生津之用。常用方如：

清暑益氣湯（《溫熱經緯》）：西洋參、石斛、麥冬、黃連、竹葉、荷梗、知母、甘草、粳米、西瓜翠衣。

五、風濕頭痛　本證宜用解表散風化濕（風藥能勝濕）之法以表散風邪兼能祛濕，使侵於肌表的風濕之邪從汗而去，常用的藥方如：

（一）羌活勝濕湯（東垣）：羌活、獨活各三克，藁本一．五克，防風一．五克，炙甘草一．五克，川芎一．五克，蔓荊子○．九克。水煎服。臨床上常將用量加倍而用。

（二）羌活除濕湯（東垣）：羌活、獨活各六克，藁本三克，防風三克，炙甘草三克，川芎三克，蔓荊子二克，升麻五克，蒼朮六克。本方適用於不僅頭痛身重而且一身盡痛者。藥量可加重些。

六、肝鬱頭痛：宣解肝鬱、使氣不上逆、常用舒肝降氣法如解肝煎、（六鬱湯等）。

（一）解肝煎（東垣）：陳皮五克，半夏五克，厚朴五克，茯苓五克，蘇葉三克，白芍三克，砂仁二克。臨床應用時常把用量加重一倍，水煎服。我用此方時常常再加香附十克、蘇梗十克、防風十克、青皮六克，以加強解肝鬱理肝氣之效用。

方解：本方以陳皮、厚朴調氣舒鬱，半夏、茯苓和中降逆，蘇葉疏肝調胃，理氣散鬱，白芍柔肝解鬱，砂仁調中理氣，共奏解肝鬱降氣逆之效。加香附調氣舒肝，青皮破肝氣鬱結，蘇梗順氣調中，防風上行以治頭痛。諸藥標本同治，療效更佳。

（二）加味蘇子降氣湯：蘇子、半夏、當歸、前胡、厚朴各三十克，肉桂（去粗皮）三十克，炙甘草六十克，陳皮五十克，防風三十克，生石決明六十克，白芷五十克，上藥共爲粗末，每次用六～九克，入生薑二片，紅棗一枚，紫蘇葉五片，水兩杯煎至一杯，去滓熱服。目前多改爲湯劑（用量：前五味改爲各九克，肉桂改爲三克，陳皮改爲十克，甘草改爲五克，生石決明三十克（先煎），防風十克，白芷九克，每日一付）。

七、肝火頭痛　治宜清瀉肝火，調氣降逆。常用方如龍膽瀉肝湯、瀉青丸等。

（一）龍膽瀉肝湯：龍膽草三克，黃芩九克，梔子五克，澤瀉十二克，木通三克，車前子十克，當歸六克，生地十二克，柴胡九克，生草五克。

（二）瀉青丸：當歸五克，川芎三克，梔子六克，大黃三克，羌活六克，防風六克，龍膽草六克，生地九克。

（三）芎𦶜湯：川芎三十克，獨活三十克，旋覆花三十克（包煎），防風三十克，藁本三十克，細辛三十克，蔓荊子三十克，生石膏十五克，炙甘草十五克。共爲細末，每次九克，用生薑二片，荊芥穗五穗，水一杯煎至七分杯，去滓，食後熱服，每日二次。

八、瘀血頭痛　治療此證要用辛潤活瘀之法，常用藥方有：

通竅活血湯（王清任方）：赤芍三克，川芎三克，桃仁泥九克，草紅花九克，大蔥白三根（切碎），鮮薑三片（切碎），紅棗七枚，麝香〇．十五克（另絹包）。以上除麝香外，其餘七味用黃酒二五〇毫升煎藥取一杯，去滓，然後把麝香放入酒內，再煎二沸，臨臥時服，大人每晚服一付，連服三晚，隔一日再連服三付，若爲小兒則酌減。目前因眞麝香難購到，可試用人工麝香（量可適當加大，如改爲〇．三克），也有時不用麝香，而將川芎量改爲五～六克，主要在於臨證斟酌。

九、雷頭風痛　此病常久久難愈，主要治法是祛頭風，但此證古人曾有專論專方，東垣先生認爲此病病在三陽（頭部後爲太陽，前爲陽明，兩側爲少陽，故曰三陽），不可過用寒藥，應用清震湯治之。

清震湯（劉完素方）：升麻二十克，蒼朮三十克，荷葉一張（約十～十五克）。共爲末，每次用十五克，水煎服。

十、氣虛頭痛　氣虛則清陽不升，濁陰上逆而頭痛，非外邪所致，故需補益中氣，使中焦脾氣升發，清陽上升，濁陰下降，則頭痛自愈。常用方如補中益氣湯、四君子湯。

（一）補中益氣湯：蜜炙黃耆五克，當歸一．五克，炒白朮一．五克，人參三克，炙甘草三克，陳皮一．五克，升麻一克，柴胡一克，生薑三片，大棗二枚，水煎服。

此方的用量原方甚輕，醫者可酌情加重使用。我在臨床用此方時常加重如下（供參考）：炙黃耆六克，人參五克（黨參十克），炙甘草三克，陳皮六克，當歸六克，升麻三克，柴胡三克，生薑二片，大棗九枚。

（二）加味四君子湯（經驗方）：黨參九克，炒白朮九克，茯苓十克，炙甘草五克，夏枯草十五克，防風十克，菊花十克，生石決明三十克，炒黃芩十克，香附十克。水煎服。

十一、血虛頭痛　治療要以養血祛風爲法，常用方如：

加味四物湯：當歸九克，白芍十二克，生地（或熟地）九克，川芎五～六克，夏枯草十二克，生石決明三十克（先煎），菊花九克。水煎服。

十二、腎虛頭痛　以補腎爲主，佐以交通心腎之法。常用方有加味地黃湯、養血祛風湯等。

（一）加味地黃湯（經驗方）：生地、山萸肉、炒白芍、茯苓、澤瀉、丹皮、生石決明、夏枯草、防風、細辛。

（二）補腎養血湯（經驗方）：當歸、杭白芍、生熟地、山萸肉、潼蒺藜、巴戟天、淫羊藿、細辛、製附片、鹿角霜、石斛、防風。

十三、眞頭痛　雖古人認爲見此證必死，但我們仍應積極想辦法搶救，要超過古人。因頭痛甚手足清（涼）至節、神志發昏者，可急用野山人參十～三十克煎服，另用艾灸百會、囟會等穴，偶有生還者。

應請西醫院神經內科會診，積極搶救。參看「與西醫學之聯繫」項內。

十四、天白蟻　古醫書中還有「天白蟻」一病，主要是頭痛，頭中如蟲蛀響者，《醫學準繩》用茶子爲細末吹鼻中。蓋茶子輕清行清道，可散遏伏之火，所以凡頭風藥中必用茶引。清代名醫徐靈胎曾說這是一種奇病，醫者不可不知。

四、名醫要論

一、新而暴者爲頭痛，深而久者爲頭風，頭風不速治必害眼。（《雜病源流犀燭》）

二、頭痛自有多因，而古方多用風藥，何也？高巔之上，惟風可達，味之薄者，陽中之陽，自地升天者也。在風寒濕者同爲正用，即虛與熱者亦假引經。（《醫宗必讀》）

三、頭痛，初宜發散，久從火治。不可專功風藥，而變爲頭風。（《醫林繩墨》）

四、頭痛有外感，必有發熱惡寒之表證，發散可愈；有氣虛，必似痛不痛，用參耆可愈。（《醫林改錯》）

五、頭痛一症，有三陰，有三陽，有風寒、風熱、內熱、痰厥、氣虛、血虛、腎虛、頭風等症，宜分經用藥，對症立方，不得以川芎、白芷、藁本、蔓荊胡亂瞎撞。（《醫學集成》卷三）

五、驗案

張某某

患頭痛數年，時輕時重，久治未愈。發作重時全頭內皆痛，甚則似腦內轟響，如風如雷，每遇天氣變換刮大風時，則易發重痛。舌苔略白，脈象弦滑。曾在其他醫院服用過以清空膏、愈風丹、川芎茶調散、牛黃上清丸、羌活勝濕湯等方加減的湯藥、丸藥等，均未效。據此脈症，我診斷爲「雷頭風」，用清震湯法隨證加減。

處方：升麻十克，蒼朮十克，藁本六克，羌活十克，夏枯草十八克，生石決明三十克（先煎），蔓荊子十克，白蒺藜十克，荷葉十二克，吳茱萸六克，水煎服。

本方連服三周，頭痛痊癒。

這張藥方即以清震湯（升麻三十克、蒼朮三十克、乾荷葉一張約十五～二十克共爲末，每服十五克，水煎服。）輕揚發越，散風化濕，爲主藥。輔以羌活祛風勝濕，入太陽經，治太陽頭痛；藁本入督脈，散風寒，治頭頂痛。佐以吳茱萸辛溫入肝經，治頭痛；夏枯草入肝側痛。使以白蒺藜入肝肺二經，其性善破，用以開散肝肺鬱結而止病久入絡之疼痛。

經平肝陽，治肝鬱頭痛；生石決明養肝陰，潛肝陽；蔓荊子入少陽經，散頭部風熱，治頭兩側痛。使以白蒺藜入肝肺二經，其性善破，用以開散肝肺鬱結而止病久入絡之疼痛。

東垣先生有「清空膏」，主治偏正頭痛，年久不愈，以及風濕熱上壅頭目及腦苦痛不止。其方爲：炒黃芩、炒黃連、羌活、防風各三十克，柴胡二十克，川芎十五克，炙甘草四十五克。共爲細末，每服九克，茶調如膏，用溫開水送下。爲何此例頭痛患者曾服此膏未效呢？因爲此膏以入太陽經藥最重，其次爲少陽經，再次爲厥陰、太陰，且用酒炒芩、連上達清熱，故此方以治風濕熱上壅爲主。本例乃爲雷頭風，其病情較頭痛要深重，且多在天氣變化、刮大風時痛重，其痛爲滿頭內皆痛，且重時有似風、雷之聲，已非風濕熱上壅之頭痛證，而乃風邪深入，閉塞清竅，不得發越疏散，經絡不通，風寒濕邪互相膠結，鬱壅不散之證。故以清震湯爲主，隨證加減。全方以散風爲主兼以祛寒、化濕。因其脈弦，故加入養肝陰、潛肝陽、平肝防熱、溫厥陰、破肝肺結氣之品，氣行血行，經絡通暢，風寒濕邪得辛溫陽性藥發越升散，故很快取效。通過本例的診治分析，我們更體會到中醫治病不是針對症狀進行治療，更重要的是從病因病機的傳變、轉化中，抓住體內形成疾病的根本原因而立法、選方、加減藥物。故前人諄諄告誡我們「治病必求於本」。

六、與西醫學的聯繫

西醫學認爲頭痛是一個許多人都體驗過的症狀，一般是指自眉骨以上往後到枕骨結節這些部位的疼痛。不包括「面痛」。

雖然國際頭痛分類委員會有一九六二年、一九八八年不同的頭痛分類方法，但目前國際上基本用一九八八年的分類法。這一分類法，常與西醫學很多科有關聯；如精神科、五官科、神經科、外科等等。

現在我們把這些頭痛綜合起來，以臨床常見爲主，大致可分爲以下幾種。

一、血管性頭痛　常以青春期出現偏頭痛，或有畏光、畏聲、噁心等，可反復發作，有的患者每月可發作數次，有的可一年發作一次，情況不一。原因是由於種種因素造成大、小動脈的擴張與收縮異常，導致組織缺血、缺氧等而形成疼痛，或有搏動性。做腦血流圖檢查，一般不會發現明顯異常。

治療方面主要是明確診斷、去除病因，也可投與不成癮性的止痛藥物。

二、緊張性頭痛　頭痛呈持續性鈍痛，不畏光，不畏聲，也不噁心，患者常說似有東西壓著頭部。可與血管性頭痛合併出現。可有頭昏，有時還可以出現頸部轉動引起的疼痛。

治療方面，解除致病原因之外，一般可投與不成癮性的止痛藥。

三、顱內壓變化引起的頭痛　腦膜病變，如腦腫瘤、腦水腫等病變可引起顱內壓降低，引起頭痛。特點是躺臥時頭痛減輕，坐時頭痛加重，站立時則頭痛最嚴重，甚或引起嘔吐。腰穿後造成腦脊液滲漏，可因顱內壓降低引起頭痛。

治療方面，臥床休息，輸液、擴溶，可漸漸治癒。

四、頭部外傷性頭痛　外傷性頭痛又可分爲：

（一）急性外傷性頭痛，此時作神經系統檢查可發現陽性情況，以外科診治爲主。

（二）慢性外傷後頭痛，要以問診得知有外傷史，一般可以有過十分鐘以上的意識障礙史。

慢性外傷後頭痛一般是投與不成癮性的止痛藥，如阿司匹林〇．九克，加安定七．五毫克，既可止痛又可減輕焦慮和緊張。中醫可以參照瘀血性頭痛的辨證論治湯藥，同時加服回生第一丹（每次〇．五～一克，每日二次）或七厘散（用法用量同上藥），可以增強療效，服用一～二個月。

五、精神疾病導致的頭痛　這種頭痛，往往與心理因素有關，如疑病、抑鬱、癔病等。治療時，除解心理因素之外，還要注意自我調節，如做氣功等。

六、全身疾病導致的頭痛　這種頭痛往往可因發熱、肝昏迷、尿毒症、頭部缺氧、一氧化碳中毒、酒精中毒（或酒醉後）、血液病等引致。在治癒原發病後，頭痛可癒。如因發熱引致頭痛者，可參考中醫外感頭痛的辨證論治。

七、五官疾病引起的頭痛　可到五官科詳細診治。

八、藥物濫用導致的頭痛　經一般戒治無效時，可到解毒中心進行戒斷治療。

七、體會

一、額之上痛用川芎，兩側痛用柴胡（或蔓荊子），腦後痛用細辛（或羌活），眉骨處及眉棱上痛用白芷（或生石膏）。

二、頭痛必用川芎，不愈，另加各引經藥：太陽經用羌活；陽明經用白芷；少陽經用柴胡；少陰經用細辛；太陰經用蒼朮；厥陰經用吳茱萸。

三、古人雖有「風藥才能上達」之說，但也不可過用風藥，要時時想到「治了頭風，瞎了眼睛」之戒。適可而止，主要是辨證論治，不可過用風藥，如防風、羌活、細辛、川芎、白芷之類。

四、中醫治頭痛有豐富的經驗，如西醫經過各種檢查除外了器質性病變的頭痛，中醫採用辨證論治常常取得理想的療效。如緊張性頭痛、慢性外傷性頭痛、精神因素所致的頭痛、癔病性頭痛，中醫的療效還是相當好的，可與西醫相互取長補短。

五、切忌「頭痛醫頭」，必須詳細辨證，治病求本。

眩暈

一、簡介

眩暈作爲病名，是因爲「玄」爲黑色，「眩」即是眼發黑，暈爲頭部不清，感覺周圍物體好像在旋轉，自己有要跌倒的感覺。所以把眩暈二字組成一詞，即指眼發黑，頭發暈，如坐在舟車中，甚則覺得身邊物體有旋轉之感，自己有要跌倒的感覺而言。關於這類疾病的記載最早可見於春秋戰國時代的《黃帝內經》《素問．至眞要大論》曾有「諸風掉眩，皆屬於肝」的論述。其他篇中也有「腦轉耳鳴」、「脛酸眩冒」等記述。

以後歷代醫家對此病的論述越來越詳細，對病因病機的認識也越來越全面，治療方法也逐步豐富，經過數千年的臨床實踐，可以說，中醫學在本病上積累了豐富的理論和經驗。

古醫書中也有把眩暈稱爲「眩運」的，其意義皆相同。今以現今醫界最通用，意義最明瞭的「眩暈」作爲篇名。

近些年來，對西醫學診斷的內耳性眩暈、高血壓、腦動脈硬化、貧血、神經衰弱以及某些腦部疾病，出現以眩暈爲主訴者，經用本篇所述的辨證論治方法治療常常可取得滿意的療效。

二、病因病機

由於早在《素問·至眞要大論》有云「諸風掉眩，皆屬於肝」，所以後世醫家對眩暈的病因病機多從「風」談論。其實眩暈之由，並不專因於風，有因於火者，有因於痰者，有因於死血者，有因於虛者。例如：《靈樞·口問》篇中有「上氣不足」，同書《海論》篇也有「髓海不足，則腦轉耳鳴」等記載。可見眩暈的病因病機，可有虛、實、風、火、痰、瘀等之不同，金元時期朱丹溪提出「無痰不作眩」的看法，明代張景岳則主張「眩暈一證，虛者居其八九」，提出「無虛不作眩」的觀點。可以說是經過多年的臨床實踐，豐富了診治眩暈的理論與經驗。到了清代綜合前賢諸說，進而闡述了虛、實、風、火、痰、瘀等諸種因素相互影響而使疾病發生發展的關係，使醫界對眩暈病因病機的看法漸趨全面。

綜合歷代醫家的認識，結合臨床實踐，可將眩暈的病因病機歸納如下。

一、腎虛　「腎主髓」，「腦爲髓之海」，腎虛則不能使精氣上達上榮於腦，故可產生眩暈。又腎爲肝之母，腎虛肝不得榮，肝風內動，虛風上擾，亦爲眩暈。

二、體虛　久病不愈可耗損氣血，或汗多亡陽，或大失血後，未得及時康復，或脾胃虛弱，不能健運水穀精華以生化氣血，氣偏虛則清陽不能上升，血偏虛則腦失榮養，皆可導致眩暈。

三、肝火　長期情志不暢，肝氣鬱滯，氣鬱化火，火熱傷陰，肝陰不足，肝陽暴動，肝主風，肝陽暴動則風陽上擾，清竅失聰則生眩暈。

四、痰濁　勞倦太過，恣食肥甘，饑飽不節，脾胃受傷，中運不健，可致水穀運化失司，濕邪不化，濕聚生痰，痰濕壅盛，脾陽不能升化水穀精微，痰濁不降，痰濕中阻，中陽升降失序可發眩暈，正如金元醫家丹溪先生所說：「無痰不作眩也」。

五、飲邪　由於脾陽不足，脾失運化，水濕中阻聚而成飲。飲邪與痰濁雖皆中焦所聚，但濃稠者為痰，清稀則為飲。飲邪之生，又可因腎陽不足，火不生土，致使中焦陽虛中濕不化聚而成之（如中焦火盛則可使中濕化為痰濁，中焦陽虛則中濕成飲）。中焦飲邪上泛清空，故生眩暈。

此一節可與痰濁壅盛合看，一般說，陽虛則為飲，陽盛則為痰，所以痰濁壅盛者，有時痰火相夾上擾而作眩暈者亦常有之，不可不知。

六、瘀血　頭部外傷或身體跌仆損傷後而生眩暈，蓋因受外傷，瘀血阻遏經絡，陰陽不得正常升降，故使人眩暈。

對以上諸因，不可孤立地去看待，應相互結合起來思考。例如：腎虛又可引起虛風內動，虛風上擾發生眩暈，肝火又可夾痰上擾而成痰火上犯之證。這些病因又可相因為病，相互兼夾，互為因果。

三、辨證論治

（一）辨證

一、腎虛眩暈　精神不足，容易疲勞，記憶力減退，腰膝酸軟，腰痛，遺精早泄，頭部發空，眼發黑花，眩暈耳鳴。偏腎陽者，手足不溫，喜暖畏冷，舌質淡，脈沈細；偏於腎陰虛者，五心煩熱，夜間口乾，失眠多夢，舌質偏紅，脈弦細。此爲腎精不足，不能上榮於腦所致。

二、體虛眩暈

(一) 氣虛眩暈：體弱怕冷，勞累後眩暈，面色萎黃不華，心悸失眠，精神倦怠少言，飲食不香，大便稀溏，舌質淡，脈虛。

(二) 血虛眩暈：面色蒼白，唇淡，目花，眼黑，視力減退，煩躁少眠，頭髮乾枯易折，舌質淺淡不紅，脈象沈細。

(三) 氣血兩虛眩暈：上述二證均具，並且喜臥懶動，動則心悸氣短，眩暈欲倒，四肢無力，舌質淡，脈沈(弱)細乏力，或浮大無力。

三、肝陽上擾眩暈　頭脹耳鳴，急躁易怒，頭脹而暈或伴頭痛，偏頭痛，怒時眩暈加重，大便乾，尿偏黃，紅頭脹臉如飲酒，如傷陰可見連及脅痛，口苦，舌質偏紅，脈象弦或弦數。

四、痰濁眩暈　形體偏胖，頭重昏蒙，胸脘滿悶，嘔惡痰濁，身重懶動嗜臥，大便溏軟，眩暈常在飯後或飽食後，舌苔白厚膩，脈滑或濡。

五、痰飲眩暈　飲食不生肌膚而人漸瘦，口乾不喜飲，飲水多時，容易發生眩暈或下午易發作。腹中有水響聲，大便或稀或乾，舌苔多白，脈象弦滑。此證較之痰濁眩暈者，中焦陽氣更虛，無力運化水氣，而漸成飲證。

六、瘀血眩暈　有頭部受傷或跌傷等病史。眩暈常伴眼黑及固定的疼痛之處，舌上或有瘀斑，脈象或沈或澀。

（二）論治

治療眩暈一般均以風論治，採取息風的治則，當然在具體治法上又分調肝息風、鎮肝息風、養肝息風等，臨床常用的風藥有鉤藤、防風、全蠍、蜈蚣、白僵蠶、大麻等。

但是中醫的治病原則是「治病必求於本」，上述之治「風」的原則，還是要與治「病本」結合起來才能有效，如補腎養肝以息風、化痰降火清熱以息風、祛瘀活血調肝以息風等等。

治療眩暈雖然多以治「風」為原則，但還要結合病人具體情況來辨證立法。例如痰濁盛者要結合化痰，甚則再結合健脾；肝陽上亢者要結合舒鬱平肝，甚則再加潛陽等。另外還要注意疾病的轉變從化，如肝鬱不舒，若治療不及，可轉變為肝陽上擾；腎陽不足也可轉化為陰陽俱虛；痰濁壅盛者，如發生在陽性體質的人，可從陽化熱而成為痰火上犯證，如發生在陰性體質的人，可從陰化寒而成為中濕不化脾陽受阻之證。對這些轉變、從化的情況要有所預見。有的患者本為痰濁為患用了二陳湯加味治療，但其為陽性體質，因用藥偏溫，復診時已轉化為痰熱證。類似這類的變化，都要隨時注意，所以說：「圓機活法，存乎其人」。今把臨床常用的治法與方藥分述如下：

一、腎虛眩暈　腎陰陽俱虛（一般說腎虛）的眩暈可採用桂附八味丸加息風藥：生、熟地各十五～二十克，山萸肉十克，山藥十五克，茯苓二十克，澤瀉十五克，丹皮十克，製附子六～十克，肉桂五克，防風九～十二克，鉤藤十五～三十克，天麻十二克，全蠍六～九克，蜈蚣二～三條。

偏陰虛者，可用六味地黃湯加味：生地二十克，山萸肉十克，山藥十五克，茯苓二十克，澤瀉十二克，丹皮十克，防風十二克，潼、白蒺藜各十克，杭菊花十克，地骨皮十克，龜甲膠六～九克（烊化），全蠍六～九克，蜈蚣二～三條。

偏陽虛者可用六味丸加味：生、熟地各十五克，山萸肉十克，山藥十五克，茯苓二十克，澤瀉十五克，丹皮十克，附子六～九克，肉桂六克，淫羊藿十克，補骨脂十二克，紫河車六～九克，仙茅六～九克，甚者可加鹿茸粉一～二克（分沖）。

二、體虛（氣血兩虛）眩暈　十全大補湯加味：黨參十克，白朮十克，茯苓十二克，炙甘草六克，陳皮十克，黃耆十二克，當歸十克，白芍十二克，熟地十二克，川芎三～六克，肉桂五克，防風十克，鉤藤二十克，菊花十克。眩暈甚者，可再加全蠍六～九克、蜈蚣二～三條、天麻六～九克、僵蠶十克。

氣虛爲主者，補中益氣湯、四君子湯加味。

血虛爲主者，人參養榮湯加味：人參三～九克，白朮十克，白芍十二克，黃耆十二克，當歸十克，茯苓十克，熟地十二克，甘草五克，陳皮十克，肉桂三～六克，遠志十克，五味子六克，防風十二克，鉤藤二十克，天麻十克，全蠍六克。

三、肝陽眩暈　治法：養肝息風或鎮肝息風、柔肝息風。

（一）鎮肝潛陽息風：用於性急易怒，性情暴躁，脈弦有力者，如鎮肝息風湯。

（二）養血調肝息風：用於肝陰不足，肝陽亢旺者，加味柴胡飲：柴胡六克，生白芍十二克，當歸九克，陳皮三克，甘草三克，生石決明三十克，防風九克，生龍、牡各三十克，天麻十克，鉤藤二十克，生地十五克。

（三）柔肝養陰息風：用於肝氣鬱滯，悒悒不樂，加味逍遙散：當歸十克，白芍十二克，白朮十克，柴胡十克，雲苓十五克，甘草三克，生薑三片，薄荷三克（後下），防風十克，鉤藤二十克，香附十克，黃芩十克，全蠍六克，生白芍十克。

（四）平肝潛陽，清火息風：用於肝陽化火者，天麻鉤藤飲加味：天麻十克，鉤藤二十克，生石決明三十克（先煎），黃芩十克，梔子六克，牛膝九克，杜仲十五克，桑寄生二十克，夜交藤十克，茯苓二十克，菊花十克，白蒺藜十克，夏枯草十五克，防風十克，全蠍六克。

四、痰濁眩暈　痰濁由脾運不健而濕聚成痰，但日積久遠，則痰濁壅盛而爲患，所以治痰濁之法應是燥濕祛痰，佐以健脾化濕。常用藥方有：

（一）加味二陳湯：製半夏十克，化橘紅十二克，茯苓十五克，炙甘草三克，細辛三克，蒼朮六克，防風九克，川芎三～五克。

（二）半夏白朮天麻湯：二陳湯加白朮健脾化濕，祛痰生之源，天麻化痰祛風除暈而潤，既祛風又潤燥不傷陰。

五、痰飲眩暈　治以健脾助陽，利濕化飲，仲景常用方爲苓桂朮甘湯：茯苓、桂枝、白朮、炙甘草。以白朮、茯苓健脾化濕，以桂枝助脾陽以化痰飲，甘草和中益脾。臨證可加防風，風可燥濕；加鉤藤以祛風、除暈；加天麻祛風除暈而不燥，則成標本兼顧之方。如濕盛飲多者，可加重茯苓之用量，再加澤瀉瀉水化濕，加車前子利濕不傷陰；如兼肝陽上亢者，還可加生赭石、生牡蠣以鎮肝潛陽。

六、瘀血眩暈　最常用的治法是行血治瘀佐以理氣（氣行則血行，血行風自滅）。最常用的藥方是：通竅活血湯（見頭痛篇）。

四、名醫要論

徇蒙招尤，目瞑耳聾，下實上虛，過在足少陽、厥陰。《素問．五臟生成》

肝風上攻，必致眩暈。（《嚴氏濟生方》）

痰飲眩暈證，胸前飽悶，噁心嘔吐，膈下漉漉水聲，眩悸不止，頭額作痛，是痰飲眩暈之證也。（《症因脈治》）

凡肝脈溢大必眩，宜預防之。（《醫學入門》）

上實者治以酒大黃，上虛者治以鹿茸湯。欲榮其上必灌其根。乙癸同源，治腎即治肝，治肝即息風（《陳修園醫書十六種》）

五、驗案

（一）趙某某，女，四十七歲，幹部。初診日期：一九七三年六月八日。

問診：主訴頭暈、失眠，血壓低已兩三年。兩三年來，經常頭暈、失眠、食納不香，飲食量少，大便乾燥，數日才一行，精神不好，倦怠乏力。經過幾個醫院診治，均診斷為低血壓（七八／五〇毫米汞柱），經治療未效。又經中醫診治，投以補中益氣湯，服用多劑，諸症不減，血壓不升。性情急躁。

望診：發育正常，營養稍差，面色略黃，無光澤，舌苔正常，舌質潤。

聞診：言語、聲音基本正常，呼吸亦調勻。

切診：兩手脈象均略細，餘未見異常。

辨證：「諸風掉眩皆屬於肝」，症見頭暈久久不愈，知病在肝。觀其面黃、脈細、易急躁，知為血虛肝旺，肝風上擾。血虛不能上榮心，心神不守而失眠。肝旺害胃，中運不健而食欲不振，大便乾而少。四診合參，診為血虛肝旺而致眩暈、失眠之證。

治法：養血潛陽，柔肝息風，育心安神。

處方：生白芍十二克，生龍、牡蠣各二十四克（先煎），當歸九克，鉤藤二十一克，珍珠母二十四克（先煎），龍齒二十一克（先煎），製香附九克，炒黃芩九克，遠志九克，柴胡三克，甘草四．五克，全瓜蔞三十克。六～十劑。

方義：本方以白芍養血柔肝，生龍牡斂納潛陽，為主藥。當歸補血養肝，鉤藤平肝息風，香附疏肝理氣，黃芩清肝除熱，爲輔藥。珍珠母、青龍齒育心陰、安心神，遠志交通心腎，瓜蔞降氣潤燥而通大便，甘草甘緩調中而和胃，爲佐藥。柴胡入肝膽升少陽清氣，爲使藥。

追訪（一九七三年七月三十日）：上方服用六劑後，即能安然入睡，頭暈消失，繼續服藥，食欲增加，大便亦正常。服藥二十多劑後，血壓一〇〇／七〇毫米汞柱，體重亦增加，現已增加體重九公斤。如工作累、睡不好時，就照原方買幾劑，一吃藥即能睡好。現在工作效率明顯提高。面色紅潤，血壓正常，與初診時，判若兩人。

（二）王某某，男，三十歲，瀋陽人。北京某醫院急診觀察室住院病人。會診時間：一九七六年二月二十六日。

問診：主訴頭暈、頭痛、噁心一個月。

自今年一月二十四日無明顯誘因突然頭痛，按感冒處理後疼痛緩解。二月三日再次發作，頭痛比前加劇，伴有噁心、頭暈。此後頭痛呈進行性加劇，自覺實在難以忍受時則欲撞牆，嘔吐不止，自二月六日至九日滴水未進。頭痛時大汗淋漓，面色蒼白，不敢講話，神志有些不清。當時血壓爲一九〇～二一〇／一一〇～一三〇毫米汞柱。查尿蛋白（+++）。當時某醫院診斷爲惡性高血壓，經治療無效。二月十二日，小便時突然暈倒。二月十七日來北京。二月十八日在北京某醫院測血壓爲一七〇／一一一毫米汞柱，服西藥治療。二月二十日血壓突然降至一〇〇／六〇毫米汞柱，排尿時仍有暈倒現象（當時被陪人抱住，未跌倒）。

二月二十三日收住於急診觀察室。做腎圖檢查：雙腎功能極差。胸部X線透視：心肺未見異常。眼科會診：雙眼高血壓視網膜小動脈痙攣。二月二十四日，集體討論，考慮：①腎性高血壓（惡性）；②嗜鉻細胞瘤待除外。繼續服用降壓藥。頭暈與體位有明顯關係，站立時則頭暈眼黑而致暈倒。站立時血壓較臥時為低。今夜十二時因起立排尿時，感到頭暈不能支援，即趕緊躺倒在床上往褲中排尿，自己雖知道正在往褲中排尿，但因頭暈、難受而不能自止。後頭部不適，頸項部發緊、向後緊張、自感煩熱，不怕冷，尿清長。

望診：發育正常，面色較蒼白，舌苔白。臥床而不敢起立。有焦慮害怕神情。

聞診：言語清楚，語調稍低。

切診：胸腹未見異常，腰部兩側有叩擊痛，右側明顯，脈象弦，趺陽脈尚好。

辨證：督脈行於人體之後往上行，足太陽經亦行於背後而上頭部，手陽明經上肩、出髃與太陽經會於大椎。《素問·骨空論》中說：「督脈為病，脊強反折。」《金匱要略》論痙病時說：「太陽病，發熱汗出，而不惡寒，名日柔痙。」痙者，項背急也。此病人頭痛、頭暈、頸項部向後背發緊而急，故知為督脈、太陽經之病，並波及於陽明之經。督脈督管一身之陽氣，陽氣不振，氣化不利，經絡不和，營衛失調，故欲作柔痙而項背發緊。陽虛故尿清而長，不能自止。督脈和足太陽經均與腎脈相通，腎虛故見腦轉頭暈、尿出、腰痛諸症。《金匱要略》說：「夫痙脈，按之緊如弦，直上下行。」今病者六脈皆弦，故四診合參診為督脈、太陽二經陽虛欲作柔痙之病。

治法：助陽氣，和營衛，益腎督。

處方：桂枝九克，葛根三十克，羌活六克，鹿角霜九克，白芍十二克，桑寄生三十克，川斷十二克，製附片三克，鉤藤十五克，天花粉十五克，川木通六克。水煎服，六劑。

方義：本方綜合瓜蔞桂枝湯、桂枝加葛根湯、桂枝加附子湯之意，再加升助督陽之品而組成。方中以桂枝通助太陽、督脈之陽氣，葛根解陽明經項背之緊急，爲主藥；羌活、鹿角霜升助督脈陽氣，附片振奮全身陽氣，爲輔藥。桑寄生、川斷補腎而益督，鉤藤祛風而治暈，白芍配桂枝和營衛，瓜蔞根（天花粉）生津，涵養筋脈，爲佐藥。木通宣通血脈，爲使藥。

二診（三月四日）：服藥後，頭暈明顯減輕，頸項強緊之狀也減輕，未再尿褲，尚口渴，喜冷飲，腰痛，腿軟，尿多。舌苔根部發黃，脈象略弦。藥已合宜，病情減輕。觀其腰痛、腿軟、尿多，知爲腎虛。其口渴，喜冷飲，實爲尿多及以往汗出淋漓津液耗傷所致，並非實熱之證，故仍守前法，去天花粉、木通，易以生地、石斛等，加強補腎養液之力。

桂枝九克，葛根二十四克，羌活六克，鹿角鎊九克，桑寄生三十克，川斷十五克，附片六克，覆盆子十二克，生地十二克，石斛十二克，白芍十二克，鉤藤十五克，生麥芽十二克。水煎服，六劑。

附：病程日誌擇錄：三月五日：腎區叩擊痛減輕，腰痛較前好轉。血壓較前穩定，體位性差異已無（臥時血壓一三二／八〇毫米汞柱，立時血壓一三〇／八四毫米汞柱）。告囑家屬準備出院。三月八日：腰不痛但酸，右側腎區叩擊痛不明顯。三月十日：自昨天開始，食欲好轉，一日約食三〇〇克。

三診（三月十一日）：病人已能自己走到大門口，來回走亦不頭暈，後頭部不適及項緊亦均消除，已無明顯自覺症狀，食納增加，一日約四〇〇～五〇〇克。精神、面色均轉佳。舌苔根部微黃。脈象沈、略弦。血壓穩定在一四〇～一五〇／九〇～一〇〇毫米汞柱。法藥合拍，病已近愈，再守原法，稍事出入。

桂枝九克，葛根二十四克，羌活六克，鹿角鎊九克，桑寄生三十克，川斷十五克，製附片五克，覆盆子九克，生地十二克，白芍十二克，鉤藤十五克，生薏苡仁十五克，炒山藥十五克，生麥芽十二克。水煎服，六劑。前三日，每日一劑。後三日，隔日一劑。可以出院。

次日病人出院，與陪來之人等高高興興回瀋陽而去。

附注：治療期間曾服用一些西藥如呋喃坦啶、氯黴素等消炎藥，主要是使用中藥。

六、與西醫學的聯繫

西醫學認爲，眩暈是一種症狀，是機體對於空間關係的定向感覺障礙或平衡感覺障礙，是一種運動錯覺。病人感到外環境或自身在旋轉、移動或搖晃。在發作時常伴有站立不穩、易傾跌、行走有偏向、噁心、嘔吐、出冷汗、面色蒼白等症狀。

眩暈可包括三種不同的感覺：①眞性眩暈：往往由於前庭功能障礙，這種眩暈在站、坐、臥時都持續存在；②平衡障礙：一種走路不穩或不踏實感，難以站立或行走；③頭重腳輕，似乎自己的頭部和周圍物體，晃動浮動感。

病人常把運動性共濟失調、精神運動性發作、癲癇等都說成是眩暈。所以必須詳細詢問病史，進行體格檢查和神經系統檢查，以確定是否有眩暈。

病理生理要點：機體維持平衡和定向、定位主要依靠視覺、本體覺（肌腱、關節中）及前庭平衡覺的協同作用而完成，前庭系統損害時，自主神經系統功能紊亂，眩暈常伴噁心、嘔吐、出冷汗、血壓降低、心率加快等等。

病因分類：眩暈的病因分類雖有多種，但臨床最適用的、結合解剖部位分類的方法有二種：

一、前庭系統性眩暈　如耳源性病變（包括梅尼埃病），前庭神經病損，腦幹病變，小腦病變，大腦病變，頸體病變。

二、非前庭系統性眩暈　如眼性眩暈，心血管病變，血液病變引起的眩暈，全身中毒性、代謝性、感染性病變，神經官能症自主神經功能失調。

診斷：

一、詳細的詢問病史非常重要。

二、檢查：①內科檢查，②神經系統檢查，③耳科檢查，④聽力檢查，⑤前庭功能檢查，等等。

三、輔助檢查：頭部X線像，內聽道X線像，頸椎正側位像，腦脊液，必要時做頭顱CT和MRI檢查。

對任何一位主訴為眩暈的病人，臨床醫師應從以下三個方面來分析：

一、鑒別是前庭性眩暈（耳源性眩暈）還是非前庭性眩暈。前庭性有環境或自身旋轉感，伴有噁心、嘔吐、臉色蒼白、出冷汗等。非前庭性者無上述特點，病人多主訴頭昏、頭脹、頭重腳輕、腦內轉動等，一般無噁心、嘔吐、臉白、出冷汗等自主神經反應。

二、如果已判定是前庭性眩暈，還要鑒別是中樞性還是周圍性的。要根據眼震圖試驗和BAEP（腦幹聽誘發電位）做鑒別。

三、不論是哪種眩暈都要做進一步輔助檢查，以明確原因。作為中醫師，可轉請神經科會診或轉神經科診治。

引起眩暈的常見病，一是梅尼埃為內耳迷路的內淋巴水腫，屬耳科疾病，多數有復發性，間歇期有長有短，有的數月一發，有的一兩年犯一次。本病的發病原因還不太清楚；二是腦科疾病，腦或神經腫瘤，藥物中毒等。

眞正來找中醫診療的多是梅尼埃病，患者常是已經西醫院確診，但因時常復發來找中醫治療。所以這裡僅談談該病的中醫治療。

梅尼埃病因有嘔吐、噁心、眩暈，中醫多辨證為痰濁壅盛，風痰上擾證，多從風痰上擾論治，筆者的經驗是用溫膽湯加味，效果頗佳，可資參考。處方：半夏十克，化橘紅十二克，茯苓二十～三十克，炙甘草三克，炒枳實十克，竹茹六克，生石決明三十克（先下），鉤藤三十克，防風十克，南紅花十克，天麻十二克，生龍、牡各三十克（先下）。還可臨證加減，如肝火旺者可加黃芩，氣鬱者加香附，胃脘滿悶者加厚朴。

另外對眩暈病人，還應注意有無高血壓等全身疾病。至於其他主訴眩暈的疾病，除應勸其到西醫院詳細檢查有無器質性病變，看能否去其原因外，還可以根據前述中醫辨證論治方法進行治療，往往能取得理想的療效。

七、體會

中醫治療眩暈要注意從整體觀念出發，雖然中醫對眩暈常從肝主風論治，但疾病常因五臟互相影響，病證有虛實不同，實可以轉虛，虛可以轉實，實又有痰、火、瘀、氣之不同，故必須詳細辨認以何證爲主，治病必求於本，不可只用袪風藥，僅僅對症處理。同時還要瞭解患者有無高血壓或低血壓等。要從整體出發，全身辨證，不可執一。例如驗案第一例爲低血壓，第二例爲急性高血壓，兩例都是從整體出發，詳細辨證而治癒的。眩暈愈後，血壓也穩定了，以實踐再次證明了整體觀念的重要性及辨證論治的藝術性。我們除大量臨床外，還應熟讀經典著作和歷代醫家經過長期實踐而積累的寶貴經驗和對本病的論述，才能提高臨床療效。

肝陽上亢（擾）之證，臨床較爲多見。

感冒

一、簡介

感冒是人體感受了風寒之邪而引起的以頭痛、鼻塞、流涕、噴嚏、惡寒、發熱、咳嗽等爲主要臨床表現的常見外感疾病。雖然常年都可發病，但以春季、初冬較爲多見。

感冒之病，有輕有重，所以有人患了輕度感冒而自己認爲是傷了風、受了寒而不去治療，自己喝點兒薑湯水，發點兒汗，也可以漸漸得愈，但這不是好辦法，應該請醫生診治，以免留有後遺症。

由於人體素質的不同，所處地區不同，所受風寒的程度不同，所以感冒病又可以表現爲風寒證、風熱證或溫病等，有的患者可能夾濕，有的可能夾暑，有的甚至可夾有幾種兼證，所以患感冒時應及時請醫生診治。「萬病皆從感冒起，感冒不治可成癆」這樣的警告，就是提示人們得了感冒要及時治療。

「感冒」一名，始見於宋代。本病與「傷寒」不同，感冒外邪侵入較淺較輕，只犯及皮毛，所以也稱傷風；「傷寒」則寒邪深入經絡，遍傳全身，或專主某經，甚至危及生命。無論感冒或傷寒都以「早治爲好」，這是要提醒病家注意的。

如果在春冬季節，好多人都患感冒病，並且越來越多的人患同樣的感冒症狀，則稱爲「流行性感冒」，更應及早防治。

二、病因病機

一、素體虛弱　體虛衛外之氣不足，遇到大風降溫或意外之寒氣，易感受風寒之邪，而生感冒。

二、風寒襲表　風寒之邪襲人肌皮，皮毛束閉，而產生風寒表證，成爲風寒感冒。

三、勞動後受風　身體雖然強壯，但在勞動工作之時，勞累出汗，皮毛開張，如此時脫換衣服，風寒之邪往往乘此襲人，可使人得感冒之疾。

三、辨證論治

一、風寒表證　頭痛，項僵，發熱，惡寒，鼻塞流涕，咳嗽，咯白痰，喜暖，畏冷，無汗，舌苔一般無大變化，脈象或浮或滑。治法辛溫解表，發微汗則愈。常用方如香蘇飲、藿香正氣散、荊防解表湯等，隨證加減。

（一）香蘇飲：木香、藿香、防風、葦根、生薑、大棗，水煎服。
（二）藿香正氣散：藿香、防風、陳皮、白芷、生薑、大棗，水煎服。
（三）荊防解表湯：生荊芥、防風、蘇葉、香附、川芎、白芷、生薑、大棗。
以上三方，服藥後可臥床蓋上棉被，出些微汗，發小汗的時間可長些，但不可發大汗。若發汗太大，病必不解，過幾小時後，還會發燒（體溫又高）。
（四）單方驗方
①生薑十五克切碎，用水煮十分鐘，（可加紅糖十五克），去滓頓服，服後取小汗出。
②大蔥白約三～六公分長一段，生薑十克，紅糖六克。前兩種用刀切碎，煎水一〇〇毫升，頓服，服後蓋棉被，取微汗出，出汗時間可長些，但不可出大汗。
二、風熱表證　以發熱（體溫可達三十八℃以上）爲主要症狀，但惡寒（怕冷）不明顯，鼻塞流涕，頭痛咽乾（或痛），口渴（欲多喝水）舌苔或見黃苔、或白苔、或白苔上浮有黃色，脈象多見數象（浮數或滑數有力）。此證之治，應用辛涼解表法，常用方如銀翹散、桑菊飲、薄荷蘆根湯等隨證加減。
前兩方見風溫證。
薄荷蘆根湯（自擬經驗方）：薄荷六克，蘆根十五克，煎水一〇〇毫升。服後取汗。
三、傷風咳嗽證　頭痛，鼻塞，咳嗽，聲音發悶或聲啞，咯白痰（或兼些微黃），胸悶，無汗惡寒，喜暖，舌苔薄白，脈象浮滑或滑略數。此證治法爲宣肺解表，常用方如止嗽散、杏蘇飲等隨證加減。

（一）止嗽散：桔梗、荊芥、紫菀、百部、白前、甘草、陳皮，共爲末，每服九克，開水調服。

（二）杏蘇飲：杏仁、蘇葉、半夏、茯苓、前胡、苦桔梗、枳殼、甘草、生薑、大棗。水煎服。

（三）經驗方：麻黃六克，杏仁十克，炒蘇子十克，炒萊菔子十克，炒白芥子六克，半夏十克，化橘紅十二克，紫菀十五克，枇杷葉十五克，生薑三片。水煎服。

四、風溫證　頭痛，微惡風寒，身熱，自汗，口渴或不渴而咳，午後熱甚，舌苔無大變化，脈象兩寸獨大，餘脈動數。此證屬於溫病範疇，如惡寒甚者，可投以桂枝湯，調和營衛，溫散風寒。如不惡寒但惡熱者，千萬不可投以辛溫之桂枝湯，應投以銀翹散、桑菊飲等辛涼解表、輕清透散之劑。

（一）銀翹散：金銀花、連翹、苦桔梗、薄荷、竹葉、生甘草、荊芥穗、淡豆豉、牛蒡子。水煎服。

（二）桑菊飲：杏仁、連翹、薄荷、桑葉、菊花、苦桔梗、甘草、蘆根。水煎服。

（三）辛涼清解湯（筆者經驗方）：桑葉十克，菊花十克，薄荷六克（後下），苦桔梗五克，牛蒡子十克，金銀花十克，連翹十克，玄參十克，生甘草三克，綠豆衣九克，蘆根十五克。水煎服。

五、老人、虛人感冒證　頭微痛，頭昏，周身不適，似發緊似痛，咳嗽，咯白痰，無汗，惡寒，舌苔正常，脈象略數（或兼浮意）。老人和虛人患感冒，理應發汗解表，但因年老體弱，尤要注意發汗不可傷正。常用方有參蘇飲，可隨證加減應用。

參蘇飲：木香、蘇葉、葛根、半夏、前胡、人參、茯苓、枳殼、生薑、大棗。共爲粗末，每用十二克，水煎服。

四、名醫要論

六氣襲人，深者爲中，次者爲傷，輕者爲感冒。(《醫方考》)

風邪襲人，不論何處感受，必內歸於肺。(《雜病源流犀燭》)

更衣脫帽，沐浴當風，皮毛之間，卒然受邪，內舍於肺者，外因也；衣被過厚，上焦鬱熱，內熱生風，似乎傷風者，內因也。(《證治滙補》)

傷風惡風，傷寒惡寒，猶傷酒惡酒，傷食惡食也。(《醫徧》)

治外感如將，兵貴神速，機圓法活，去邪務盡，善後務細，蓋早平一日，則人少受一日之害。(《醫貫》)

治療傷風，當以當地風土、時序、人事三者作爲考慮治療的基礎。(《菊人醫話》)

凡人有感冒外邪者，當不時即治，速爲調理，若猶豫隱忍，數日乃說，致使邪氣深入，則難爲力矣。(《景岳全書》)

五、驗案

李某某，女，二十五歲，中日友好醫院職工。初診日期：一九八五年二月十五日。

問診：主訴近三天來，因著涼而惡寒發燒（三十八℃），頭痛，無汗，微有咳嗽，周身疼痛，懶倦無力，無口渴、咽痛，大便正常，月經正常。

望診：神情倦怠，舌苔薄白略浮有微黃苔。

聞診：言語正常，神智清楚，略有聲重。

切診：胸、心、肺、肝、脾、腹均未發現異常，脈象略浮滑。

辨證：病由著涼引起，惡寒發熱，身痛無汗，四診合參，診爲感冒病風寒表證，治擬辛溫解表之法，處方如下：

荊芥十克，防風十克，蘇葉五克（後下），川芎三克，羌活十克，獨活十克，炙麻黃五克，杏仁十克，生薑三片，大棗四枚。三付。

囑服上藥後，臥床蓋被，取微汗出，時間長些，汗後注意不可再受涼；體溫正常後，則只服藥，不必臥床取汗。

二診（二月十九日）：服上次藥後，第一付藥，如法取微汗出，次日體溫正常，全身已不痛，尚有些咳嗽吐白痰，餘感漸漸正常，已上班，今日再來治咳，以免遺留支氣管炎。診其脈平平，舌苔正常，面色正常，聲音正常。再投以宣肺止咳之藥方如下：

炙麻黃六克，杏仁十克，製半夏十克，化橘紅十克，茯苓十五克，炒蘇子十克，炒萊菔子十克，炒白芥子六克，紫菀十五克，枇杷葉十五克。三付，水煎服。

追診（二月二十五日）：上方又服三付，咳嗽已愈，現已上班工作。

六、與西醫學的聯繫

近些年來出版的內科書籍中，一般都無感冒（普通感冒）專篇的介紹，但有流行性感冒（簡稱流感）的論述。故此，本篇僅就流感（流行性感冒）的一些內容，加以介紹。

流行性感冒簡稱流感，是流感病毒引起的急性呼吸道傳染病。本病通過飛沫傳播，傳染性強。臨床特點爲起病急，發熱，頭痛，全身酸痛，疲軟無力，而呼吸道症狀一般較輕。嬰幼兒、老年人及體弱者，易並發肺炎及其他病症。

本病的發病機制爲流感病毒進入上呼吸道在纖毛柱狀上皮細胞內進行複製，借神經氨酸？的作用釋放至粘液中，又侵入其他細胞引起感染蔓延。其病毒毒素對全身器官有廣泛的毒性作用，老年人、嬰幼兒易發流感病毒肺炎與繼發性細菌感染。

本病潛伏期一～三天，最短者數小時。根據臨床表現可分爲：

一、單純型流感急性起病，畏寒發熱，體溫可達三九～四十℃，有明顯的頭痛、全身痛，乏力，鼻塞、流涕、咳嗽、咽痛，少數病人有腹瀉，大便呈水樣。發熱一般在二～三天內減輕，多數症狀可在一周內消失，但全身體力的恢復，有的需要十天或兩三周。老年、體弱者可持續到數周才能恢復。

輕型者，類似普通感冒，一般病程在二～三天，即漸恢復。

二、肺炎型流感此型較爲少見。主要發生於老年人、嬰幼兒，及有心、肺、腎慢性疾病者，或應用免疫抑制劑治療的患者。初起時症狀與單純型流感差不多，但一～二天後，病情很快加重，持續高熱、咳嗽、血性痰、胸痛，氣促患者X線檢查，雙肺可見彌漫性結節陰影，以近肺門處較多。痰培養無常見的病原菌生長，痰內易分離出流感病毒。特別嚴重的患者，多在五～十日內，發生呼吸與循環衰竭而死亡

要注意本型流感常並發繼發性細菌性上呼吸道感染、繼發性細菌性氣管炎和支氣管炎及繼發性細菌性肺炎等。

三、胃腸型和中毒型少數病人以腹痛、腹瀉等胃腸道症狀爲主要表現，此型稱爲胃腸型流感。中毒型者，極少見，主要表現爲高熱，循環功能障礙，也可引起腦炎、腦膜炎等神經系統症狀。

此外，流感病毒還可導致心肌炎、心包炎、肌炎及RETE綜合症等。

實驗室檢查：①血象：白細胞正常或減少，淋巴細胞相對增多。如合併細菌感染時，白細胞及中性粒細胞可增多。②病毒分離：發病三天後取咽含漱液或鼻咽拭子作病毒分離。③細胞學檢查：鼻甲粘膜印片或鼻咽部塗片染色檢查可見柱狀纖毛細胞病變及胞漿內的嗜酸性包涵體。用單克隆熒光抗體檢查流感病毒抗原，特異性好，陽性率較高，有助於早期快速診斷。

西醫治療本病一般從以下幾方面入手。

一、一般治療　呼吸道隔離一周或至症狀消失，臥床休息，多飲開水。注意鼻、咽、口腔清潔。

二、對症治療　斟情選用解熱鎮痛劑。高熱病人，飲食減少，應根據入量不足而補液。

三、抗病毒治療　金剛烷胺和甲基金剛烷胺可阻斷甲型流感病毒的複製，病初四十八小時內用藥，可縮短病程，預防感染向下呼吸道蔓延，減少肺炎的發生率。成人每次一○○毫克，每日二次，兒童每千克體重四～五毫克（每日量），可用三～五天。這些藥副作用有口乾、頭暈、嗜睡、失眠和共濟失調等，停藥後則消失。甲基金剛烷胺用量與上藥相同，但副作用比上藥明顯降低。

四、三氮唑核苷：對甲、乙兩型流感均有效，用五毫克／毫升溶液滴鼻，或霧化吸入可縮短排毒時間並改善症狀，但口服效果差。

七、體會

一、中醫學對感冒的辨證論治比較詳細，治療效果也很可靠，所以中醫學者，要深入理解中醫的辨證論治，打好中醫理論基礎，熟練地運用辨證論治。

二、流行性感冒流行時，中醫學還要熟練地運用溫病學中關於瘟疫病的理論進行辨證論治。

三、中醫學預防瘟疫流行的方法很多，需要深入鑽研。解放後，我們有預防和治療乙型腦炎、麻疹後肺炎、非典型性肺炎等的經驗，均可借鑒。

咳嗽

一、簡介

咳與嗽，在中醫文獻中有一定的區別。有聲無痰叫做咳，有痰無聲叫做嗽，有痰有聲叫做咳嗽。但是也有不主張這樣區分的，例如金元四大家之一的張子和先生就認為咳嗽是一證。從臨床實際來看，咳、嗽大多互見，所以一般都通稱咳嗽。

咳嗽是臨床上常見的症狀之一，並且常與其他症狀同時並見，也不是只患肺病才發生咳嗽，如《素問．咳論》開篇即說：「五臟六腑皆令人咳，非獨肺也」。說明咳嗽之證包括甚廣，牽涉面也很大。治療咳嗽也必須是用辨證論治的治病方法，尋求其因，治療其本，兼顧其標，進行全面徹底的治療。如果不辨證論治而只是用一些鎮咳、止嗽的藥物對症治療而不治其本，輕則遷延難愈，重則病情加重，或成癆瘵之疾！

中醫治療咳嗽的理論與方法非常豐富，常能收到滿意的療效。所以本書專把咳嗽立為專篇，進行臨床辨證論治等各方面的探討。

二、病因病機

引起咳嗽的原因很多，歸納起來卻不外內傷、外感兩大類，如張景岳先生云：「咳嗽之要，止惟二證……一曰外感，一曰內傷而盡之矣」。現分述如下。

（一）外感因素

一、風若傷於風邪，風邪犯肺，肺氣失宣，可令人咳。

二、寒肺主皮毛，最易受風寒，若冬季傷於寒，或入寒冷之室，或天氣驟冷，形寒傷肺則能令人咳嗽。

三、暑夏季受暑，暑熱傷肺（金受火刑），可令人咳嗽、少氣。

四、濕驟受雨淋，或坐臥濕所，或久著濕衣，皆可傷濕而咳。

五、燥肺惡燥，燥邪傷肺，肺失清肅，能令人咳。

六、火肺屬金，火剋金，若火熱刑金，則令人咳嗽。

（二）內傷因素

一、情志怫鬱　情志不遂，久鬱火，火上乘肺而令人咳。

二、飲食勞倦　勞倦可以傷脾，脾為肺之母，脾氣受傷，土不生金，可致咳嗽。如《醫學入門》說：「勞倦傷脾，咳而短氣無力。」

三、房室勞損　房事過度而傷腎，腎爲肺之子，子病累母可致咳嗽。

四、嗜酒厚味　膏粱積熱，酒客濕火致積熱傷肺而咳。金元醫家張從正先生說：「富貴之人一切涎嗽，是飲食厚味熱痰之致然也。」

五、瘀血內阻　跌仆損傷，瘀血阻絡，或過度努掙而傷肺絡，皆可致人咳嗽短氣。

內傷因素所致傷肺者，還有肺痿、肺癰、痰飲等病，均可引起咳嗽，可參閱各專篇，茲不贅述。

引起咳嗽的原因很多，非限於肺也，但「肺之動變爲咳」，所以《素問．咳論》說咳嗽「無不關乎肺」，就是說病邪影響到肺，肺氣宣發、肅降失職，氣道失利，均可引起咳嗽。

清代名醫程國彭曾說：肺「譬若鍾然，鍾非叩不鳴，風寒暑濕燥火，六淫之邪自外擊之則鳴，勞欲情志飲食炙煿之邪自內攻之則亦鳴，醫者不去其鳴鍾之具，而只磨錐其鍾，鍾豈能保乎。」可見在治療咳嗽之前，瞭解其病因病機有多麼重要。

三、辨證論治

（一）辨證

怎樣來辨認和治療這樣多種的咳嗽呢？首先要分清外感咳嗽和內傷咳嗽。一般說來，外感咳嗽多爲實證，內傷咳嗽多爲虛證。但是外感咳嗽中並非沒有虛證，有的可以由實證轉化爲虛證。內傷咳嗽中也並非無實證，甚至有些內傷咳嗽絕對不能使用補藥。

其次是要辨有痰無痰。痰多的多爲有濕，乾咳無痰的多爲肺燥或內傷耗津。黃痰粘稠屬熱，清稀涼痰屬寒。

還要結合其他症狀辨證。一般說，兼有發熱、惡寒、無汗、頭痛者多爲外感咳嗽，兼有喉痛、口渴者多爲火熱，兼有聲嗄、咽乾者多燥邪，兼有少氣、氣短者多爲內傷。還要注意有些不常見的症狀，如咳嗽時遺尿者爲膀胱咳，咳嗽時矢氣、遺屎者爲大腸咳，等等。

然後再結合病史、舌苔、脈象、聲音等全面地進行以整體觀爲主的詳細辨證。抓住主證，才能立法，進行論治。茲將外感咳嗽與內傷咳嗽在臨床上常見的證候分述於下。

一、外感咳嗽

（一）風寒咳嗽：頭痛鼻塞，或流清涕，發熱，惡寒，無汗，咳嗽聲重，痰白易出，舌苔或白，脈象浮或浮緊。

（二）風熱咳嗽：常兼頭痛，鼻堵，鼻孔發熱，或患病之初稍有惡寒，痰黃粘，不易咯出，口渴咽痛，舌尖略紅或舌邊略紅，舌苔薄黃或黃，脈象浮數。

風熱咳嗽雖屬熱性咳嗽，但又與暑熱和火熱咳嗽不同。暑熱者多見於夏季，兼有身倦，身微熱，口渴，多汗，煩熱，氣短，面垢，苔黃，脈濡數。火熱咳嗽則可兼口渴思冷飲，能飲，吐黃色粘稠痰，痰不易出，面紅赤，咽乾痛，尿少色深黃，大便乾燥，舌紅苔黃，脈象洪數或洪滑大。

（三）燥邪咳嗽：又可有熱燥和寒燥的不同。熱燥者可兼見咽乾、鼻乾、口唇乾燥，痰少不易咳出，甚或痰中帶少量血絲，聲音嘶嗄，口渴思冷飲，飲而不多，舌質紅少苔，脈象細數或大而無力。寒燥者兼見口鼻發乾，乾咳少痰，唇乾口燥，舌上或有白苔少津，脈象浮澀少力或細澀。

二、內傷咳嗽

（一）氣火咳嗽：急躁易怒，情緒不好時咳嗽增多，脅肋不適，面青，喜長吁，咳而少痰，食欲不振，口苦，尿黃，舌苔黃或黃厚，脈象弦或弦細數。

（二）痰濕咳嗽：咳嗽多痰，身重懶動，胃脘堵悶，或有泛酸漾水，夜間咳嗽偏多。因痰多而咳，大便溏軟，舌苔白膩或厚膩，脈象滑或沈滑。本證須與痰飲咳嗽作辨別。痰飲咳嗽多爲老年人，兼有心悸、氣短或腹中水聲漉漉，冬季加重，痰多而清稀多泡沫，舌苔多不厚膩，脈象弦或滑細帶弦。

（三）瘀血咳嗽：咳而胸悶、氣短，或有固定之痛處，或吐痰兼有紫黑色小血塊（一般如米粒），睡眠不穩，有外傷史或努傷史，舌上或有瘀斑或舌質發黯，脈象弦澀或沈澀。

（四）氣虛咳嗽：此證也可稱陽虛咳嗽，但習慣上常稱氣虛咳嗽。常兼見氣短體弱，食思不振，吐痰清稀白色或覺痰發涼，咳嗽得溫則減，遇寒加重，精神不振，少氣懶言，四肢倦怠，大便溏軟，舌苔多無大變化，少數也可有白苔，脈象虛軟無力，或尺部沈細弱。偏脾肺陽虛者，常痰多而稀，食欲不振，大便溏泄，四肢無力，面色白，舌有白苔，脈多濡軟。偏肺腎陽虛者，腎不納氣（腎爲氣之根），也可致咳，其特點爲咳引百骸，吸氣不能深納丹田，腰膝畏冷，自覺臍腹部似有冷氣上逆而致咳，面色晦黯，尺脈沈、小、弱。

（五）陰虛咳嗽：下午咳多，乾咳少痰，兼見五心煩熱，兩顴發紅，或下午、前半夜有低熱，盜汗，少眠，或痰中帶血絲，舌質紅，脈象細數。

（六）久咳葉張：中醫理論有肺舉葉張之說，肺本喜和降，今久咳而令肺氣浮散，致肺葉張舉不合斂而氣逆不順，使咳嗽更難治癒。此證多兼聲嗄、氣喘、胸悶、胸滿等症，脈象可見寸長而弦滑等象。

（二）治療

治療總則：臨床上外感咳嗽比內傷者多見，外感咳嗽中又以風寒咳嗽最多見（尤其是在我國北方地區）。其他暑、濕、燥、火等邪氣也多與風寒互見，漸經傳變、從化等而形成，不過是各有季節、體質、氣候變化等不同的特點而臨床表現各異而已。可見外感咳嗽具有共同點，因之治療也有一定的共同規律。外感咳嗽的治療，一般可分為以下三種情況：第一，發病初期多有表證存在，如惡寒、發熱、頭痛、身痛、鼻塞、流涕等。這時應以解表宣散外邪為主，外邪得到表散疏解後，肺氣得宣，咳嗽自然減輕，此時最忌不知解表散邪，而一味地去止咳、鎮咳，甚至用罌粟、烏梅、訶子等收澀藥，致使邪氣留連不解，使咳嗽變證百出。第二種情況是咳嗽已數日（或更久些），表證或已解或尚存，或已出現半表半裡之證，或有欲轉裡證之勢，陽性體質之人則邪氣有從陽化熱之勢，此時可出現咽乾、口渴、咽痛等症。此時應用宣解外邪兼清化內熱，或表裡雙解（清、宣同用）之法。第三種情況是咳嗽已有一段時間，通過機體與病邪的鬥爭，有的可能化火、化燥等，此時治療要注意除解表祛邪之外，同時要在藥方中佐以潤肺降火之品，與早期單用解表法有一定不同。

對內傷咳嗽，治法雖多，但也有共同之點，約括起來有三點。第一點，治陰虛要以潤肺育陰爲主；第二點，治陽虛要以補肺氣爲主兼顧脾腎之氣，尤其是出現寒濕等證時，不要專去治咳而應補其陽氣而咳即止；第三點，久咳成癆，漸變癆瘵咳嗽，此時可能氣陰皆損，已非咳嗽篇之證，應按「癆瘵」篇所論進行辨證論治。

茲將咳嗽的治法歸納爲七法，名曰治咳七法。今介紹如下。

一、宣法　「宣」，有宣散發表、宣通鬱壅、宣暢肺氣、宣肺通竅等意。因爲肺竅清虛，喜宣通而惡壅塞。如感受外邪，皮毛束閉，則肺氣不得宣暢而致咳嗽。或因肝氣不舒，七情鬱結而致肺氣鬱壅，氣機失暢，而致胸脅脹悶、氣滯、咳嗽、痰不易出諸症。這都需用「宣」的方法，開「宣」肺氣，疏暢氣機。在「宣」法中，臨床上常用的具體治療方法爲辛溫宣化法。該法適用於治療外感風寒，皮毛束閉，肺氣不宣所致的咳嗽。常用方劑如杏蘇散。

二、降法　「降」，有肅降、降氣、降痰、整肅下降的意思。肺喜清肅和降，苦氣上逆，如有痰濁、瘀血、逆氣阻滯於肺，使肺失去肅降的功能，可導致肺失清肅、氣逆不降、肺氣不利而引起咳嗽。對這種咳嗽須用降痰、祛瘀、肅肺諸法，使肺氣整肅和降，其咳自止。常用的具體治法例如：

（一）降氣化痰法：適用於肺氣鬱，痰濁不降，肺氣失去肅降而致的咳喘。常用方如：①蘇子降氣湯：蘇子、厚朴、陳皮、半夏曲、前胡、沈香、當歸、甘草、生薑。②加味沈香降氣湯：香附、陳皮、蘇子、桑白皮、砂仁、沈香、桔梗、萊菔子、炙甘草。

（二）豁痰肅降法：適用於咳嗽多痰，胸悶懶食，痰涎壅盛諸症。常用方如：①三子養親湯：炒蘇子、炒白芥子、炒萊菔子。②加味半瓜湯：半夏、瓜蔞仁、貝母、桔梗、枳殼、知母、杏仁、橘紅、葶藶子等。

（三）祛瘀肅肺法：適用於胸背部跌仆損傷、瘀血內阻所致的咳嗽。這種咳嗽往往久咳不癒，夜間較多，胸背受傷部隱痛等。常用方如：

①桃仁散：桃仁、桑白皮、茯苓、橘絡、紫蘇梗、紫蘇葉、檳榔。②加味當歸飲：大黃、當歸、蘇木、生地、赤芍、桔梗、貝母。

降法最常用的藥物有蘇子、杏仁、桃仁、旋覆花、白前、沈香、半夏、川貝母、枇杷葉、瓜蔞仁、瓜蔞、地骨皮、檳榔、萊菔子、葶藶子、青礞石等。

三、清法　「清」，有清泄肺熱、清肺瀉火、清燥肅肺等意。根據中醫理論，肺喜涼潤，畏熱怕火，易爲熱邪所傷。邪熱上犯，火熱灼肺，或受燥熱侵襲，肺體不清，肺失肅降的功能而發生咳嗽。這時須用清法清泄肺熱，清肅上焦。常用的方法如：

（一）清熱化痰法：適用於肺熱痰多的咳嗽。症見咳嗽、咽痛、口渴、痰黃稠難出，便秘，脈數。常用方如：①清咽寧肺湯：桔梗、梔子、黃芩、桑白皮、前胡、知母、生草。②清肺湯：黃芩、桔梗、茯苓、桑皮、陳皮、貝母、天冬、梔子、杏仁、麥冬、生甘草、當歸。③清肺化痰湯：黃芩、梔子、桔梗、麥冬、桑白皮、貝母、知母、瓜蔞仁、橘紅、茯苓、甘草。

（二）清燥養肺法：適用於肺燥咳嗽。症見乾咳少痰、咽乾、咽癢、少津，甚或痰中有少量血絲，舌乾唇燥等。常用方如：①桑杏湯：桑葉、杏仁、沙參、象貝母、淡豆豉、梔子皮、生梨皮。②四汁膏：雪梨汁、藕汁、生蘿蔔汁、生薄荷汁，加糖慢火熬膏。

（三）清瀉肺火法：適用於火熱咳嗽。症見咳嗽聲高，痰黃粘稠，甚或味臭，口渴牙痛，唇裂鼻乾，咽喉腫痛等。常用方如：①二母寧嗽湯：生石膏、知母、貝母、梔子、黃芩、瓜蔞、茯苓、陳皮、枳殼、生草。可去陳皮加玄參。②清肺降火湯：陳皮、杏仁、桔梗、貝母、茯苓、黃芩、前胡、瓜蔞仁、生石膏、枳殼、甘草。可把陳皮改爲桑白皮。③石膏散：生石膏、炙甘草共爲細末，冷開水送服三錢。可酌加枇杷葉、貝母、桑白皮、桔梗、黃芩、梔子等。兼有大便秘結者，可重用瓜蔞，並把杏仁搗碎，同時加用生大黃、檳榔、元明粉等。

（四）清暑益肺法：適用於暑熱傷肺，咳嗽氣短，脈數煩熱等症。常用方如：①加減洗肺散：天冬、麥冬、五味子、沙參、杏仁、桑白皮、枇杷葉、六一散。②加味玉露散：生石膏、滑石、寒水石、天花粉、生甘草、桑白皮、枇杷葉、麥冬、竹葉、五味子、桔梗。③清肺白虎湯：生石膏、知母、竹葉、黨參、桑白皮、地骨皮、桔梗、甘草、烏梅。

清法最常用的藥物有桑白皮、梔子、生石膏、寒水石、黃芩、知母、青黛、滑石、青果、桑葉、連翹、大青葉、板藍根、山豆根、錦燈籠、蘆根等。

四、溫法　「溫」，有溫肺祛痰、溫肺化痰、溫肺理氣、溫陽化飲、溫中化痰、溫腎納氣等意。肺性本涼，易受寒邪侵襲。形寒飲冷、脾胃的寒邪也可以從胃脈上合於肺，而致脾肺俱寒產生咳嗽。脾肺陽虛，痰飲不化，也可導致咳嗽。肺與腎也有密切關係，肺主呼氣，腎主納氣，腎陽不振，也可使肺中寒冷，腎不納氣而致咳喘。所以，對寒邪引起的咳嗽、氣喘、吐稀痰涎沫等症，須用溫法治療。常用的具體方法如：

（一）溫肺化痰法：適用於肺寒咳嗽，吐痰白稀或涼。常用方如：①溫肺湯：乾薑、半夏、杏仁、陳皮、甘草、細辛、阿膠、生薑、大棗。②八味款冬花散：桑白皮、蘇葉、麻黃、款冬花、紫菀、五味子、杏仁、炙甘草。③蘇子湯：蘇子、乾薑、桂心、人參、橘皮、茯苓、甘草等。

（二）溫肺行氣法：適用於肺寒、氣機不暢而咳嗽上氣、胸膈不利。選方如：①加減三奇湯：陳皮、桔梗、青皮、紫蘇、半夏、杏仁、枳殼、厚朴、乾薑、沈香。②九寶飲：陳皮、杏仁、麻黃、桂枝、桑白皮、薄荷、蘇葉、大腹皮、甘草，酌加覆花、蘇子等。

（三）溫中化痰法：適用於形寒飲冷，脾肺俱寒，咳嗽吐涼痰稀涎。常用方如：①半夏溫肺湯：半夏、茯苓、細辛、乾薑、桂心、桔梗、陳皮、旋覆花、黨參、白朮、甘草。②加味理中湯：黨參、白朮、乾薑、甘草、茯苓、半夏、陳皮、細辛、五味子、款冬花等。

（四）溫腎納氣法：適用於腎虛寒不能溫陽化氣，寒邪上犯，腎虛不能納氣而產生的咳嗽氣喘。症見吸氣不能深納丹田，呼氣較難，夜間咳喘加重，腰膝畏冷，面色發黯等症。常用方如：①金匱腎氣丸：熟地、山萸肉、山藥、茯苓、澤瀉、丹皮、肉桂、附子，可加五味子。②加味補肺湯：熟地、肉桂、人參、蜜炙桑白皮、紫菀、黃耆、五味子。③黑錫丹等。

溫法最常用的藥物有白芥子、乾薑、紫菀、款冬花、桂心、白蔻衣、百部、薤白等。

五、補法　前人有「肺無補法」之說，意思是告誡後人治療咳嗽不可驟用補法。故補法須在久咳肺虛，確無實邪之證時方可使用。肺虛又多與腎虛、脾虛兼見，更有陰虛、陽虛之分。所以治療虛證咳嗽又需與「虛勞」、「癆瘵」的治法互相參看。茲僅簡舉數法如下：

（一）培補肺氣法：適用於肺氣虛的咳嗽。證見面白、氣短、咳聲低、言少聲低、神疲、脈虛等。選方如：①補肺湯：黨參、黃耆、紫菀、五味子、熟地、桑白皮、蜜少許。②黃耆湯：黃耆、白芍、麥冬、五味子、前胡、黨參、細辛、當歸、茯苓、半夏、大棗、生薑等。

（二）補陰保肺法：適用於肺陰虛咳嗽。證見潮熱少痰、盜汗、顴紅、夜間咽乾口渴、聲啞、痰中帶血、脈細數等。選方如：①加味生脈地黃湯：沙參、麥冬、五味子、熟地、山藥、山萸肉、茯苓、丹皮、澤瀉、冬蟲夏草、蜜紫菀。②寧嗽膏：天冬、白朮、茯苓、百合、款冬花、百部、杏仁、貝母、紫菀、阿膠、飴糖、蜂蜜、熬為膏劑。

（三）補腎益肺法：適用於腎陰虛損而致咳嗽咽乾，五心煩熱，盜汗，乾咳少痰，下午顴紅，腰酸腿軟，夢遺滑精，尺脈弱等症。選方如：①加減地黃湯：生地、熟地、山藥、山萸肉、麥冬、川貝母、茯苓、炙甘草、丹皮、枸杞子、五味子、知母、地骨皮。②加減紫菀湯：紫菀、前胡、麥冬、天冬、桔梗、知母、百合、甘草、杏仁、生熟地、女貞子、阿膠等。

（四）補脾益肺法：適用於脾肺俱虛、咳嗽少食、短氣虛怯、四肢懶倦。方如：①加味人參黃耆湯：人參、黃耆、白朮、陳皮、茯苓、炙甘草、當歸、五味子、麥冬、紫菀、款冬花。②加味白朮湯：黨參、白朮、橘紅、半夏、茯苓、貝母、炙甘草、前胡、附片、神麴等。

餘如常說的益氣養肺、生津保肺、培土生金等法，皆屬「補」法範疇，茲不多述。收斂肺氣之法，也有一定的補法意義，可適當結合運用，請參看第七法「收」法。

補法最常用的藥物有黃耆、黨參、人參、白朮、山藥、冬蟲夏草、蛤蚧、石鐘乳、甘草等。

六　潤法　「潤」，有潤養、濡潤、潤肺、潤燥等意。肺性燥，燥邪最易傷肺。治肺燥須用生津養陰的藥物，潤養肺陰以除燥邪。常用的方法例如：

（一）甘涼滋潤法：適用於溫燥咳嗽，氣喘咽癢，痰少難出，口渴，聲嗄，脈細而數。常用藥方如：①清燥救肺湯：桑葉、生石膏、甘草、麻仁、阿膠、黨參、麥冬、天冬、杏仁、枇杷葉。②加減安嗽湯：天冬、麥冬、阿膠、黃芩、杏仁、五味子、生草、川貝母、桑白皮、梨皮、天花粉、蜜枇杷葉等。

（二）養陰潤肺法：適用於肺燥陰虛，津液不布所致的咳嗽。證見聲啞，乾咳，盜汗，口渴，飲水不解渴，甚或咯少量血絲，口鼻乾，皮膚乾燥，脈澀等。常用方如：①紫菀散：蜜紫菀、阿膠、白人參、麥冬、川貝母、甘草、茯苓、桔梗、五味子，可加玄參、地骨皮。②二冬湯：天冬、麥冬、蜂蜜等，熬膏服用。

（三）甘寒生津法：適用於熱病以後，熱傷肺胃陰分，證見咳嗽少痰，口渴引飲，唇舌乾燥，食少便乾，消瘦，四肢倦怠，飯後遲消，舌紅瘦，苔剝脫，脈細數等。選方如：①沙參麥冬湯：沙參、麥冬、玉竹、生甘草、桑葉、生扁豆、天花粉。②玄霜雪梨膏：雪梨汁、藕汁、生地汁、麥冬汁、生蘿蔔汁、白茅根汁，煎煉適度加入白蜜、柿霜取膏，再加薑汁少許，每服一～二羹匙，用開水沖服，每日二～三次。

潤法最常用的藥物有麥冬、沙參、阿膠、蜂蜜、天冬、梨、梨皮、生地、玄參、杏仁泥、藕、柿餅、柿霜等。

七　收法　「收」，有收斂、合斂、合降斂肺、收斂肺氣等意。肺喜清斂，惡浮散。久咳則肺張葉舉，肺氣浮散。治宜收斂肺氣，使肺合降。因收法也有補的意思，故收法只可用於久咳不愈、乾咳少痰、肺中確無實邪之證。外感咳嗽及尚有實邪者，均不可用。

（一）斂肺化痰法：適用於咳嗽日久，聲啞失音，痰少氣逆。選方如：①潤肺丸：訶子肉、五倍子、五味子、甘草，蜜丸噙化。②加減人參冬花散：訶子、人參、款冬花、貝母、烏梅等。

（二）收斂肺氣法：適用於久嗽不止，肺張葉舉，肺氣浮散，嗆咳氣短之證。選方如：①九味散：黨參、款冬花、桔梗、桑白皮、五味子、阿膠、貝母、烏梅、罌粟殼、薑、棗。②加味訶黎勒丸：訶子、海蛤粉、瓜蔞仁、青黛、杏仁、香附、炙馬兜鈴、百合、烏梅、五味子。

餘如常用（或常說的）收合肺氣、合肺斂氣、收肺潤養等法，均屬收法，不再一一列舉。收法最常用的藥物有五味子、烏梅、罌粟殼、百合、炙馬兜鈴、訶子、五倍子、白芨、白果、白蘞等。

以上七大法則，必須根據病人的具體情況，按照辨證論治的原則靈活運用，不可亂用。

如果當宣反潤，可致咳嗽久久難愈，痰膩難出，胸悶少食。如果當收反宣，可致咽燥乾咳，甚或咳血失音。

臨床上根據病情需要，常把兩個或兩個以上的法則結合起來使用。例如：宣降合用，潤收合用，清中加潤，補而兼收，宣降加清潤，補佐收等等。還可以斟酌病情需要調整藥量的輕重。例如在組織藥方時可用七分宣三分降、三分潤七分收、四溫六補、八補二收、五宣二降三清、三清五潤二降。如此，七大法則又可以變化出許多治法，以應疾病的變化。正如前人經驗所談：「病有千端，法有萬變，圓機活法，存乎其人。」

爲了更容易掌握，結合各種證候，再進一步具體介紹一下。如：治風寒咳嗽，可選用「宣」法中的「辛溫宣化」法所介紹的藥方；治風熱咳嗽，可選用「清」法中的「辛涼宣肺」法中介紹的藥方；治暑熱咳嗽，可選用「清」法中的「清暑益肺」法中介紹的藥方；治燥邪咳嗽，可在「潤」中法選用清燥救肺湯、沙參麥冬湯之類的藥方隨證加減。總之，外感的咳嗽常以「宣」法靈活地與清、降、潤等法結合運用，氣火咳嗽也可在清法中選用宣鬱清熱法的方劑結合清法中清火的一些藥方隨證加減。若爲痰濕咳嗽則可以「降」法的降氣化痰法中介紹的藥方，少量結合「補」法中的一些助脾健運的藥物。中醫有氣降則痰消之說，故痰多者可運用「降法」的精神，結合健脾化濕諸法以治其本。至於氣虛咳嗽，可在「補」法中具體結合健脾或補腎而選擇藥方。陰虛咳嗽，除在補法中選方外，還要在潤法、清法中選用適當藥方。如傷陰肺津受損，可結合潤肺藥再適當用些清熱藥。必要時，可結合「虛勞」、「癆瘵」中的治法。總之，治咳嗽七法互相搭配可治各種咳嗽不必偏執一法。

四、名醫要論

肺咳之狀，咳而喘息有音，甚則唾血。心咳之狀，咳則心痛，喉中介介如梗狀，甚則咽腫喉痹。肝咳之狀，咳而兩脅下痛，甚則不可以轉，轉則兩脅下滿。脾咳之狀，咳則右脅下痛，陰陰引肩背，甚則不可以動，動則咳劇。腎咳之狀，咳而腰背相引而痛，甚則咳涎。（《素問．咳論》）

五臟之久咳，乃移於六腑。脾咳不已則胃受之。胃咳之狀，咳而嘔，咳甚則長蟲出。肝咳不已則膽受之。膽咳之狀，咳嘔膽汁。肺咳不已則大腸受之。大腸咳狀，咳而遺矢。心咳不已則小腸受之。小腸咳狀，咳而失氣，氣與咳俱失。腎咳不已則膀胱受之。膀胱咳狀，咳而遺溺。久咳不已則三焦受之。三焦咳狀，咳而腹滿，不欲食欲。皆聚於胃，關於肺，使人多涕唾而面浮腫氣逆也。（《素問．咳論》）

形寒飲冷，內外合邪，因而客之，則爲肺咳。（《聖濟總錄．冷嗽》）

夫咳嗽痰喘之病，淺則在肺胃，深則屬肝腎。（清．王旭高《臨床醫案》）

善治咳者先導痰，善導痰者先順氣。（《國醫宗旨》）

肺爲氣之市，諸氣上逆於肺，則嗆而咳，是咳嗽不止於肺而亦不離乎肺也。（《醫學三字經》）

諸病易治，咳嗽難醫。夫所以難治者，緣咳嗽根由本甚多，不止於肺。今世遇有咳嗽即曰肺病，隨用發散消痰清涼潤肺之藥，藥日投而咳日甚，有病之經脈未蒙其治；無病之經脈徒受其殃。至一月不愈，則弱症將成，二月不愈，則弱症已成，迎至百日，身命雖未告殂，而此人已歸不治之證。嗚呼，本屬可治之病而壞於凡醫之手，舉世皆然，莫可如何，餘因推本而約言之。（《醫學眞傳》）

五、驗案

（一）王某某，女，六十一歲，家庭婦女。初診日期：一九八二年七月三十一日。

自前年十一月感冒後，咳嗽未愈，時輕時重，乾咳少痰。每於咳前自覺有似颸風樣之感從左下腹部向上行走，衝至咽喉部即咳嗽不止，一陣過後即不咳。但過一會兒又發作而咳嗽，每日無數遍。多次按氣管炎治無效，食欲不振，易生氣，二便正常，腹部喜暖。舌苔剝脫，脈有弦象。

辨證：氣鬱不暢，腎寒上逆，發爲奔豚氣嗽。

治法：宣暢氣機，溫腎疏肺。

處方：蘇子、蘇梗各十克，香附十克，焦檳榔十克，炒川楝子十克，台烏藥十克，炒小茴香六克，川桂枝十克，杭白芍十克，炙甘草五克，生薑三片，大紅棗四枚，紫肉桂三克，杏仁十克，生牡蠣三十克（先煎）。水煎服，五劑。

二診時，左少腹向上衝之氣消失，氣不再上衝故也不再咳嗽。囑再服六劑。上方稍加厚朴、香附、半夏、枳殼等調理氣機之品。共診三次而愈。

國慶休息期間，到家中去追訪：多年痼疾已愈，每日帶領外孫上街玩耍。

（二）朱某某，女，十五歲，甘肅高臺縣東聯村人。初診日期：一九六七年十一月十七日。

一個多月以來，咳嗽，吐白稀痰，心跳，氣短，不能平臥，言語聲低，先重後輕，在炕上半坐位，不能下地勞動。曾服止咳糖漿等未效。西醫診斷爲風濕性心臟病。舌苔白，脈象細數。

辨證：據其咳吐白痰，言語聲低，先重後輕，心跳氣短，脈細，知爲心脾兩虛，胸中陽氣不振，肺失宣肅之能，水濕不得布化，肺氣不利而致咳嗽。診爲虛證咳嗽。

治法：健脾益肺，養心助陽，化濕祛痰。

處方：黨參九克，白朮六克，茯苓皮十二克，化橘紅六克，當歸六克，生白芍九克，桂枝五克，枳殼九克，丹參九克，杏仁九克，炙甘草九克，生牡蠣十二克（先煎），珍珠母二十克（先煎），遠志九克。水煎服，六劑。

二診（十二月二日）：上方服後已不咳嗽，心跳氣短之症亦愈，能平臥，睡轉佳，小便增多，食納好轉，大便三日未行，口乾，唇部有微裂。舌苔薄白，脈象細，已不數。仍投上方，加半夏九克、車前子九克、全瓜蔞十五克，改橘紅爲九克，改茯苓皮爲茯苓十二克。再服四劑。

追訪（十二月十六日）：服藥後，十二月四日，大便通暢，未再咳嗽，現在能吃、能睡，病已痊癒，已能下地幹活。

六、與西醫學的聯繫

咳嗽是一種保護性動作，通過這個強有力的呼氣動作，可將呼吸道的異物和分泌物排出，但這個動作又可發生有害的作用，使呼吸道感染擴散，加重心臟負擔，甚至可致咯血、氣胸、嘔吐等。

咳嗽常由上呼吸道感染、感冒、鼻竇炎、扁桃體炎、急性咽喉炎、急慢性支氣管炎、支氣管擴張、病毒性或支原體性肺炎、肺膿腫、肺結核、胸膜炎、急性肺血吸蟲病、鉤蟲病、麻疹、百日咳等病引起。另外，氣霧刺激、吸煙以及過敏、鄰近臟器返流等亦可致咳嗽。

診斷要靠詳細地問診和詳細的檢查，包括體檢，查X光、CT、MRI等，以找到原發病爲主。治療原發病是治療咳嗽的根本。所以治療咳嗽要細加追究病因。

能確診原發病者，如氣管疾病或肺疾病者，將在相關疾病中再詳談。如有器質性病變，應請西醫會診，或治療。

那些經過西醫學的詳細檢查均未能確診原發病，或多次經過檢查而很難找出咳嗽原因的病人，往往找中醫來治療。我們可運用治咳七法來隨證加減變化，細心治療。

七、體會

治療咳嗽，中醫確有一定的優勢。對引起咳嗽的病因病機，中醫論述較爲深入且確能指導臨床治療。好多疾病如感冒、急慢性支氣管炎、肺癰、肺痿等，往往以咳嗽爲主訴來求治，我們除建議其積極治療原發病外，可同時予以辨證論治，常常由於咳嗽的治癒，也促進了原發病的好轉。所以，不要認爲治療咳嗽只不過是「對症處理」而不注意深入鑽研。

西醫學治咳主要是要明確診斷以治療原發疾病。但是，有時在治療原發病時咳嗽症狀不見減輕，使病人憂心忡忡，此時如能應用中醫治療咳嗽的方法，減輕咳嗽，對病人是十分有利的。

筆者在幾十年的臨床工作中，十分注意積累經驗，在治療咳嗽方面創立了一方，名曰麻杏二三湯。處方如下：炙麻黃六～九克，杏仁十克，製半夏十克，化橘紅十二克，茯苓十八克，炒蘇子十克，炒萊菔子十克，炒白芥子六～十克，紫菀十五克，枇杷葉十五克，炙甘草三克。水煎服。本方治療各種咳嗽均有良好療效，但要在辨證論治精神的指導下隨證加減，才能發揮更神效的作用。

哮喘

一、簡介

哮喘之病，中醫文獻中有分而言之者，認爲氣喘而喉間同時發出吼鳴聲者爲哮；呼吸急促而氣喘，但喉間無吼鳴聲者爲喘；也有合而言之者，認爲哮必兼喘，故合稱之爲哮喘。中醫一般將此病叫做「哮喘」，這是符合臨床實際的。哮與喘在病因病機、證候轉化、治療原則等方面常有極爲密切的聯繫。但是也應注意到，哮與喘確有一定區別，雖然哮者必兼喘，但喘者不一定兼哮。哮經治療後也可以僅剩喘而不再哮；喘久或治不得法，也可轉化爲哮。

中醫所說的哮喘與西醫學中的「支氣管哮喘」在臨床症狀上極爲相似，但在病因病機和治法上又有不同，不可混爲一談，生搬硬套。

《靈樞．五閱五使》中說：「肺病者，喘息鼻張」。《太平聖惠方》認爲：「諸臟氣，上衝胸中，壅滯不行，故令上氣喘急也」。明代虞摶《醫學正傳》則有「哮以聲響名，喘以氣息言」的觀點。後世醫家，如李梴、李用粹、葉天士、陳修園等，又皆認爲「哮有宿根，爲頻發頻止之痰」等。可見中醫學對哮喘的認識由來已久，積累了豐富的理論和臨床經驗。

此外，哮喘與咳嗽有一定的聯繫，應互相參看。

民間俗語又有「內科不治喘，治喘易丟臉」之說，可見哮喘是不易治療的病證，應當細心學習領會，才能有所悟得。

二、病因病機

一、六淫外襲　風、寒、暑、濕、燥、火六淫之邪從外襲人，影響了肺氣的升降宣通，則可引起哮喘。現分述如下：

(一) 風寒束表：風冷寒邪傷人，常使人體的皮毛束閉，由於肺主皮毛，皮毛被風寒所侵而束閉不開，影響了肺氣的宣通肅降，使肺之呼吸紊亂，胸中壅滯，導致氣逆作喘，甚則上焦津液不布，聚生寒痰，氣道閉塞引動寒痰宿根而發生哮喘。

(二) 暑熱傷肺：暑傷氣，熱傷陰津，久受暑熱侵襲，氣陰耗傷，肺失清肅，氣亂於胸中而致喘，久則可發生哮喘。

(三) 濕邪鬱肺：外濕侵入，濕盛生痰，肺爲貯痰之器，胸中痰盛，氣逆不利，肺失肅降，氣逆作喘。

(四) 燥邪害肺：肺惡燥而喜清潤，燥邪過盛傷人，致使肺津受損，肺失清潤，氣機不利而作喘作哮。

二、情志內傷　七情內傷一般以鬱怒、憂思爲多，但驚恐悲傷也常致哮喘。茲分述如下：

（一）鬱怒傷肝：氣有餘便生火，肝火刑金，使胸中氣亂，火熱傷肺，肺失清肅，氣逆作喘。

（二）憂思氣結：過度憂思，思則氣結，氣結則影響肺氣之升、降、呼、吸，氣逆而喘。

（三）驚恐傷腎：腎主恐，過度驚恐，可傷腎氣，腎爲氣之根，肺爲氣之主，腎氣受傷致氣機失利而作喘。

（四）過度悲喜：悲則氣消，喜則氣緩，過度悲喜可影響氣機升降，致使氣亂而上閉下脹，哮喘遂作。

三、痰濁阻肺　此與上述之濕邪鬱阻不同，因前者爲外因，此爲內因，但二者又有一定的聯繫，因爲濕邪易生痰濁，若再加之恣食生冷、過食肥甘，或酒醪傷中，濕積不化，胃腑受傷，脾失健運，濕聚生痰，痰濁阻肺，肺氣失利而作喘作哮。

四、肺腎虛弱　久咳久喘傷肺，致肺氣失主；過度作勞，房室不節，皆可傷腎，致腎不納氣，或水氣上乘，均可致肺氣失主，氣亂胸中而作喘作哮。

總括以上這些致病因素，外感者以風寒襲肺最爲多見；七情內傷以鬱怒傷肝者較多見；痰盛者，以生冷、肥甘、酒醪損傷脾胃者常見；肺腎虛弱者，以肺虛較多，但久病、重症者又常兼腎虛。這些因素常互相影響，或內傷外感兼見，或肺腎本虛又兼痰濁壅盛等，不可拘泥死板。

三、辨證論治

（一）辨證

首先要辨認虛、實二證。《內經》中曾說：「邪氣盛則實，精氣奪則虛」。故實喘和虛喘可有各種邪盛和（或）各臟腑正氣虛的種種表現，但最主要的是要抓住實證、虛證的總綱，然後再結合某邪盛或某臟虛的特點進行辨證。抓住了總綱，就比較容易辨認具體證候了。下面就將喘的辨證分爲實證、虛證兩大類，每類先談其總綱，繼談各證的特點。

一、實證　多見於年輕體壯者，多爲新病，病程較短。症見胸脹氣粗，聲高息湧，膨膨然若不能容，欲長呼爲快，張口抬肩，搖身擷肚，神情不衰，舌苔白厚，脈象多數而有力，或兼弦，或兼滑。從這些症狀來看皆爲實邪壅塞於肺所致。正如《內經》所說：「肺之壅，喘而兩胠滿」。

掌握以上總綱後，再結合以下各證特點，則辨證不難。

（一）風寒犯肺：肺主秋令，肺性本涼，易受寒侵，形寒飲冷皆易傷肺。本證的臨床特點是惡寒畏冷，喘哮無汗，氣候寒冷或冬季時容易發病或病情加重，得溫稍舒或症狀減輕，痰色白而稀，喜著厚衣，喜熱飲食，舌苔白，脈象遲緩，或緊，或浮弦。或兼有風寒表證，如頭痛、身痛、惡寒發熱、無汗等。

（二）熱邪傷肺：肺屬金，性怕火熱，其位居於五臟之上，名曰「華蓋」。外來之風、火、燥、熱侵襲，內臟之鬱火熱邪上犯，均會傷肺，影響肺清肅宣降之能，氣亂於胸中而發哮喘。本證的特點是氣喘聲粗，痰黃口渴，惡熱喜涼，常想袒胸露腹，每遇天熱或夏季則病情加劇或容易發病，有時進食涼的食物或飲冷，喘可暫時緩解，舌苔黃，脈象數。

（三）痰盛阻肺：本證的特點是氣喘痰多，胸悶納呆，體或偏胖，有時或兼嘔惡，咯痰頻頻，舌苔厚膩，脈象滑。

（四）氣鬱傷肺：本證的特點是喘兼脅肋隱痛，胸脅脹滿，性情急躁易怒，情緒不佳時症狀加重，舌苔薄白，脈象弦或弦細略數。

二、虛證　虛喘多見於年老或體弱者，多爲久病，病程較長。證見慌張氣怯，聲低息短，惶惶然若氣欲斷，提之若不能升，吞之若不相及，勞累則病益甚，常急促似喘，但得引一長吸爲快，精神倦怠，舌苔薄白，脈象弱或虛大無力。

抓住虛證以上的總綱，再結合以下各證特點，則辨證少誤也。

（一）肺虛喘：聲低氣喘，言語乏力，自汗，易罹風寒感冒，舌苔白，舌體胖大，脈象濡軟或虛，此肺氣虛之喘；如兼見舌質發紅、口乾舌燥、脈象細數少力者，爲氣陰兩虛之喘。

（二）脾虛喘：一般而言，喘疾主要在肺，但病久則可影響到脾而致脾虛氣喘。也有平素脾虛，中焦運化不健，水濕不化，濕聚生痰，痰濁上泛貯於肺，影響肺氣的疏利宣暢，氣機紊亂而發生喘疾的。脾虛喘的特點是兼有面黃體倦，少食氣短，飯後遲消，大便溏軟，舌苔白，舌體胖淡，脈象濡滑。

（三）腎虛喘：病程較久，喘發作時吸氣難，不能將氣深納入丹田，兼見早泄遺精，腰膝冷痛，面色晦黯，舌上少苔，脈象沈，尺小或弱。中醫文獻有「呼出心與肺，吸入腎與肝」之說，認為呼氣與心肺有關，吸氣與肝腎有關。腎虛故吸氣困難，並且不能把氣深納到小腹丹田部位。這又與肺與腎存在著「金水相生」的關係有關。一般來說，肺可幫助腎化生精津，腎精又可上潤於肺，而使肺氣肅降。所以，前人又把這種關係歸納為「肺為氣之主，腎為氣之根」。故此，臨床上要詳細詢問呼或吸的情況，也是辨認肺虛或腎虛的一個重要指標。

腎虛極時，還可出現「戴陽」之證，其主症是患者煩躁，吸氣困難，氣短難續，身出冷汗，顴部發紅，雙足冰涼（過膝則難治），舌苔常發黑而潤，脈象沈細或尺脈欲絕。此證很危險，須及時救治。此證不僅可見於喘久傷腎之人，而且老年久病或病情危重者也時有出現。

根據中醫「動變制化」的學術思想，認為宇宙間所有事物都是不停運動變化著的。所以，虛實之證也可在一定條件下互相轉化，或相互兼夾，如風寒犯肺兼痰濁壅盛，風熱犯肺兼痰濁阻肺，漸漸轉變為痰熱壅肺，等等。另如喘疾初起，本多實證，但如久久不愈，年久病深，正氣日損，又可漸成虛證或虛中夾實證。再如年老久病，氣短而喘，雖屬肺虛，但又感受風寒，皮毛束閉，喘必加重，此即《內經》所謂「虛而受邪，其病則實」，為虛中夾實或本虛標實之證，按中醫「急則治其標」的原則，此時可先治標實兼顧一點本虛，實證愈後本虛也可望有所好轉，俟實證愈後再治其虛。所以臨證時，要先辨虛實，再審兼夾轉化，辨準證候，才能據證立法，提高療效。以上對虛實各證所做的臨床特點的介紹，只是爲了便於記憶和掌握，雖然很清楚，但在臨床上疾病往往是混合夾雜出現的，絕不可死板硬套，拘泥於各證的單純描述，而應當靈活掌握，隨機應變，結合疾病當時的各種情況，因人、因地、因時、因證制宜，綜合辨證，抓住主證，兼顧兼證，力爭做到「圓機活法，存乎其人」。

（二）論治

一般來說，喘疾發作嚴重，喘息難支時，應以治標爲主，待喘平息後，再議治其本。如年老體弱及久病體虛之人，感受風寒，肺氣不得宣暢而喘者，應先解散風寒，風寒疏散後，肺氣宣利，呼吸平順後，再治療其體虛，此即「急則治其標」。再如喘因肺腎兩虛，動則氣喘，常年氣短氣喘者，宜補益肺腎，其喘即可漸平，此又是「緩則治其本」之法。關於標本緩急的掌握，也是辨證論治的重要學術思想，臨床宜常熟思之。

一、實證

（一）風寒犯肺證：治以辛溫解表之法，發散風寒，開宣肺氣。風寒得散，皮毛舒緩，肺氣宣暢，呼吸通利，喘息自然痊癒。常用處方有：

①麻黃湯：麻黃、杏仁、桂枝、炙甘草。

②自擬麻杏蘇茶湯：麻黃三～九克，杏仁十克，桔梗三～五克，炒蘇子十克，蘇葉六克（後下），上等茉莉花茶葉五～九克，訶子三克，乾薑三～五克，炙甘草三克。

本方以麻黃發散風寒，辛溫解表爲君；杏仁降肺氣以順呼吸，桔梗開宣肺氣以平喘爲臣；佐以蘇葉以助辛溫發汗，蘇子降氣利肺，茶葉、訶子斂收肺氣，以防麻黃、桔梗、蘇葉宣散太過，乾薑配甘草可除肺中之風寒，並且炙甘草甘緩，調和諸藥，和中解毒以爲佐使。共奏辛溫宣散，發汗解表，疏散風寒之功。通過辛溫發汗，風寒得以解散，肺氣恢復宣通肅降之本能，呼吸通利，喘息自平。

加減法：如兼見身痛、頭痛、惡寒高熱者，可再加桂枝六～九克、荊芥九克；胸悶痰粘不易出者，加旋覆花十克（包煎）、檳榔十克、炒枳殼十克；痰濁盛，舌苔厚膩，食納不馨者，可加製半夏十克、化橘紅十二克、茯苓二十克，炒萊菔子十克、炒白芥子六克、枳實十克；喉中痰鳴如水雞聲者，去訶子，加射干十克、紫菀十二克、款冬花六～九克、細辛三克、五味子三克；形寒畏冷，喜熱飲食，腹部喜暖，大便溏爛者，去訶子、桔梗，加重乾薑用量，再加炒白芥子六克、細辛三克、五味子五克、桂枝六克、製半夏九克、炒山藥二十克、茯苓二十～三十克。

（二）熱邪傷肺證：肺質柔嫩，素有「肺爲嬌臟」之稱，其性又怕寒又畏火，無論內鬱之火熱，還是外來之火熱，均可傷肺，肺失清宣肅降之令，則肺氣亂於胸中而喘。治宜清宣肺熱，降氣豁痰爲法。常用方有：

①清金降火湯：生石膏、瓜蔞仁各三克，炒黃芩三克，陳皮四．五克，製半夏三克，茯苓三克，桔梗、炒枳殼、川貝母、前胡、杏仁、甘草各一克，生薑三片。

②自擬麻杏蔞石湯：麻黃六克，杏仁十克，瓜蔞二十～四十克，生石膏二十～四十克

（先煎），桑白皮十克，葶藶子六～十克，檳榔十克，金沸草十克，地骨皮十克，甘草三克。

本方以瓜蔞寬胸降氣，消痰開結，生石膏清瀉肺胃中火熱，二藥合用以降火清金，治療肺熱喘咳爲君藥。以麻黃開宣肺氣，宣肺以平喘，主治肺氣壅遏之喘咳，杏仁降肺氣以順呼吸，降氣平喘，二藥共爲臣藥。桑白皮清肺中之火熱以瀉肺平喘，地骨皮清肺降火，主治肺熱咳喘，二藥合用取「瀉白散」之義；葶藶子爲瀉肺猛將，功專瀉肺氣之實而下氣定喘；檳榔性如重石，最善降氣，以應肺氣肅降之令；甘草顧護正氣，且甘以緩之，調和諸藥，上藥共爲佐藥；金沸草專入於肺，主治喘咳爲使。諸藥合用，共奏清宣肺熱，降氣平喘之功。

加減法：兼有表熱證者，去金沸草，加薄荷、金銀花、桑葉；痰熱壅盛者，重用瓜蔞或瓜蔞仁，另加竹瀝、天竺黃、桔梗、黃芩；氣逆明顯者，加生赭石、旋覆花；裡熱重，咽痛，目赤，便秘，口臭，痰黃稠而有熱臭味，舌苔黃厚者，去金沸草，加梔子、黃芩、知母、玄參、大青葉、牛蒡子、生大黃等。

（三）痰盛阻肺證：痰濁不化，阻礙氣道，肺失宣肅，氣道失利則生喘咳。對於痰盛，前人曾有「見痰勿治痰」之說，主要應用肅肺降氣以化痰濁之法，氣降則痰濁消，濕除則痰源竭。常用處方有：

①蘇子降氣湯（《太平惠民和劑局方》）：炒蘇子、陳皮、半夏各七十五克，當歸四十五克，前胡三十克，薑厚朴三十克，肉桂心三十克，炙甘草六十克。共爲細末，每服用六克，水一盅半，入生薑三片，紅棗一枚，蘇葉五片，同煎至八分，去滓溫服，不拘時候。現在用法是取飲片煎服，一日一劑，每藥用量亦可隨證加減。

②自擬麻杏二三湯：炙麻黃六～九克，杏仁十克，製半夏十克，化橘紅十二克，茯苓十八克，炒蘇子十克，炒萊菔子十克，炒白芥子六～十克，紫菀十五克，枇杷葉十五克，炙甘草三克。

本方以麻黃、杏仁宣降肺氣以平喘；三子養親湯順降肺胃之氣，氣降則痰消；又加二陳湯以助理中化痰除濕而杜絕生痰之源，恐降氣力薄，故再加枇杷葉和胃降氣，紫菀利肺氣以治喘咳。諸藥共奏宣肺降氣，祛濕化痰，和中運脾之效，主治痰盛致喘之證。此方治風寒咳嗽，效也甚佳。

加減法：胸悶痰粘者，加枳殼、檳榔、旋覆花；痰黃，舌苔黃膩者，去半夏，加葶藶子、瓜蔞、黃芩；大便乾秘者，加酒軍、枳實；食欲不振者，加焦三仙、香穀芽或生麥芽。

（四）氣鬱傷肺證：所說「傷肺」是指「肝火刑金」而言。前人有「氣有餘便生火」之說，因知肝火之生皆由氣鬱，所以治氣鬱傷肺，主要是舒解氣鬱，氣不鬱則火不生，火不生則不刑金，肺氣因之得以宣降，其喘自平。故此證的治法是行氣解鬱，降逆化痰。常用方有：

四七湯（《太平惠民和劑局方》）：半夏一五〇克，茯苓一二〇克，紫蘇葉六十克，厚朴九十克。上藥共為粗末，每服用一二〇克，用水一盅半，加生薑七片，紅棗一枚，煎至六分，去滓熱服，不拘時候。

此方又名「七氣湯」，功能行氣降逆，舒肝解鬱。主治七情鬱結，鬱而生熱，上逆犯肺而作喘咳之證。方用厚朴、紫蘇舒鬱消脹，茯苓、半夏和中降逆，利濕化痰。諸藥共奏行氣舒鬱，降逆化痰之效。因爲用四種藥治療七情之病，故名「四七湯」。現在臨床多用飲片而少用粗末，每藥的劑量可適當減少。一般用半夏九～十克，茯苓二十克，蘇葉五～六克（後下），厚朴九～十二克，水煎服。

加減法：如心悸善驚，失眠者，可加遠志十克、菖蒲六克、生龍、牡各二十～三十克（先煎）；如性情急躁易怒，胸悶脘脹者，加蘇梗六～九克、青皮六克、枳實十克、白豆蔻五克、炒檳榔六～九克；如痰濁壅盛者，可加重半夏用量，再加化橘紅十二克、葶藶子六～九克；氣喘甚者，加炙麻黃六克、杏仁十克、蘇子十克。

此方在臨床常隨證加減用於治療「梅核氣」，也每收滿意療效。

二、虛證

（一）肺虛證：肺主氣，肺虛則氣也不足，故此證治法是補肺益氣，暢胸平喘。常用方有：

①補肺湯（《保命集類要》）：人參、黃耆、紫菀、五味子各三十克，熟地、桑白皮各六十克。上藥共爲末，水煎入蜜少許，食後服，每服九克，每日一～二次。

②自擬麻杏補肺湯：麻黃三～六克，杏仁九克，黃耆九克，黨參六克，五味子五克，熟地十二克，紫菀十二克，蘇子十克，陳皮六克，白朮六克，茯苓十克。水煎服。

本方在補肺湯的基礎上又加麻黃宣肺平喘，杏仁降氣平喘，陳皮、茯苓、白朮以健脾開胃，助中焦運化，吸收五穀精華而化生氣血，培土以生金。

加減法：如見舌質紅，舌上少津，口乾舌燥，夜間口渴，脈細者，可加北沙參六克、麥冬六克、烏梅一枚、生地十克以養陰潤肺。

（二）脾虛證：治宜健脾益氣，暢肺化痰以平喘。常用方：

自擬麻杏六君子湯：麻黃三～五克，杏仁十克，黨參十克，白朮六克，茯苓十二克，陳皮十克，半夏十克，炙甘草五克，焦三仙各九克，香稻芽十克。水煎服。

本方以麻黃、杏仁宣降肺氣以平喘；六君子湯以益氣健脾，燥濕化痰，主治脾胃虛弱，旨在杜絕「生痰之源」；焦三仙、香稻芽開胃進食，以利飲食水穀的消化吸收。

加減法：若舌苔厚膩，胸悶少食者，加炒萊菔子、蘇子、焦檳榔；水濕不化，浮腫、尿少者，茯苓加大量，另加冬瓜皮、澤瀉、桂枝、豬苓等。

（三）腎虛證：治宜補腎納氣，豁痰平喘。常用方有：

①安腎丸（《太平惠民和劑局方》）：肉桂心、製川烏各四八〇克，桃仁、白蒺藜、巴戟天、茯苓、山藥、肉蓯蓉、石斛、萆薢、白朮、補骨脂各一四四〇克。上藥共爲細末，煉蜜爲丸如梧桐子大，每服三十丸。現在多用湯劑，改爲安腎湯，本方各藥的用量，可參考原方比例結合臨床隨證加減。參考處方如下：

紫肉桂三～六克，製川烏三～五克，桃仁十克，白蒺藜十克，巴戟天十克，炒山藥十～三十克。水煎服。

此方主治腎虛寒不能納氣而氣逆作喘之證。方用肉桂、製川烏，一守一走，溫補腎陽；肉蓯蓉、巴戟天補腎而養精，補而不燥；山藥、補骨脂溫腎暖脾；白朮、茯苓健脾益氣利水除濕；白蒺藜益腎調肝；石斛補五臟，益腎生精；腎陽不足，則水液凝爲痰濁，血氣運行因之受阻，故用桃仁活血化瘀。諸藥共奏補腎助陽，益精納氣，降痰止喘之效。

②自擬麻杏都氣湯：炙麻黃三～六克，杏仁十克，熟地十～三十克，山萸肉十克，山藥十～二十克，澤瀉六～九克，丹皮三～六克，紫肉桂六克，靈磁石十二～二十克（先煎），焦神麴十～十二克，蛤蚧尾粉一克（分沖）。

此方以六味地黃丸加紫肉桂，名都氣丸；又加麻、杏入肺以宣肺平喘；靈磁石鎭納腎氣，引氣歸元，焦神麴保胃並助磁石之吸收；蛤蚧尾粉補腎助陽，爲治喘之專藥。因此在臨床使用效果較安腎丸爲佳，常用於腎虛不能納氣之喘證。

如腎虛極出現戴陽證（喘脫證），張口氣喘，冷汗出，足冰冷，面色晦黯而兩顴發紅，躁擾不寧，吸氣困難，舌苔白或黑而潤，脈沈細，尺脈欲絕，應急投黑錫丹，鎭補肝腎而引氣歸元，再急煎本方，有時可以搶救成功。

臨證時，如見肺脾兩虛，可將治療肺虛、脾虛證的方藥合起來應用；見肺腎兩虛，可將此兩證的方藥綜合使用；對肺、脾、腎三臟俱虛，也可權衡其孰輕孰重，將三證的藥方綜合起來隨證加減。實證者也仿此，如風寒犯肺又兼痰濁壅盛者，將治療二證的方藥結合起來，權衡輕重，隨證加減。總之，不可死板拘泥，要在領會其精神，隨證靈活變通。

筆者早年曾把自擬的麻杏蘇茶湯、麻杏蔞石湯、麻杏二三湯、麻杏補肺湯、麻杏六君子湯、麻杏都氣湯稱爲「治喘六麻」。因爲每一方中皆用了麻黃，這並不是本人好用麻黃，或專用麻黃，而是巧用麻黃，漸達善用麻黃。考麻黃確爲治喘良藥，雖然哮喘不發作時也可不用麻黃，但哮喘發作之時加用麻黃，則標本同治，確有顯效。當然，在用麻黃時也要注意到其副作用和病人的耐受情況，如心慌、出汗、少眠等，應加用適當藥物以克服之。如心慌者，加珍珠母、生龍骨；多汗者，加浮小麥、煅牡蠣；失眠者，加遠志、夜交藤、珍珠母等。關於麻黃的用量也應注意，一般來說，北方之人用量可稍大些，如五～九克；大西北之人可再大些，如九～十二克；南方之人用量要小一些，如三克左右。另外，也可結合氣候時令適當調整其用量，如冬春之季用量可稍大些，而夏秋之季用量可小些。上述六方，也需要隨證靈活運用，不可呆板。總之，用藥選方一定要因時、因地、因人而制宜，做到方中有方，法外有法，圓機活法，隨證變通。

治哮證要加用劫痰之藥。如皀角、明礬、砒石（此藥有劇毒）等。常用方如：①大蘿皀丸（《醫學入門》）：南星、半夏、杏仁、瓜蔞仁、香附、青黛、陳皮各十五克，萊菔子六十克、皀角（燒灰）三十克。共爲細末，神麴煮糊爲丸，如梧桐子大。每服六十丸，薑湯水送服。②小蘿皀丸（《醫學入門》）：萊菔子六十克，蒸皀角（煅）十五克，製南星、瓜蔞仁、海蛤粉各三十克。共爲細末，薑汁和蜜搗爲丸，如玉米粒大，每用一丸，含化止喘。③千緡湯（《醫學入門》）：半夏七枚，皀角、甘草各三公分，生薑六克。用生絹袋盛，水煎，頓服。治哮喘不得臥或風痰壅塞。④冷哮丸：麻黃、生川烏、細辛、川椒、生白礬、皀角、半夏曲、膽南星、杏仁、生甘草各三十克，紫菀、款冬花各六十克。共爲細末，薑汁調神麴末爲糊丸。每次服三～六克。⑤紫金丹（《醫宗金鑒》）：紅砒石五克，淡豆豉四十五克。將豆豉濕潤後搗成膏狀，合入砒石粉，搗勻爲麻仁大小，每服十～十五丸。

以上五方，在哮喘或哮證發作時可用之，單純的喘證則不可使用。臨床上，以冷哮較爲多見，冷哮發作者可在應證湯藥中加服冷哮丸或紫金丹；熱哮發作者可在應證湯藥中加服大蘿皂丸或小蘿皂丸；哮喘痰涎甚多者，可服用千緡湯或將此湯的藥物加入應證的湯藥中。

此外，在治療哮喘時必須遵循哮喘發作時治以祛邪爲先，哮喘未作時治以扶正爲主的原則。

四、名醫要論

人之驚恐恚勞動靜，皆爲變也，是以夜行則喘出於腎，淫氣病肺；有所墮恐，喘出於肝，淫氣害脾；有所驚恐，喘出於肺，淫氣傷心；度水跌仆，喘出於腎與骨。（《素問·經脈別論》）

肺主氣，上通於喉嚨，肺經客寒則喉嚨不利，痰涎凝結，氣道奔迫，喘息有聲如水雞。（《聖濟總錄》）

肺以上升清陽之氣，居五臟之上，統榮衛和陰陽，升降往來，無過不及，六淫七情之所感傷，飽食動作，臟氣不和，呼吸之息不得宣暢而爲喘急。亦有脾腎俱虛，體弱之人，皆能發喘。又或調攝失宜，爲風寒暑濕邪氣相干，則肺氣脹滿，發而爲喘。又因痰氣皆能令人發喘。治療之法，當究其源，如感邪氣則驅散之，氣鬱則調順之，肺腎虛者溫理之，又當於各類而求。（《丹溪心法》）

治實者攻之即效，無所難也，治虛者補之未必即效，須悠久成功，其間轉折進退，良非易也，故辨證不可不急，而辨喘證尤爲急也。（《醫宗必讀》）

夫外感之喘，多出於肺，內傷之喘未有不由於腎者。（《醫學心悟》）

五、驗案

（一）郭某某，男，六十一歲。初診日期：一九七二年六月三日。

患哮喘病已四五年，每年春冬季發作。近幾天來發作加劇，咳嗽，咯白色痰，喉間氣喘，遇寒加重。觀其呼吸氣短而喘，喉間聞之哮鳴音，舌苔白而膩，脈象滑數。聽診雙肺呼吸音粗糙，有哮鳴音，無濕囉音。

辨證：苔白而膩，脈滑，咯白痰，是痰盛阻肺之證；遇寒則喘加重，知爲寒喘。脈症合參，診爲寒痰阻肺之實喘。

治法：溫化痰濁，宣降肺氣。

處方：麻黃五克，杏仁十克，陳皮十克，半夏十克，茯苓十克，蘇子十克，厚朴十克，紫菀十克，桑白皮十克。二劑。

二診（六月五日）：服上方，哮喘明顯好轉，但口略發乾。舌苔白，脈象弦，雙肺可聞及少許乾鳴音。再投原方五劑。

三診（六月九日）：服上藥後，哮喘已止，整夜可安睡。脈尚弦，舌苔白。雙肺已聽不到哮鳴音，呼吸音略粗糙。患者說病已痊癒，要求再帶幾劑藥，以備再發時用。

（二）南某某，女，十七歲，學生。初診日期：一九五八年八月十四日。

自幼患哮喘病十年，今又發作。於七歲時曾發過一次嚴重的哮喘，此後每年秋、冬、初春或天氣變化時則復發，近幾個月來頻頻發作，今晨起又感胸部憋悶，喉間發緊而喘。自覺又犯病，遂急來求治。行走時心慌心跳，食納尙可，二便正常，夜眠欠佳。每次發作均感夜間加重。口渴，思冷飲，怕熱，吸氣比呼氣困難。因喘而停學十個月。觀其發育正常，營養一般，面色略黯，神情有著急慌恐之狀；可聽到輕度喘息聲，言語聲音正常，呼吸稍短促。舌苔白，根部厚膩，脈象滑略數，尺脈弱。雙肺呼吸音粗糙，並可聞及哮鳴音。

辨證：據喘發時惡熱口渴，思冷飲，知爲肺熱之證；吸氣困難，尺脈弱，是爲腎虛不能納氣之象。四診合參，診爲肺熱腎虛之喘病。

治法：清肺除痰，兼佐益腎。

處方：麻黃三克，杏仁六克，生石膏十五克（先煎），甘草五克，知母十克，黃芩十克，白前五克，浙貝母十克，生牡蠣十克（先煎），女貞子十克，靈磁石十二克（先煎），桔梗五克。二劑。

二診（八月十六日）：藥後症狀完全消失，不喘亦不憋悶，無異於常人。惟昨天又傷風，現鼻塞流涕，口渴引飲，舌潤無苔，脈滑數稍浮。擬以辛涼解表，處方：

金銀花十克，連翹十克，薄荷三克（後下），桔梗五克，天花粉十克，淡竹葉六克，浙貝母十克，鮮蘆根二十四克，生甘草三克。二劑。

三診（八月十八日）：上藥服二劑，傷風感冒癒，未喘，無不適症狀。爲防止哮喘復發，要求常服丸藥。處方如下：

麻黃二十四克，杏仁四十五克，生石膏一二〇克，知母六十克，白前三十六克，黃芩六十克，浙貝母四十五克，化橘紅三十克，生地九十克，生牡蠣七十五克，靈磁石九十克，炒梔子三十克，生甘草七十五克。

上藥共研細末，蜜丸每個重六克，每日二次，每次一丸，白開水送下。必要時可增量（每次二丸，每日二～三次）。

四診（八月二十九日）：服丸藥後一直未喘，覺得此藥可制止喘病發作。精神已大振，氣力增加，食量增多，面色紅潤。特來開證明以復學。診其脈象，觀其舌象，聽其心肺，均無異於常人。即給開具可以復學的證明書，患者持證明書欣然而去。新年時到其家中追訪，告曰已順利上學讀書，未再作喘，身體較前更健康。

六、與西醫學的聯繫

西醫學認爲喘爲一個症狀，可有肺源性喘、心源性喘、中毒性喘、神經精神性喘和血源性喘等，只要將原發疾病治癒，則喘也自止。惟有支氣管哮喘一病與中醫學所論之哮喘相似，故本篇也以支氣管哮喘為主與中醫學之哮喘加以聯繫。

（一）臨床表現

支氣管哮喘為氣流阻塞性疾病，其發病機制方面，雖然有的學者曾認為是小氣管的一種特殊炎症，但近些年來有人認為含胞病毒和腺病毒可能在微生物誘導的哮喘中佔有一定的地位。其發病與變態反應原、環境因素、職業因素及運動等都有一定的關係。

支氣管哮喘的臨床主要表現是呼氣困難，咳嗽，咯痰，肺部聽診可有彌漫性的哮鳴音，根據患者哮喘發作的情況，一般將其分為輕度、中度、重度三種。輕度者發作有間隙，每一二周發作一次，肺功能檢查基本正常，間歇期如正常人一般無症狀；重度者每周發作超過兩次，每月在夜間發作也多於兩次，肺功能檢查變異率約在低於百分之二十~百分之三十；重度者哮喘經常發作，且常在夜間發作，因哮喘而活動受限，肺功能檢查低於正常，血清中IgE升高，白細胞分類中嗜酸性粒細胞增多。

（二）診斷

對於支氣管哮喘的診斷，主要根據哮喘發作的特點，排除能引起哮喘發作的其他疾病，血中嗜酸性粒細胞增多，肺功能檢查有一定的減退，FEV_1（最大呼氣量）或PEF的基礎值低於百分之二十以上，吸入支氣管擴張劑後增值超過低於百分之十五者，即可診斷。

（三）治療

一、脫敏療法。

二、定喘藥。

三、氧療。

四、抗膽鹼類藥和皮質類固醇藥物。

五、中醫藥治療　根據本病是呼氣困難，所以知爲肺實證，可按照前面所講的治療實證哮喘的方法進行辨證論治。如上呼吸道感染引起的，可用宣肺降氣法治療，以麻杏蘇茶湯隨證加減；如咯黃痰，口唇發紅，脈數，乃肺實熱之喘，可用麻杏蔞石湯隨證加減；如痰濁太多，咯吐不盡，痰聲漉漉，脈滑者，是痰濁壅盛之證，可用麻杏二三湯加旋覆花十克（布包）、檳榔十克、海蛤粉六克（布包），痰黃者加葶藶子十克、瓜蔞仁十克、黃芩十克；個別情況兼見吸氣困難、腰痛、遺精等症狀者，乃肺腎兩虛證，可按本篇「辨證論治」部分中肺虛證、腎虛證等治療方法，均能收到良好的療效。但此種虛證情況在哮喘發作時少見，在不發作時才可能出現，因此同樣要遵循「不發作時以扶正爲主，發作時以祛邪爲先」的原則，進行詳細的辨證論治。

按：目前在支氣管哮喘的治療方面，中醫學的方法和藥物比西醫學的迴旋、變化多，且能靈活選用，在療效上也較爲理想。所以，應深入學習領悟中醫治療哮喘的理論和精神。中醫治喘的最大特點是從整體觀出發，既重視治肺，又注重全身的治療，對中醫多年經驗的結晶如「呼出心與肺，吸入腎與肝」、「肺爲氣之主（海），腎爲氣之根」、「發作時袪邪爲主，不發作時扶正爲先」、「兼哮者加劫痰藥」等等，都應牢記於心，臨床時不可或忘，這是中醫治喘時提高療效的保證和依據。

七、體會

中醫辨證論治總的要求是「治病必求於本」，故治療哮喘，一定要治本，要時時以元氣爲念，必使元氣漸充，才可望哮喘漸愈，若攻伐太過，常可致「喘未治好而病人已危」，一定要切記！切記！

治療哮喘一般要注意喘分虛實，哮分寒熱；實喘治多在肺，虛喘又要分肺腎的不同，各有側重。臨床上寒哮比熱哮多見，且哮必兼喘，因此要在治喘的基礎上再加用劫痰之品，雖然應用劫痰藥獲效迅捷，但劫痰之藥多是力猛有毒之品，如南星、半夏、白礬、皂角、砒石等，故在臨床使用此類方藥時，要注意中病即止，不可久服或大量服用。切記不可隨意增量。

肺癰

一、簡介

肺癰是肺內發生癰瘍的疾病。早在張仲景《金匱要略》中即對肺癰的病因病機、臨床表現以及治療方藥等有了專篇論述，所提出的方藥用到今日，仍療效卓著。此後又經過歷代醫家在此基礎上的深入觀察繼承發揚，可說是積累了豐富的醫療經驗。

筆者經過幾十年臨床運用與觀察古代方藥的過程中深刻體會到，只要辨證準確，隨證用藥，都可以取得理想的療效。在科學發展一日千里的今天，這些藥方還能取得驚人的療效，不得不讓我們驚歎不已。我們必須深入細緻地繼承這些寶貴經驗把它發揚光大，走向世界，造福於人類。

治療方面張仲景先師告誡我們「始萌可救，膿成則死」。關於「死」字應當活看，這句話指示我們要早期治療，等到病情嚴重時再治療就不容易了。

在方藥方面，仲景先師給我們留下了桔梗湯、葶藶大棗瀉肺湯、葦莖湯等有效的方劑，今天辨證應用仍是效如桴鼓。從此可知我們對肺癰病的認識與辨證論治經驗的總結，已有數千年的歷史，對本病我們是有發言權的。

西醫學的肺膿瘍一病，從其臨床來看與我國數千年前記載的肺癰極爲相似，西醫學雖然有詳細的治法與藥物介紹，但花費比較多。中醫學對肺癰的治療既經濟又有效，藥源也廣，仍是今天非常值得提倡的。

二、病因、病機

一、外感風熱　風熱外襲，肺先受邪，熱傷於榮，蘊鬱成癰。

二、過飲酒漿　酒性如火，辛熱入胃，肉熱鬱蒸。或嗜食辛熱，上犯於肺，肺熱壅鬱不散。

三、胸背部跌仆外傷　外傷則生瘀血，血瘀阻滯不行，鬱而生熱，熱邪傷肺。

四、陽性體質，肺部素有積熱，如外感風寒，寒從陽化，寒邪化熱，內外熱鬱，壅塞不化而傷肺。

人體受邪後，即開始病機的演變發展，由於各人的體質和受邪的時間、輕重等不同，病機演變各有不同。一般說，其始爲風熱初客（或風寒化熱），肺衛同病，邪未表散，肺失清肅，邪熱壅鬱於肺，邪熱化毒，毒熱漸成癰。癰者，壅也。壅結最著之處，終因未得及時治療，壅塞久久不散，毒熱鬱蒸，血敗肉腐，蘊釀成膿，膿成之後，癰瘍潰破而排膿，膿汁與痰混合排出因而有腥臭味。

三、辨證論治

肺癰的臨床特點是高熱、咳嗽、胸痛、吐腥臭膿痰。但病情在不同階段會出現每個階段的不同主證，據其主證，綜合四診所得，辨認其表、裡、虛、實、寒、熱，進行治療。一般把辨證論治的整個過程分為初起、成癰、排膿、膿盡四個不同的階段，也稱四個期，今介紹如下。

一、初起期

主證：惡寒發熱，咳嗽胸痛，咳時尤痛，呼吸不利（胸悶）口燥痰粘，舌苔薄黃，脈象浮滑略數。或兼有頭痛、頭暈、無汗、氣喘，用手按痛處感到不適，舌質略紅等。

主證分析：因風邪客表衛氣失和表證不解，故見惡寒發熱（表寒很快從陽化熱故惡寒之症不久即可消失，可問病史）；肺失宣肅故胸悶咳嗽；肺被熱蒸，肺氣鬱結不通，不通則痛，故胸間悶痛；外邪化熱，熱灼肺津，故口燥痰粘，舌苔薄黃；表證未解，故脈象尚有浮象，內有濕熱故見滑象略數，也是邪氣欲化熱之象。此證屬風邪襲表，邪熱客肺，痰熱鬱滯之證。

鑑別法：（一）用鉛筆或筷子點按「中府」穴及附近處，有明顯壓痛，即可考慮肺癰。（二）用生黃豆讓患者嚼之，如是肺癰則無豆腥之氣味，如有豆腥氣味則不是肺癰。

治法：辛涼解表，宣肺清熱。

處方：加減銀翹散。藥用金銀花、連翹、桔梗、甘草、牛蒡子疏散風熱，清泄肺熱；豆豉、桑葉辛涼解表，鮮蘆根清熱潤肺。

咳嗽加杏仁、炒蘇子、浙貝母、枇杷葉；熱盛者加黃芩、梔子；胸痛重，發熱重，痰帶腥味，可加服西黃丸（一日二次，每次一丸，或一小管）以解毒清熱，活瘀散結。

二、中期（成癰期）

主證：胸悶疼痛，甚則喘氣急，轉側不利，咳逆上氣，吐濁痰，其味甚腥，時有振寒，熱勢增重，繼則但熱不寒，口燥不渴，有汗煩躁，胸中甲錯，舌苔黃膩，脈象滑數，或數而有力。

主證分析：邪熱壅結不散，血瘀氣阻，故胸悶疼痛轉側不利，熱鬱化毒，毒熱壅肺，肺氣不降，熱逼上逆，故咳逆上氣。毒熱、痰濁交阻鬱蒸，凝滯不散，內結成癰，故吐痰濃濁腥臭。熱結在裡，邪正交爭於外，故時有微惡風寒，毒熱正熾，表證已無，毒熱內爭，邪實熱盛，故很快即不惡寒，但惡熱，熱勢增重，有汗煩躁。毒熱已傷血分，故口中乾燥，咽乾而不渴。毒熱內蒸，傷其津液，而感到肺內不適，如鱗甲之相錯而不適，故胸中甲錯。裡熱已盛並兼濕毒，故舌苔黃膩，癰膿已成，故脈象滑數而有力（膿未成脈浮數，膿已成脈滑數）。總之，此期爲肺有實熱毒邪之證。

治法：須用清熱解毒、瀉肺活瘀之法以冀癰腫消散。

方藥：加味千金葦莖湯。生薏苡仁三十克，冬瓜子二十~三十克，桃仁十克，葦莖（現多用鮮蘆根代之）三十克，金銀花十五克，連翹十五克，黃芩三十克，梔子六～十克。

方解：本方主藥生薏苡仁三十克、冬瓜子十五～二十五克利肺除痰，排膿；活瘀散結，葦根（蘆根）清肺熱，解毒潤燥，利肺，爲臣；金銀花、連翹清熱解毒，連翹爲瘡家聖藥，能使癰腫消散，膿瘍未破時用之可消退癰腫，已潰時可排膿生肌爲有力之佐藥。

還可隨證加入赤芍、丹皮、魚腥草、瓜蔞、貝母、天花粉等藥。

此期如每日隨湯藥送服西黃丸三～六克以解毒活瘀清熱，效果更佳。

胸悶氣喘不得臥者，可加葶藶大棗瀉肺湯，以瀉肺去壅，除痰降逆。也可在藥方中加葶藶子六～十克。再加大棗三五枚。

三、排膿期

主證：胸痛減輕，咳嗽增多，咳吐膿血如米粥狀，帶少量血液，腥臭異常，顴赤煩渴。舌苔黃膩舌質紅，脈象數而有力。此期由於肺癰已潰，排出大量膿痰，因血敗肉腐所以其味極臭（膿汁），胸痛、胸悶可逐漸減輕；毒熱尚未清除故舌質紅，苔黃膩；正欲排邪，故脈有力。

試痰法：①令患者把痰吐在清水中，大部分沈入水底，用木筷分之可開，乃膿痰。②令病人把痰吐在玻璃瓶中，從旁邊觀之，痰可分爲三層，上層爲泡沫，中層爲稀痰或夾血樣物，下層爲膿液或膿塊。證屬，肺內實熱已極，血津受傷之證。

治法：排膿解毒，清熱利肺。

方藥：桔梗湯（桔梗甘草）加味。桔梗六克，生甘草六克，生薏苡仁三十克，金銀花十五克，連翹十克，白芨十克，化橘紅十克，浙貝母十克。

方解：桔梗開肺排膿，生甘草解毒清熱，生薏苡仁排膿，銀翹清熱解毒治瘡瘍，白芨祛瘀排壅利氣，橘紅、浙貝母化痰散結。如痰血凝滯、膿多而不易排出者，可加服桔梗白散：桔梗十二克、浙貝母十二克、巴豆三克，共爲細末，壯人可服一～一．五克。服後，膿偏在上者則吐出，膿偏左下者則瀉出，若瀉不止者，飲冷水一杯即止。體質虛者勿輕用。

四、後期（膿盡期）

主證：吐膿痰漸少，咳喘減輕，胸痛緩解，熱勢亦退，胸部漸舒，食納漸增，舌質微紅，黃苔漸退，脈虛數，較前變細。

肺癰破潰吐出大量膿汁，故此膿痰漸少，胸部不適諸症都得緩解而感到胸部鬆快；熱毒排出故熱勢亦退，病至後期機體急需後天補養正氣，故食納漸增，舌苔漸退；毒熱隨膿血排出大量，病亦日久，故脈象呈邪退正虛之象。此期證屬熱毒已退，氣陰兩傷，邪退正虛。

治法：清解餘毒，佐以養陰益氣。

方藥：濟生桔梗湯。桔梗六克，生甘草五克，貝母九克，瓜蔞二十克，生薏苡仁三十克，杏仁十克，桑白皮十克，防己十克，黃耆十五克，百合二十克，當歸六克。水煎服。

本方仍以桔梗、生甘草排膿利肺爲主藥，臣以瓜蔞、貝母清熱解毒，舒氣散結；佐以生薏苡仁排膿利濕，杏仁肅降肺氣，桑白皮瀉肺中餘熱，防己利濕祛痰濁止氣喘，黃耆補氣生肌托毒外出；使以百合潤肺益陰，當歸和血生血。既能排膿吐痰，清肅肺氣，又能益氣養血（陰）。陰虛明顯者可加麥冬六克、阿膠珠六克。

若膿毒已排淨，只是肺虛體弱之證者，就可以投以調養收功之藥，也可以投以丸藥緩緩補養身體，以促進恢復健康，如清金寧肺丸（人參、白朮、甘草、生熟地、當歸、川芎、人參、天麥冬、黃芩、川貝母），蜜丸（可作爲收功之劑）。

如肺癰後期，病人突然出現面紅高熱，吐臭痰又增多，膿色如敗卵，氣喘不止，飲食大減，脈象反見實大弦急之象，爲危險重證，故遇此須細心辨治，並通知家屬。

總之，肺癰的辨證特點是吐極腥臭的膿樣之痰，這是該病最主要的診斷依據，當然還有惡寒發熱、胸痛咳嗽等重要的兼症。從脈象看，膿未成時緊實而數，膿已成時脈滑數，膿已潰時脈多見數而轉虛。

治法：初期辛涼解表、清散肺熱爲主；中期：膿未成時清熱解毒活瘀散結爲主，膿已潰時以排膿袪毒爲主，後期則以袪餘毒、扶正氣爲主。中醫治療肺癰療效確切，可取得滿意效果，但須注意應早期進行治療爲好。後期療效也很好，能幫助病人很快恢復健康。

四、名醫要論

若口中辟辟燥，咳即胸中隱隱痛，脈反滑數，此爲肺癰，咳唾膿血（《金匱要略》）

肺癰者，由風寒傷於肺，其氣結聚而成也。肺主氣，候皮毛，勞傷血氣，腠理則開，而受風寒，其氣虛者，寒乘虛傷肺，寒搏於血，蘊結成癰，熱又加之，積熱不散，血敗爲膿。（《諸病源候論》）

問曰：振寒發熱，寸口脈數而滑，其人飲食起居如故，此爲癰腫病。醫反不知，而以傷寒治之，應不愈也。何以知有膿？膿之所在，何以別知其處？師曰：假令痛在胸中者，爲肺癰，其人脈數，咳唾有膿血。設膿未成，其脈自緊數。緊去但數，膿爲已成也。（《脈經》）

肺癰由五臟蘊祟之火，與胃中停蓄之熱，上乘於肺，肺受火熱熏灼，即血爲之凝，血凝則痰爲之裹，遂成小癰。（《醫門法律》）

始萌可救，謂肺傷尚淺。膿成則死，謂已壞矣，蓋示人圖治於早，又特爲肺癰而諒之言之也。（《醫宗全覽》）

五、驗案

張某某，男，農民，四十歲，順義人。初診時間：一九六七年五月六日。

問診：主訴，左胸肋部脹痛一年多。去年三月，患咳嗽、吐血，血中帶膿，其味腥臭，經某醫院胸部X光透視，確診爲肺膿瘍。經用抗生素等治療，肺膿瘍治癒，但遺留下左側包裹性膿胸，病剛愈後，曾到醫院去抽膿液三次，每次抽膿汁一百多毫升，但以後再去醫院抽膿時，說包囊太厚，不能抽出膿液。近日又感胸悶發憋，遂來中醫院求治。

望診：身體發育正常，面色正常，舌苔白厚膩。X光胸片示左側胸膜厚，有液平面，印象爲膿胸。

聞診：呼吸略短，說話聲音正常。

切診：胸部左側切診，深吸氣時有脹痛感平時略有胸悶。脈象左手無大異，右手脈象滑，寸脈滑而有力。肝脾不大，腹部、四肢均正常。

辨證，結合病史及右手脈滑，知爲肺癰後遺膿胸。四診合參診爲膿液蓄於胸膈，鬱肺膿毒之證。

治法，排膿解毒。

處方：生薏苡仁三十克，冬瓜子二十五克，桔梗五克，金銀花十五克，連翹十五克，南紅花十克，桃仁十克，敗醬草二十克，乾蘆根二十克。二付，水煎服。

二診（五月八日）：藥後咳嗽時吐出痰液增多，仍有臭味，自覺吐痰後胸部輕鬆，呼吸通暢，胸悶明顯減輕，左胸亦不脹疼。觀其舌苔已化薄，脈象雖滑已現緩和之象。據此脈證，知上方有效。擬再加大藥力，以破其包裹而大量排其膿液。處方如下：

生薏苡仁四十克，冬瓜子三十克，桔梗六克，甘草六克，金銀花十五克，連翹十五克，桃仁十克，南紅花十克，乾蘆根三十克，皀角刺九克，白蒺藜十二克。一付。

三診（五月九日）：服藥後，次日晨起吐出如米粥樣臭痰藥一碗，吐出痰濁後胸部豁然開朗，胸部不憋不悶，呼吸暢快，即參加勞動，感覺如好人一樣。特來告訴大夫已經痊癒。

觀其舌苔已漸退，右手脈象已不滑。囑病人再服下方二付以善其後。

西洋參五克，生白朮十克，茯苓二十克，炙甘草五克，陳皮六克，生薏苡仁三十克，冬瓜子十五克，桃、杏仁各六克，麥冬六克，川貝母九克。二付。水煎服。

理論分析：第一方取千金葦莖湯結合桔梗湯方意，雖有排膿之效，但是藥力不足，不能打破肥厚之胸膜，膿液不能盡除，故又仿外科用代刀散以破膿癰之精神又加入皀角刺、白蒺藜二藥並加重苦桔梗用量，一劑而愈。皀角刺味辛溫，功同皀莢，但其鋒銳利，能直達患處，潰散癰疽。白蒺藜三角有刺，瀉肺氣，散肝氣，專入胸脅部，能破脅下惡血。

六、與西醫學的聯繫

中醫學之肺癰與西醫學所論之肺膿腫極爲相似。

肺膿腫一般爲各種病菌混合感染，早期爲化膿性炎症，繼而壞死形成肺部膿腫，再繼而潰破排膿。由肺管排出。壞死區可大可小，大者可占一個肺段。肺膿腫常是單個的，偶有多發的，如有許多微小膿腫限於基本同一肺組織區並融合，則稱爲壞死性肺炎。

病因，一般可分爲：①吸入性肺膿腫（右肺多於左肺）；②血源性肺膿腫（兩肺邊緣部，多發性），他處細菌性感染經血液流入肺；③繼發性肺膿腫。

病理，致病細菌感染物附入肺段的支氣管內，使支氣管發生阻塞，致病菌迅速滋生繁殖，引起該部位發炎，繼而小血管栓塞，使肺組織迅速壞死，約一周左右，壞死物質液化形成膿腫。若膿腫與支氣管相通，膿液可排出，形成空洞，空氣可進入。如膿液排出順利，兼給以適當治療，病變可獲癒合。若引流不暢、致病菌毒力強或未及時治療，病變可蔓延擴大，大者可占一個肺段，甚至侵犯鄰近肺段或全肺。如在急性期未及時控制，遷延至三個月以上時，就形成慢性肺膿腫，可導致支氣管變形，發生程度不等的擴張或閉鎖，使病變區的肺組織發生收縮和纖維組織增生。

臨床表現，多發病急，與支氣管肺炎相似，出現畏寒，高熱，胸痛，咳嗽，咯粘液痰或粘液膿性痰，體溫可高達三十九~四十℃，可伴有全身乏力、氣急、食欲減退等。一~二周後，膿腫破潰，膿汁流到支氣管，咳嗽增多，痰量大增，咯出很臭的（因多爲厭氧菌感染）膿汁痰，每日可達三〇〇~五〇〇毫升。但也有一部分膿痰無臭味，痰液靜置後，可分三層，有的病人痰中可帶血。膿痰大量咯出後，全身症狀可好轉，體溫下降，胸痛減輕等。

自從抗生素使用以來，此病多可在二周左右迅速得到控制，數周內痊癒。

體徵與病變的部位、大小有關，如病變位於肺的深部，可無異常體徵，如病變較大較淺叩診可呈濁音或實音，聽診呼吸音減弱或聽到囉音。慢性肺膿腫者可有杵狀指。

實驗室檢查：①血：白細胞增多，中性粒細胞增高。②痰：細菌培養可陽性。③經支氣管鏡經皮取標本送作厭氧菌培養。④胸膿作塗片細菌培養，革蘭陰性染色。⑤急性期可作血的細菌培養。

X光片：此爲確診的依據。

診斷：主要靠X光片及痰血檢查（不難）。

鑒別診斷要注意：①細菌性肺炎；②空洞性肺結核；③支氣管肺癌，必要時做CT檢查。

治療：①抗生素治療：療效比較好，百分之八十以上可治癒。首選青黴素、羥氨芐青黴素等，六十萬U每四小時肌注一次，或鏈黴素每日一克，可連用七~十天，病情會有所緩解。②引流排膿。③病灶注抗生素。④對症治療、支援療法等。

久治不愈，診斷有疑，可考慮外科治療。血源性者，以抗生素爲主，尋治原發疾病。

七、體會

對肺癰的診治，中醫已有數千年歷史，診斷與治療均有相當經驗，且療效可靠，可以運用。尤其是發病初期，如能辨證準確，治療及時，不但可以治癒，而且可以預防病情向成癰成膿期發展，可以在成膿期以前治癒。

如遇排膿期的患者，進行辨證論治可以痊癒，醫者要有信心。尤其在邊遠地區，患者不能及時找到抗生素治療時。中醫的辨證論治尤顯得重要。

肺痿

一、簡介

肺痿從字義來看，是肺得了萎縮之病，但中醫學是把肺痿作爲一個病名來論述它的發病原因和診治等等內容的，就是說患了中醫學所說的肺痿病的人，其肺的功用、職能方面發生了病變，而其肺臟從解剖學的角度來看並無萎縮之處，與西醫學對肺的認識有很大不同。

關於肺痿的認識，中醫學的經典著作《黃帝內經》中已有關於「肺熱葉焦」的記載。但設專篇論述肺痿病因病機、辨證論治的書，則首推漢代醫聖張仲景先生的《金匱要略》。後世醫家又根據臨床經驗結合前人理論，對本病的內容又有不少補充和發展。

二、病因病機

一、重亡津液　即津液過度耗傷。中醫理論認爲「肺主敷布津液」，所以津液的過度耗傷會影響到肺。關於這一點，張仲景先師在《金匱要略》肺痿篇中說：「肺痿之病從何得之？師曰，或從汗出；或從嘔吐；或從消渴，小便利數；或從便難，又被快藥下利；重亡津液，故得之。」此外，高熱病後，大量咳血、出血以後，津液消亡，也可引起肺痿。

二、熱在上焦 素體陰虛火旺者，又受燥熱之邪所傷，虛火上炎，熏灼肺金，傷津劫液，肺陰日虛，肺失所養而成肺痿。如《內經》所說的「肺熱葉焦」。

三、胸中寒冷 胸陽虛衰，肺金清冷，津液不布（如同植物的花葉被霜所害），肺葉失榮，而發生肺痿。

肺爲嬌臟，寒熱之邪都能傷肺，肺主敷布津液，爲水之上源，若重亡津液，肺陰不足，陰虛生內熱，熱邪灼肺，更加重肺津之耗損，而致肺失布化津液之能；或熱在上焦，肺熱氣燥清肅之令不行，熱灼肺陰，肺失濡養，漸至肺痿。

病成肺痿，肺不能敷布津液於全身，因而脾氣散精上歸於肺之五穀精華，反被熱逼而從熱化，化爲粘涎濁唾被吐出，故此全身得不到後天五穀精華之榮養，身體日虛，又促進了病情的加重變化。

如果上焦陽虛，肺中寒冷，肺氣虛寒津液不布，氣不化津，肺自身也失去榮養，失其氣化之職，不能溫攝津液下制膀胱，而致膀胱失約，小便頻數而多。正如魏荔彤所著《金匱本義》中所說：「肺如草木之花葉，有熱之萎，如日之炙則枯；有冷之萎，如霜殺之則乾矣，此肺中冷之所以成痿也。」這一比喻，可以幫助我們理解肺因熱因寒而形成肺痿之機。

三、辨證論治

肺痿之病，雖屬於虛證，但有陰虛陽虛之分。即肺痿陽虛證和肺痿陰虛證。陰虛證因五臟有金生水之關係，金（肺）病不能生水（腎），母病及子，因而肺陰虛證可兼有腎虛。陽虛證，因五臟有「土生金」之關係，常常累及於脾（土），子病累母。所以，陽虛證，也有時表現爲肺脾陽虛證。辨證論治時，應注意到此等關係。

一、肺痿陰虛證　此證爲熱在上焦所致。主要證候爲咳嗽、氣短，時時咳吐濁唾粘痰，形體瘦弱，皮毛乾枯，潮熱聲嗄，咽乾唇燥，大便乾燥，舌乾少津，脈細數或濡數。

肺陰不足，陰虛生內熱，虛火灼肺，肺氣不能下降，故氣逆爲咳爲喘（氣短）；津受灼煎，化爲濁唾涎痰；津不上承，則咽乾唇燥；肺不能布化津液，皮毛不澤，故皮瘁毛枯；金被熱灼，陰虛生內熱，故潮熱；肺主聲，肺失濡潤，故聲嗄；肺津不能上承生津，故舌紅少津；陰虛生內熱，故脈象細數且少力。

治法：養陰清熱。

方藥：①麥門冬湯：麥冬七升，半夏一升，人參二兩，生草二兩，粳米三合，大棗十二枚，水一斗二升，煎取六升，日三夜一服。

②清燥救肺湯：霜桑葉九克，生石膏七·五克，甘草三克，人參二·一克，胡麻仁三克（炒打），阿膠二·四克，麥冬三·六克，杏仁二·一克，枇杷葉一片。水一碗，煎六分，頻頻分二三次、滾熱服。

近現代醫家常把此方的用量適當加重，用水煎後分兩次服用。今把現代醫家常用的藥量介紹如下，以供臨證參考。

霜桑葉九～十克，生石膏十五～二十五克（先煎），麥冬九克，生曬人參三～五克（另煎兌入），阿膠九克（烊化），火麻仁六～九克，杏仁九克，枇杷葉六～九克，炙甘草五克。

上方的用量可隨證加減。上方在臨床上應用，確有良效，深入理解方義，精確辨證隨證加減，取效尤佳。

如兼有腎虛者，可兼見遺精，盜汗，五心煩熱，腰膝酸痛，動則氣喘，或強中或陽痿，尺脈可見弱小之象等。此時可用補腎滋肺降火之法，方選加味地黃湯：生地三十克，山萸肉十克，茯苓二十克，炒山藥十五克，澤瀉十二克，丹皮十克，麥冬十克，沙參十克，石斛十五克，五味子六克，玉竹十克，玄參十五克。

二、肺痿陽虛證

肺陽虛則肺中冷。症見頭眩，頻吐白色泡沫狀涎沫，口不渴，全身乏力，胸中不溫，心煩，小便頻數或遺尿，畏冷喜暖。舌質淡舌苔白滑，脈象虛或兼遲緩。

肺氣虛寒，無力溫化，氣不化津，津液不能輸布敷陳，故化為大量涎沫吐出；因陽虛無內熱，故不渴，陽不衛外故畏冷，津液不能敷布全身故全身乏力。上虛不能制下故小便頻數或遺尿。陽氣虛弱故舌質淡，水濕不運故苔白滑，脈象虛濡遲緩亦是陽虛之象。

此證的治法，主要是復陽溫肺，方用甘草乾薑湯隨證加減。

甘草乾薑湯：炙甘草四兩，炮乾薑二兩，以水三升，煮取一升五合，去滓，分溫再服。

此方爲仲景原方，用量乃爲漢制。現已改用克爲單位，但要注意甘草的量要比乾薑多一倍。如甘草用六克，乾薑則用三克。

如出現飯後遲消，大便溏軟，四肢乏力，面色萎黃，思維能力下降，語言氣怯，腹部喜暖，全身輕度浮腫，舌苔白滑，脈象濡軟等脾陽虛證者，可適當加入白人參（或黨參）、白朮、桂枝、茯苓等溫中健脾藥。脾肺兼顧，補土生金，子母同治。

治療此病切不可捨本逐末而只去消痰逐涎，若對此虛證誤治以攻逐之法，反會促其死亡。

服甘草乾薑湯後口渴明顯者，爲消渴病。應按消渴病去治療，如服後不渴，各症狀都有所減輕，則隨證加減，繼續服用。所以說本方不但是治療用的方劑，還具有鑒別是否消渴病的作用。

個人經驗體會：本病臨床上雖較少見，但以津液過度耗傷而出現肺陰不足之證較多，症以咳嗽，吐涎沫，全身消瘦，皮毛乾枯不潤爲主。由於陰虛內熱，病人面部似有紅潤而不難看。肺中冷，肺陽虛證則較少見。

本病的治法雖然都是補法，但要注意分清補陰補陽，不可混淆。還要注意不可捨本逐末而只祛痰逐涎，要注意治本。治本病不可求速效，要緩緩圖之。

肺痿者，肺虛氣憊而肺葉枯萎，此乃清燥之甚爲秋樹之枯葉，非由火熱，與肺癰大不相同，縱有熱而咳血者，亦屬燥淫所鬱之陰火，非實火也。（《金匱要略闡義》）

治肺痿，專在養肺、養氣、養血、清金。（《丹溪治法心要》）

肺痿一證，概屬津枯液燥，多由汗下傷正所致，夫痿者，萎也，如草木之萎而不榮，爲津亡而氣竭也。（《臨證指南醫案》）

凡肺痿病，多不渴，以其不渴，漫然不用生津之藥，任其肺日枯燥，醫之罪也，以其不渴，恣膽用燥熱之藥，勢必熇熇不救，罪加等也。（《醫門法律》）

肺既枯萎，非濕劑可滋者，必生氣行陰以致津，蓋津生於氣，氣至則津亦至也。（《金匱要略心典》）

五、驗案

肺痿之疾，臨床少見，故未積累驗案，甚憾！今擇錄《臨證指南醫案》中肺痿案數例，以合本書之編制。

（一）洪某某，男，三十二歲。

勞煩經營，陽氣弛張，即冬溫外因咳嗽，亦是氣泄邪侵。辛以散邪，苦以降逆，希冀嗽止，而肺欲辛，過辛則正氣散失，音不能揚，色消，吐涎喉痹，是肺痿難治矣。仿《內經》氣味過辛，主以甘緩（本病案爲苦辛散邪，傷肺津液所致）。

處方：北沙參，炒麥冬，飴糖，南棗。

（二）查某某，男，二十四歲。

脈細心熱，呼吸有音，夜寤不寐，過服發散，氣泄陽傷，爲肺痿之痾。仲景法以補母救子，崇生氣也。《金匱》麥門冬湯。

（三）徐某某，男，四十一歲。

肺痿，頻吐涎沫，食物不下，並不渴飲。豈是實火？津液蕩盡，二便日少。宗仲景甘藥理胃，乃虛則補母，仍佐宣通脘間之扞格。

處方：人參，麥冬，熟半夏，生甘草，白粳米，南棗肉。

六、與西醫學的聯繫

肺痿的主要臨床見爲輕度咳嗽，吐多量涎沫（有的一天可吐兩三碗），人體日漸消瘦。根據這些特點，尙難以與西醫學的某一疾病相聯繫。故應進行詳細的呼吸系統檢查，以及精神方面的檢查，以便確診，隨著科學的日益進步，可能在不久的將來，本病能會得到認識。

七、體會

本病，我在未行醫時曾見過一例，但經過萬國紅十字會的醫生進行「說病」治療（可能是今日之心理醫療），未效，最終病人死亡。但我行醫以後，數十年中未見過此種疾病，所以也沒有體會可談。只記得病人所吐的涎沫，色白，泡沫狀很小，如小米粒，很輕，病人吐時須將痰碗接近口邊，否則被風一吹，會四處飄落而落不到痰碗內，看樣子很輕很輕！所以，我認爲我們爲醫者，還需要對肺痿一病，進行深入細緻的觀察、研究。

肺脹

一、簡介

肺脹之病名，首見於《黃帝內經》。記載有證候及治法者，則最早見於漢．張仲景的《金匱要略．肺痿肺癰咳嗽上氣病》篇中。因本病是臨床少見病，故後世醫家多不立專篇論述，但現時統編教材《中醫內科學》中對此病有專篇論述。因此，有必要重新複習本病，並將其與肺痿、肺癰等加以鑒別，這對於提高本病的臨床療效是很有意義的。

二、病因病機

本病古醫書中論述較少，多歸於咳嗽上氣等病中討論，對於其病因病機的分析，採用了因方測證、因證尋因的方法。

《金匱要略》論肺脹曰：「上氣，喘而躁，屬肺脹，欲作風水，發汗則愈。」據此可知肺氣因濕而不宣通，因熱而不肅降，因其氣上不降而中焦受損。仲景又有「肺脹，咳而上氣，煩躁而喘，脈浮者，心下有水，小青龍湯加石膏主之」之論述。查小青龍湯為主治表證不解，且心下有水氣之方，故此可知「心下有水氣」是肺脹的主要病因之一。

根據以上經文，我認爲肺脹之因可有以下幾種情況。

一、肺有濕熱　肺主皮毛，濕邪束表，久而不解則化熱，致肺失宣通，肺氣不降而作肺脹。

二、心下有水氣　「心下」屬上焦，有水氣則影響肺之津液輸布，更致水停心下，津液不行，故肺失宣肅而發肺脹。

三、脾運不健　脾肺之間有土生金的母子關係，若肺先病而導致脾亦病，稱「子病累母」；若脾先病而導致肺亦病，叫「母病及子」。因此，脾運不健，內停濕邪，濕邪上犯而致肺氣不利，可成肺脹。

三、辨證論治

一、水熱乘肺證

證候特點爲其人咳嗽，上氣而喘，自感目突如脫，舌苔白膩，脈象浮大。治宜宣肺清熱化濕，方用越婢加白朮湯或加半夏湯隨證加減。

越婢加白朮湯：麻黃六兩，石膏半斤，生薑一兩，大棗十二枚，白朮半升。以水六升，先煮麻黃去上沫，內諸藥，煮取三升，分溫三服。

以上為《金匱要略》原文，其為漢制。今人多改為湯劑，每日一劑，分二次溫服。現代的常用量如下，供參考。

生麻黃六～九克，生石膏三十～四十克（先煎），生薑三片，大棗四枚，炙甘草二克，白朮九克。越婢加半夏湯則去白朮，加半夏九克。

二、水邪犯肺證

症見咳嗽上氣，煩躁而喘，脈浮，心下有水。此證治法用宣肺化飲，佐以清熱之法。方用小青龍加石膏湯隨證加減。

小青龍加石膏湯：生麻黃九克，桂枝九克，細辛三～九克，乾薑九克，炙甘草九克，五味子六克，半夏九克，生石膏十五～二十克（先煎）。每日一劑，分二次溫服。

從以上兩證的辨證論治可以看出，前方脈浮大，目如脫，說明上焦水熱之邪互結而乘肺，影響了肺的輸布津液、通調水道和下輸膀胱的功能，故以越婢湯除風水（上半身浮腫），並能宣通肺氣以布津利水（宣肺利水），加白朮健脾利濕以除濕之來源，麻黃和石膏之用量均較重。而後方的主證是心下有水氣，脈浮但不大，知水邪已停心下，雖有化熱煩躁，但尚未化為水熱之邪，致肺中鬱熱，故用蠲飲除痰的小青龍湯（青龍即含有騰雲致雨以化水的意思）以溫宣肺氣，使水氣上輸布化津液而溫散除飲，又加石膏可防止辛溫之品助停水而化為水熱之邪，兼清水熱之邪，故石膏用量較上方為少，而且石膏味辛，無礙麻、桂等辛溫開宣肺氣之功。以上二方可昭仲師用藥之精細也。

張仲景先師對肺癰、肺痿、肺脹三病辨證論治之區別

	病因	病證	脈	論治
肺癰	肺中壅熱	胸痛，痰帶腥臭	滑或滑數	瀉肺、除壅、排膿
肺痿	上焦虛熱，乏津；或肺中冷	咳吐濁唾涎沫，皮毛焦瘁，體弱	虛或細數	養肺（潤養或溫養）
肺脹	肺有濕熱，心下有水氣	咳而上氣，目如脫咳而上氣，心下有水	浮大或浮	開肺，除水飲

四、名醫要論

肺脹者，虛滿而喘咳。（《素問．脹論》）

是動則病肺脹滿，膨膨而喘咳，缺盆中痛，甚則交兩手而瞀，此爲臂厥。（《靈樞．經脈》）

肺脹而嗽，或左或右不得眠，此痰夾瘀血礙氣而病。（《丹溪心法要訣》）

五、驗案

薛某某，女，六十七歲。初診日期：一九六九年十二月十二日。

主訴咳喘，不能平臥已半月餘。患咳喘病多年，近來因寒冷而明顯加重。經某醫院檢查，診斷爲：慢性支氣管炎，肺氣腫，肺心病，心功能不全II～III度。因治療未見明顯效果，故要求中醫治療。

現咳嗽頻頻，喘促明顯，語言低微，氣短難續，心慌，氣短，不能平臥，倚被而坐，夜難入睡，痰多如清水，質稀易出，帶白色泡沫，小便少，面色黃白不澤，下眼瞼微有浮腫，下肢浮腫，按之凹陷不起，食納減少，不欲飲水，脘間發堵、微痛，不喜重按，有時噁心嘔逆，大便尚可。舌苔白而水滑，六脈皆滑而數，兩寸細滑帶弦，左關弦滑，兩尺沈滑略弦。

辨證：根據面色黃白不澤，言語低微，天冷季節發作，知其陽氣不足。年老陽虛，脾肺功能衰減，脾運不健，肺失肅降，寒濕不化，而生痰飲，停於心下。飲邪上凌心肺，故咳喘、氣促、心慌、甚則不能平臥；飲邪爲患，故咯痰清稀易出，量多而帶白色泡沫；濕邪停滯，中焦不化，故脘堵，不欲飲水，舌苔白滑；濕邪下注，而致下肢水腫；又因水飲凌心，胸陽不振，水飲射肺，肅降、布化之令難行，不能「通調水道，下輸膀胱」，故小便減少而水腫日增。從脈象分析，知是陽虛水飲內停，上凌心肺之證。

治法：根據「急則治標，緩則治本」和「病痰飲者當以溫藥和之」的精神，擬降氣除痰，助陽化飲之法，以標本兼治。

處方：炒蘇子十克，炒萊菔子九克，製半夏十克，化橘紅十克，炙甘草六克，茯苓十五克，豬苓十五克，桂枝八克，澤瀉十克，珍珠母三十克（先煎），藿香十克，元胡九克。水煎溫服，三劑。

二診（十二月十五日）：服上方，咳喘明顯減輕，痰亦明顯減少，小便增多，浮腫已消，能平臥安睡，舌苔轉薄，脈略滑而和緩。又服上方三劑，其女告知病已愈，又囑續服三劑，以鞏固療效。

半月後隨訪，病未再作。

六、與西醫學的聯繫

「肺脹」雖與西醫學中的某一疾病聯繫。僅談一點個人的看法供參考。回憶作者在上個世紀五六十年代與中國醫學科學院職業病研究所合作，在北京京西礦區研究礦工矽肺病時，在臨床上發現肺氣腫（慢性阻塞性肺氣腫病）患者肺功能明顯異常，有的患者自謂呼吸困難（上氣）嚴重時，有「目如脫狀」的感覺，我當時曾按中醫「肺脹」論治，投予越婢加朮湯隨證加減，收到了一定的療效。但由於當時是以矽肺的研究為主，加之條件所限，所以未能按照「肺脹」作系統觀察。我認為，對於西醫學中的慢性阻塞性肺病患者，因喘促嚴重，自覺「目如脫狀」者，可試用本篇所論進行治療。

本篇中所論「心下有水」者，與肺氣腫引起的肺心病、心功能不全等有相似之處，對於這些疾病，我在臨床上曾採用小青龍湯隨證加減治療，確能減輕症狀，明顯改善病情。病人服藥後，常咳嗽、氣喘減輕，下肢浮腫消退，甚至有些服藥前不能平臥、不能入睡的患者，服藥後能夠平臥，且能入睡，精神、飲食等都有較大改善。有患者提出方中有麻黃，因病人心率較快而用之，是否合適？我答曰：麻黃不是麻黃素，中醫之藥方重在配伍應用，方中有其他藥物能對麻黃有監製作用。服後果然療效很好，病家亦心悅服之。說明複方中（尤其是小青龍湯中）麻黃之作用，絕不是只用麻黃素的藥理作用可以解釋的。

本篇辨證論治方後所云「小青龍加石膏湯隨證加減」非習慣用語，而是要謹遵中醫辨證論治的原則去治療西醫學的疾病，不可用西醫病名去套用，這一點是必須注意的。

七、體會

肺脹一病，我在臨床上尚未見到與古醫籍中描寫的完全相同的病人，大多是有嚴重慢性支氣管炎、肺氣腫、肺心病等而出現「目如脫狀」者，因多爲慢性咳喘，並常在冬季等氣候寒冷時復發或加劇，常用小青龍湯隨證加減，有時能取得較好的療效。但也有不少病人，好犯犯，難於根治。所以，我認爲對此病還需進行深入的研究，以便找出確切的治療規律。

痰飲

一、簡介

痰飲作爲病名，始於漢代張仲景先生的《金匱要略》一書中的論痰飲咳嗽病篇。該篇把痰飲分爲四種：「其人素盛今瘦，水走腸間，瀝瀝有聲，謂之痰飲；飲後水流脅下，咳唾引痛，謂之懸飲；飲水流行，歸於四肢，當汗出而不汗出，身體痛重，謂之溢飲；咳逆倚息，氣短不得臥，其形如腫，謂之支飲。」還提出了苓桂朮甘湯、腎氣丸、甘遂半夏湯、十棗湯等十五張治療上述四飲的方劑，直至今天仍爲中醫辨治痰飲的重要指導，依法治療，都能取到良好的療效。

張仲景先師，不但在書中提出了以上四種飲病的辨證論治，還指出了五臟水飲的證候，如：「水在心，心下堅築，短氣，惡水不欲飲；水在肺，吐涎沫，欲飲水；水在脾，少氣身重；水在肝，脅下支滿，嚏而痛；水在腎，心下悸。」

後世醫家對痰飲，有的分而言之，把粘稠的稱爲痰，把清稀如水狀的稱爲飲，並且對痰又分出寒痰、熱痰、風痰、全身的痰和局部瀦留的痰等。把《金匱要略》所說的四種痰飲病歸於「飲病」。

在痰病中，又引申出「怪病皆生於痰」、「無痰不作眩」等病因病機理論，請詳看各篇。本篇僅就《金匱要略》一書中所說的四飲，結合後世醫家的有關論述，緊密聯繫臨床作一系統的論述。

二、病因病機

引起飲病的原因，在《內經》和《金匱要略》中，都認爲是飲水過急、過多，飲水未能及時氣化運行而致「水停不化」；或由於應當出汗而沒有及時出汗，而致水的氣化調節不能及時而造成。例如《素問．脈要精微論》說：「溢飲者，渴暴飲而易（溢）入肌皮腸胃之外也。」《金匱要略．痰飲咳嗽》篇也說：「飲水流行，歸於四肢，當汗出而不汗出……而爲溢飲。」但是爲何水停不化？實與人體的年齡、體質、陰陽盛衰有著密切關係。具體情況分述如下：

一、體質關係　或後天傷陽，或先天陽虛而形成。陽虛的體質，渴而暴飲，飲水過多，因陽氣不足則氣化不利，不能把飲水及時氣化分布，而成痰飲之病。

二、飲食不節，嗜食生冷，或食硬物傷脾，過飽而運化失職而生痰飲之疾。

三、憂思氣鬱　憂傷肺，思傷脾，氣鬱傷肝，如過度思慮則傷脾，過度憂悲則傷肺，肺氣失於布化，則水不輸布停留爲飲。如氣鬱傷肝，肝鬱犯土，也能傷脾。脾失健運，則濕聚成飲。

四、房室傷腎　腎傷則腎陽不足，不能蒸化水濕，水濕久停，聚而成飲。

五、飲酒過度　酒形如水，其性濕熱，飲酒過度，濕熱傷脾，濕邪不運，聚而成飲。

以上種種原因，總是傷及肺、腎、脾，腎陽虛則對水的氣化功能不利。後世醫家還認爲三焦主水道，三焦氣澀也是水飲產生的病機，故宋．《聖濟總錄》中說：「三焦氣澀脈道閉塞，則飲停滯，不能宣行，聚成痰飲。」清．陳修園先生也說：「痰飲病源皆水也，經云，三焦者，決瀆之官，水道出焉。設三焦失職，因之聚成痰飲。」看來脾陽不足、腎陽不足，三焦不利，是形成痰飲的主要病機。再進一步分析，三焦爲何不利呢？還需從《內經》所論水運化的正常生理說起。《內經》說：「飲入於胃，遊溢精氣，上輸於脾，脾氣散精，上歸於肺，水精四布，五經並行，通調水道，下輸膀胱，氣化則能出矣。」所以歸根到底，溯本求源，陽虛才是產生痰飲的根本病機。前人又把脾陽虛所致的飲病，稱之爲「外飲」，把由腎陽虛所致的飲病，稱爲「內飲」。由此可知，腎陽虛證比脾陽虛證更深重些，所以又有「淺者溫脾，深者溫腎」之說。

三、辨證論治

一、痰飲　「痰飲」二字，既是病名，又是證候名稱。一般說痰飲病人，多身體較爲瘦弱，飲食一般，小便較少，大便偏溏，仔細詢問，多是過去身體不瘦，只是自從患病以後，日漸瘦弱，腹中常有水液流動的聲音，腹部喜暖，飲食也喜歡偏熱些，喜食焦燥食物，不喜多湯汁食物。對此證張仲景先生用簡要的文字概括得非常好，所以，臨床的中醫師基本都能背誦：「其人素盛今瘦，水走腸間，瀝瀝有聲，謂之痰飲。」可能還兼有脅肋支滿目眩等。痰飲患者的舌苔多薄白或白，脈象多濡細成右手弦細。這種病的治法，大家仍是遵仲景先生以「溫藥和之」的原則，實際上即溫助脾陽，和利三焦，加強機體氣化功能。常用的藥方如苓桂朮甘湯。

苓桂朮甘湯，原方名爲茯苓桂枝白朮甘草湯。茯苓用量最多，桂枝、白朮二藥用量次之，甘草用量再次之。苓桂朮甘湯爲治痰飲之主方，故特錄魏念庭《金匱要略方論本義》和尤怡《金匱要略心典》中關於本方的方解、方義，以加深對本方組成的理解。

《金匱要略方論本義》曰：「主之以苓桂朮甘湯，燥土升陽，導水補胃，化痰驅飲之第一法也。胃寒則痰生，胃暖則痰消也，脾濕飲留，胃燥則飲祛也，可以得此方之大義，用之諸飲，亦無不行也。此法又爲利小便，而不傷於強迫其小便，亦爲第一法也。」

《金匱要略心典》曰：「痰飲，陰邪也，爲有形，以形得虛則滿，以陰冒陽則眩。苓、桂、朮、甘溫中去濕，治痰飲之良劑，是即所謂溫藥也。蓋痰飲爲結邪，溫則揚散，內屬脾胃，溫則能運耳。」

二、懸飲　主要證候是「水流在脅下咳唾引痛」，即患者右脅或左脅停有水飲，因而病人只能向一側臥（一般是有積水的一側在下），咳嗽，大力唾出痰液時，停水的一側脅部疼痛，可伴有氣短、口乾、不欲多飲、脅肋部隱痛或有輕度發燒等症。舌苔可見白膩，脈象多沈弦。治法主要是攻逐水飲，《金匱要略》主要是用十棗湯瀉水飲。

十棗湯：芫花、甘遂、大戟各等分。上三味共爲細末，以水一升五合，先煮大棗十枚去渣，內藥末，強人服一錢匕，羸人服半錢（匕）平旦溫服之，不下者，明日更加半錢，得快之後，糜粥自養。

十棗湯服後，以瀉下水飲爲度，強壯之人服之尚可，若體弱之人服一次之後，最好隔二～三日再服。

筆者曾選用《醫醇賸義》治懸飲之方椒目瓜蔞湯，取到佳效。後來又在臨床治療懸飲時以該方隨證加減，因屢用屢效，故又把加減應用之方定名爲源堤歸壑湯。茲介紹如下：

源堤歸壑湯（自擬方）：川椒目五～九克，全瓜蔞三十克，杏仁九克，枳殼九克，桑白皮十二克，葶藶子九克，廣橘紅九克，茯苓十五～二十五克，冬瓜皮三十克，豬苓十五克，車前子九～十二克（布包），澤瀉十二克，桂枝三～五克，白蒺藜六～九克。水煎服。

三、溢飲　本證主要是由於「飲水流行歸於四肢」，又「當汗出而不汗出」而致，故四肢浮腫，無汗，肢體沈重倦怠或酸沈疼痛，或有咳嗽、氣短，脈象浮數或浮弦。本證的治法是以發汗爲主，《金匱要略》以大青龍湯和小青龍湯主治。筆者在臨床上遇有兼見咳嗽吐稀水狀痰，喜暖怕冷者，常用小青龍湯隨證加減，可以取得較好效果。大青龍湯主要功效是發汗，遇表實浮腫者可用之隨證加減。《醫醇賸義》治溢飲有一桂苓神朮湯，臨床隨證加減應用，比較穩妥，茲介紹如下：

桂苓神朮湯：桂枝二·五克，茯苓九克，蒼、白朮各三十克，製半夏四·五克，砂仁三克，陳皮三克，薏苡仁二十四克，生薑三片。水煎服。

方解：本方利用桂枝發表，二朮燥濕，陳皮、砂仁調氣，茯苓、薏苡仁導水下行，表裡通達，溢於肌表之飲從汗而解，溢於體內之水從尿而出。

本方用量按照組方精神應用時，可以稍事加重。例如在發汗解表藥方面，可以適當加入蘇葉或麻黃之類。

四、支飲　「支」字有支撐之意，支飲即是說飲邪積於心下，支撐於胸膈之間，使人感到胸膈滿悶，咳嗽，氣逆，因呼吸困難而取坐位或半坐位（倚息），其面部如同浮腫一樣，小便少，口乾不欲多飲，舌苔多見白膩，脈象沈緊或弦。久病也有脈象無力者。

對於本證的治療，《金匱要略》提出了許多的方劑，說明治療時應注意辨證論治，其中主要方劑有溫散水飲的小青龍湯，降瀉水飲的葶藶大棗瀉肺湯、「澤瀉湯」，溫中燥濕的小半夏湯等等。茲逐一介紹如下：

（一）小青龍湯：《金匱要略》原文：「病溢飲者，當發其汗，大青龍湯主之，小青龍湯亦主之。」「咳逆倚息不得臥，小青龍湯主之：麻黃、芍藥、五味子、乾薑、甘草、細辛、桂枝、半夏，水煎服。」

（二）葶藶大棗瀉肺湯：葶藶（熬令黃色，搗丸如彈子大），棗十二枚。上先以水三升，煮棗取二升，內葶藶，煮取一升，頓服。

（三）澤瀉湯：《金匱要略》原文：「心下有支飲，其人苦冒眩，澤瀉湯主之。」澤瀉十五克，白朮六克。以上二味，以水二升，煮取一升，分溫再服。

（四）小半夏湯：《金匱要略》原文：「嘔家本渴，渴者爲欲解，今不僅不渴，心下有支欲故也。小半夏湯主之。」半夏十二克，生薑九克。上二味，以水七升煮取一升半，分溫再服。

（五）小半夏加茯苓湯：《金匱要略》原文：「卒嘔吐，心下痞，膈間有水，眩悸者，小半夏加茯苓湯主之。」半夏十二克，生薑九克，茯苓十五克。上三味，以水七升，煮取一升五合，分溫再服。

（六）木防己湯：《金匱要略》原文：「膈間支飲，其人喘滿，心下痞堅，面色黧黑，其脈沈緊，得之數十日，醫吐下之不愈，木防己湯主之。」木防己十克，石膏三十～四十克，桂枝六克，人參十克。上四味，以水六升，煮取二升，分溫再服。

（七）木防己去石膏加茯苓芒硝湯：《金匱要略》原文：「……虛者即愈，實者三日復發，復與不愈者，宜木防己湯去石膏加茯苓芒硝湯主之。」木防己六克，桂枝六克，芒硝六克（後下），人參十克，茯苓十二克。上四味，以水六升，煮取二升，去渣，內芒硝，再微煎，分溫再服，微利則愈。

以上是《金匱要略》「痰飲咳嗽病脈證並治」篇介紹的治支飲的各種方法。

雖然，仲景先師已提出了不少治法和藥方，但是，後世醫家經過臨床實踐，在此基礎上又做了很多的補充和發展。茲舉《醫醇賸義》治療支飲的方劑爲例：

桑蘇桂苓飲：適用於支飲，水行胸膈，咳逆倚息，短氣不得臥，其形如腫諸證。補充：舌苔可白可無苔，脈象多濡數。藥用：桑白皮十克，炙蘇子六克，桂枝二·四克，茯苓九克，製半夏四·五克，橘紅三克，杏仁九克，澤瀉四·五克，大腹皮四·五克，豬苓三克，生薑三片。這也是一張排瀉水飲的藥方，因飲停胸膈、心下，故以肺爲重點，以桑白皮、杏仁、蘇子瀉肺邪，桂、苓、夏、橘溫脾袪濕，豬苓、澤瀉、大腹皮通利水道，逐水下行。

我在臨床上應用此方治療支飲曾收到良好的效果。

除以上所談的痰飲、懸飲、溢飲、支飲外，《金匱要略》中還談到留飲、伏飲。茲舉其原條文如下，以供臨床參考。

（一）夫心下有留飲，其人背寒冷如掌大。

（二）留飲者，脅下痛引缺盆，咳嗽則輒已一作：轉甚。

（三）胸中有留飲，其人短氣而渴，四肢歷節痛，脈沈者，有留飲。

（四）膈上病痰，滿喘咳吐，發則寒熱，背痛腰疼，目泣自出，其人振振身瞤劇，必有伏飲。

（五）病者脈伏，其人欲自利，利反快，雖利，心下續堅滿，此爲留飲欲去故也。甘遂半夏湯主之。

四、名醫要論

人之氣道貴乎順，順則津液流通，決無痰飲之患。（《朱氏集驗方》）

治痰之法，理氣爲先，和胃次之。（《萬氏家傳保命歌括》）

外飲治脾，內飲治腎，氣壅者汗之，嗆咳者平之，濁逆者溫之，陽微者和之，濕滯者滲之，留飲者逐之，支結入絡者通之。（《類證治裁》）

水氣上逆，得陽煎熬則稠而成痰，得陰凝聚則稀而成飲。然水歸於腎，而受制於脾。治者必以脾腎爲主。（《醫學三字經》）

凡遇腎虛水泛，痰湧氣高，喘急之證，不調其下，僅清其上，必致氣脫而死，醫之罪也。（《醫門法律》）

五、驗案

曹某，男，十八歲，農民

十多天來咳嗽、氣短，咳時牽引胸脅疼痛，尤以左側明顯，只能向左側臥，走路則喘，口乾不欲多飲，食欲不振，二便尚調。舌苔薄、淺黃，脈象沈細數。西醫學檢查：左胸叩診實音，心濁音界消失。心臟右移，在胸骨右側才可聽到心音，未聞雜音。胸部X線透視：左側滲出性胸膜炎、左胸腔積水，縱隔被迫右移。四診合參，診為懸飲。治以消飲逐水之法，用源堤歸壑湯稍事加減。處方：全瓜蔞三十克，川椒目九克，桑白皮十二克，葶藶子九克，廣橘紅九克，澤瀉十二克，豬苓十五克，茯苓十五克，車前子十二克（布包），杏仁九克，枳殼九克。水煎服，五劑。二診時，諸症略減輕，上方去橘紅，加桂枝五克、冬瓜皮三十克，五劑。服藥後，小便顯著增多，自云曾有一夜排尿一大盆，五劑藥服完後，已不咳不喘，能平臥及向兩側臥，心臟聽診已復位。又服五劑，諸症消失，食欲增加，每日可吃五百克，已能幹農活。仍投第二診方，前後共服二十四劑。兩個月後X線胸透：胸水完全消失。以後追訪，體健，正在幹農活。

一般來說，痰飲源於腎、動於脾、貯於肺，治療痰飲要從肺、脾、腎入手。治肺是「導水必自高源」，治脾是「築以防堤」，治腎是「使水歸其壑」；所以要順氣、化濕、利水。對於水飲結積久者，還要兼用消飲破痰之劑攻之。前人有「治飲之法，順氣為先，分導次之，氣順則津液流通，痰飲運下，自小便而出」的經驗。又有「及其結而成堅癖，則兼以消痰破飲之劑以攻之」的主張。《金匱要略》中雖有治懸飲的十棗湯，但因其藥有毒性，攻力猛峻，不適於常服及體弱者。筆者根據其多年臨床經驗，參《醫醇賸義》椒目瓜蔞湯方，加重其用量增減其藥味，組擬成源堤歸壑湯。方中用川椒目、瓜蔞、葶藶子、桑白皮，逐水消飲；以杏仁、枳殼、橘紅順氣、降逆、化痰；茯苓、冬瓜皮，利濕健脾；又以澤瀉、豬苓、車前子，導水下行自小便而出。《金匱要略》中指出，治療痰飲「當以溫藥和之」，故又加桂枝助陽化氣以導利水飲從膀胱氣化而出。實踐證明，於方中加入桂枝後，患者的小便量明顯增多。本方採用了「導水必自高源」的精神，從治肺（順氣、消痰飲）入手，結合利水（治腎）、化濕（治脾），並運用「以溫藥和之」的經驗，屢用於臨床，均取得了滿意的效果。

六、與西醫學的聯繫

痰飲這一疾病，在西醫學中，尚未見到專篇論述，所以也很難與西醫學中的哪個病相對應。但是，在筆者數十年臨床工作中，到西醫科室或西醫院會診時，也曾遇到一些西醫疾病的某個階段或某種情況下，符合中醫學痰飲理論的論述而運用治療痰飲的方藥，取得了很好的療效。僅就記憶所及，憶述如下，以供同道們參考。

一、曾會診多次治療符合懸飲的病人，西醫診為胸腔積液，治療運用椒目瓜蔞湯加減取名源堤歸壑湯，而收到非常好的療效（請參看驗案部分）。

二、曾會診幾次符合支飲的病人。記得有一位老太太患心包積液，不同意做心包穿刺，故請中醫治療，我辨證爲支飲，運用桑蘇桂苓飲治療後，病癒出院。

三、曾有數次治療支氣管擴張患者每晨吐大量痰液，並且有時帶血，西醫師建議做手術治療，患者不同意手術治療，而請中醫會診。經過辨證認爲脾爲生痰之源，肺爲貯痰之器，如斷其生痰之源則可不吐大量痰液，據此採用了苓桂朮甘湯加味。藥後能安臥，晨起不再吐大量的痰，精神、體力都漸恢復。但應注意，用藥不可太溫熱，曾有一次，藥後痰中帶血，又加用白茅根、藕節炭，才不吐血。此亦應注意。

四、曾治過一中年婦女，西醫曾作過多次的各種檢查，均無陽性所見，故診斷爲胃腸神經官能症，病狀是自覺腹部不適，常有水聲，漉漉作響，食欲不振，身體日漸瘦弱，體重也慢慢地往下降，雖經幾個醫院檢查均未能確診，故請中醫會診。根據《金匱》「其人素盛今瘦，腹中瀝瀝有聲，水走腸間，謂之痰飲」的論述，投以苓桂朮甘湯隨證加減，服藥一個多月而愈。

五、也常用苓桂朮甘湯隨證加減治癒過胃腸功能紊亂，而表現爲痰飲證者。

上面雖然介紹了筆者治療痰飲的體會，但是不能說胸腔積液、心包積液、支氣管擴張、胃腸功能紊亂、胃腸神經官能症就是痰飲病，可能還會有別的什麼西醫病會出現痰飲篇所談的情況。還要請同道們今後漸漸體會發現。

七、體會

飲證是偏於陰的證候，一般又都是慢性病，所以在治療上應採用以：「溫藥和之」的法則，這是治本的方法。

但是臨床時，也不能忽視「急則治其標」的法則，所以臨床症狀劇烈時，也可以採用治標的方法，如化痰滌飲、消痰逐飲等法。也可以標本同治，如「溫腎行水」等法。

在《金匱要略》中所論的懸飲、支飲、溢飲、雖以攻逐發汗為主要治法，但也要注意不可攻伐太過，以免傷損元氣。

一般說痰飲之脈象，如見沈弦之脈，知為水飲深蓄之證，如見浮弦而細滑等脈象，則知飲邪較淺，可作參考。

還應注意有飲無飲和飲邪的輕、重及欲愈等情況，茲舉例如下請作臨床參考：①先口渴，飲水後嘔吐出水，為水停心下，應按飲病治或加治痰飲藥。②胸中有留飲，其人背寒冷如掌大。③嘔吐的病人，如渴能飲水。為嘔吐欲解，如嘔吐者反而不渴是心下有支飲。④病人自利（大便瀉），利反快（舒適者），為留飲欲去。⑤雖利（泄瀉），心下續堅滿者，為留飲尚未盡去；以上都是臨床辨證論治時應當注意的事，要時時想到，不可忽略。

筆者在臨床治懸飲時常選用椒目瓜蔞加減而擬定的源堤歸壑湯，治支飲時，常用桑蘇桂苓飲方，隨證加減，請同道們試用。

胸痹心痛

一、簡介

胸痹的症狀主要是胸痛，但胸痛又常與心痛在一起出現，所以本篇把胸痹心痛合為一篇來探討。

關於心痛，早在《素問．臟氣法時論》中即有記載，其云：「心病者，胸中痛，脅支滿，脅下痛，膺背肩胛間痛，兩臂內痛。」，從這段文字中可以看出，「心痛」也可出現「胸中痛」，心痛與胸痛常同時出現。至漢代張仲景先師的《金匱要略》中專門設有「胸痹心痛短氣」專篇加以論述。

我們在臨床辨治時，還是應該分清胸痹與心痛的不同，不可混淆。

後世醫書中有將胸痹、心痛，分開論述者，也有合在一起論述者。均仍以《金匱要略》胸痹心痛篇作為論述依據。

本篇仍遵張仲景先師的精神，將胸痹心痛放在一篇討論，在辨證論治、組織方藥等方面，會更有好處。

二、病因病機

一、胸陽不振　中醫學論爲胸中爲陽氣開發之域，心居胸中，如胸陽不振，當然也會影響到心。所以胸陽不振，同樣也會波及心而產生心陽不振。胸、心陽氣不振，則不能很好地溫運血脈，致心失所養而致胸痹疼痛。

二、水飲淩心　心胸陽氣不足，心胸水飲不能疏化，陽氣不能蒸化水液，水飲停蓄，上淩於心，心胸水飲阻痹而產生胸痹心痛。

三、陰虛火旺　久病體虛，身體虛弱，或兼遺泄頻仍，傷及腎陰，或素體腎陰虧虛而致水火不濟，腎陰虛則虛火妄動，上擾胸中陽氣，胸中痹塞，而致胸痹心痛。

四、心血不足　素日體虛，又兼勞心過度，心血受損，或思慮日久，勞損心血，導致心血虧損，而致心失血養，胸中氣血循行失暢，而發生胸痹心痛。

五、心血瘀阻　久病心悸，心之氣陽不足，胸中氣血循行滯澀，或感外邪，或生活失節，內蘊痰火，或胸背受跌打損傷，日久生瘀，瘀阻血脈而產生胸痹心痛。

六、情志損傷　情志不和，可引致氣滯、血瘀、痰濁阻滯而產生病機的變化，常見的如用腦過度、思慮傷心脾、肝氣易怒、氣滯血瘀等而致氣鬱血阻，久鬱化火，火氣煎灼津液，灼津成痰，痰氣阻滯，經絡血氣循行失常而產生胸痹心痛。

三、辨證論治

一、心絡瘀阻證　心胸疼痛如絞如刺，胸悶氣短，神情恐慌，頭昏身倦，面色晦黯，如果病人出現氣急氣短，疼痛向左臂內側放射（手少陰心經脈絡）脈象沈弦，或促結代等不斷出現舌質色黯，此時應想到此可能是心痹，不單純是胸痹，應建議做心電圖，如心電圖正常，仍可按胸痹治療。此證常用的治法是活瘀通絡，常用的處方有血府逐瘀湯、丹參飲、失笑散等隨證加減應用。

（一）血府逐瘀湯：當歸、生地、桃仁、紅花、枳殼、赤芍、柴胡、川芎、牛膝、甘草、桔梗。水煎服。

（二）丹參飲：丹參（重用）、檀香（輕用）、砂仁（輕用）。水煎服。

（三）失笑散：蒲黃（炒）、五靈脂（酒研，去砂土）等分，共爲末，取六克用醋熬成膏，然後加水一碗，煎成七分碗，食前熱服。

二、胸陽不振證　多發於老年人，或腦力工作者、過度勞累者，常因受寒冷刺激而誘發，心胸悶痛，肩背冷痛（背屬陽），胸部喜暖畏冷。《金匱要略》說：「今陽虛知在上焦，所以胸痹心痛者，以其陰弦故也。」陽虛即指胸陽不足，「陰弦」是指陰脈弦（弦主痛），正如原書所說：「夫脈當取太過不及，陽微陰弦即胸痹而痛……」。陽微陰弦是指寸脈微尺脈（有時連及關脈）出現弦象，胸部喜暖喜按，病人常用兩手捫按胸部，或兼氣短。其痛連及後背，氣短聲低舌苔或白或正常，脈象多是寸脈弱小而微，尺脈（有時波及關脈）弦而躁動。此證爲陰邪（痰飲、氣滯、寒邪等）上犯，正邪鬥爭，胸中陽氣不振而致。陰氣較盛，胸陽不得開發，氣血阻滯而痹痛，須知道這是陰邪較盛而上犯邪正相搏，而發生的胸痹心痛。治法須用溫助胸中陽氣，辛通氣血。常用的處方有瓜蔞薤白白酒湯、枳實薤白桂枝湯、胸痹湯等，隨證加減運用。

（一）瓜蔞薤白白酒湯：

漢代原方：瓜蔞實一枚（搗），薤白半升，白酒七升。三味同煮，取二升分溫再服。

今人處方：全瓜蔞三十～四十克，薤白十～十五克，米醋八十毫升，冷水六十毫升，黃酒二十毫升。先將醋、水、黃酒混合後，用以煮以上二藥，取一〇〇毫升，分二次溫服。

（二）枳實薤白桂枝湯：

漢代原方：枳實四枚，厚朴四兩，薤白半斤，瓜蔞一枚（搗）。上五味，以水五升，先煮枳實、厚朴，取二升，去滓，內諸藥，煮數沸，分溫三服。

今人處方：枳實十克，厚朴十克，薤白十二克，全瓜蔞三十～四十克。水煎服。

（三）人參湯：

漢代原方：人參、甘草、乾薑、白朮各三兩。上四味，以水八升，煮取三升，溫服一升，日三服。

今人用方：人參六～十克，甘草六克，乾薑六～九克，白朮十克。水煎服。

我認爲人參湯實際與理中湯大致相同，如胸痹患者出現倦怠少氣、四肢逆冷、言語聲低、脈象沈遲等症者，服本湯以補中助陽，使陰寒自散。觀原主治條文中有「胸滿，氣結在胸，脅下逆搶心」等症，那麼本湯即又可謂「塞因塞用」了。用藥如用兵，要靠醫者，靈活掌握之。

（四）胸痹湯（自擬經驗方）：主治胸痹胸陽不振證。全瓜蔞三十～四十克，薤白十～十二克，半夏十克，桂枝三～十二克，檀香六～九克（後下），茯神木三十克，紅花十克，蘇梗十克，五靈脂九～十二克（炒），蒲黃六～十克，赤芍十二克。水煎服。服藥時再兌入米醋二十～三十毫升，會飲酒者，也可兌入黃酒十～二十毫升。心痛重或頻頻發生者，可隨湯藥服蘇合香丸一丸，每次隨湯藥時服半丸～一丸。個人認爲，用醋效果好。

三、痰濁瘀阻證　胸痛悶脹，胸部發憋，憋甚時連及肩背，古書所謂「胸痛徹背」頭暈眼花，泛惡欲吐，舌苔白膩，脈象弦緩或弦滑。多見於體胖之人。

此證是因痰濁阻塞胸中所致，治應用通陽散結、蠲飲降逆之法。常用方如瓜蔞薤白半夏湯、桂枝生薑枳實湯等隨證加減。

（一）瓜蔞薤白半夏湯：

漢代原方：瓜蔞一枚，薤白三兩，半夏半斤，白酒一斗。上四味，同煮，取四升，溫服一升，日三服。

今人處方：全瓜蔞三十～四十克，薤白九～十二克，半夏十克，米醋一〇〇毫升。以上四味，加冷水四〇〇毫升，同煮，取四〇〇毫升，分二次溫服。

本方仍以瓜蔞薤白白酒湯通陽開痹，加半夏以消痰降飲。

（二）桂枝生薑枳實湯：

漢代原方：桂枝三兩，生薑三兩，枳實五枚。上三味，以水六升，煮取三升，分溫三服。

今人處方：桂枝十克，生薑十克，枳實十克或十二克。水煎服。

此方治寒飲內停，上逆氣塞而致的心胸疼痛之證。臨床可斟酌應用，必要時可加減用之。

四、氣血兩虛證　多見於素日體虛、或久病後正氣未復之人，症見氣短，胸悶痛，心悸不寧，或兼左肩背酸困不適，飲食不振，大便不調，舌質淡，苔薄白，脈沈細而緩或見結代。

此證爲正氣虛弱氣血不足之證，治宜補養氣血，活瘀祛痰。常用方有炙甘草湯、加味八珍湯等方隨證加減應用。

（一）炙甘草湯：炙甘草、生薑、人參、生地、桂枝、阿膠、麥冬、麻仁、大棗。

（二）加味八珍湯：黨參、白朮、茯苓、甘草、熟地、當歸、白芍、川芎、薤白、全瓜蔞、枳實、檀香。

五、眞心痛　《靈樞》「厥病篇」說「眞心痛，手足清至節，心痛甚，旦發夕死，夕發旦死。」可見眞心痛證除「心痛甚」外，還有「手足清（其意爲寒涼）至節」。此句是說「上肢從手涼到肘關節，下肢從足涼到膝關節」又警告說此病的病情非常嚴重，可能在很短的時間內發生死亡。此證之心痛還可經左肩左臂內側沿心經所過之路線，竄痛至小手指，冷汗濕衣等。見此證應積極搶救，可速做心電圖檢查有無心肌梗死，如有心肌梗死，可速將病人送心臟監護室進行心臟監護，並趕緊根據辨證，對屬陽氣不足，脈象似有似無者，速進獨參湯搶救。處方如下：

眞正野山人參十～十五克。用水二〇〇毫升，煎至一五〇毫升時服三十～五十毫升，再煎至一〇〇毫升時速服（即煎一會兒即倒出些藥汁服一次；煎一會兒即再服一次；頻頻煎，頻頻服）。

眞陽虛者，手足冰冷，下肢重於上肢，可加附子十克；熱厥者（心胸部喜涼爽）。可加川黃連十克與人參同煎服；胸悶懣脹甚者，可速服蘇合香丸一丸。此證應當中西醫合作積極搶救。

四、名醫要論

寒氣卒客於五臟六腑，則發卒心痛，胸痹，感於寒，微者爲咳，甚者爲痛。（《備急千金要方》）

若卒心痛，六脈沈微，汗出不止，爪甲青，足冷過膝，乃眞心痛也，不治。（《扁鵲心書》）

須知胸爲清陽之分，其病也，氣滯爲多。（《醫徧》）

胸痹總因陽虛，故陰得乘之。（《醫門法律》）

胸膺爲陽位，胸痹多屬心陽不宣，陰邪上犯。（《冉雪峰醫案》）

初病宜溫宜散，久病宜補宜和。（《證治匯補》）

心脈之上乃爲胸膈，兩乳之間則爲膺胸。胸膈痛，乃上焦失職，不能如霧露之溉，則胸痹而痛，薤白、瓜蔞、茜草、貝母、豆蔻之藥，可開胸痹以止痛。膺胸痛者，乃肝血內虛，不能充於期門，致衝任之血，不能從膺胸而散，則痛。當歸、白芍、紅花、銀花、續斷、川木通之藥，可和氣血而止痛。（《醫學眞傳》）

五、驗案

辛某某，男，四十一歲。初診日期：一九六二年九月二十四日。

問診：主訴胸部悶痛已一年半。

一年半以來胸部悶痛，心前區有壓抑感。睡眠不穩，易驚，有時心悸怔忡，登高時則目眩，食納尚可，兩下肢有時浮腫，二便正常。曾經河北省石家莊某醫院和北京某醫院做心電圖等檢查，診斷爲冠心病、心絞痛。

望診：發育正常，營養佳，面色略黯。舌苔根部垢厚略黃。

聞診：言語、聲音、呼吸未發現異常。

切診：腹部、四肢正常，脈象略數。

辨證：胸部爲陽氣宣發之域，胸陽不振，氣血鬱滯，不通則痛。心氣不暢則有壓抑發悶之感，心血失榮則致易驚、怔忡、失眠等症。四診合參，診爲胸陽不振所致之胸痹。

治法：寬胸助陽，宣暢氣血，兼佐安神。

處方：全瓜蔞十二克，薤白九克，炒枳殼九克，川桂枝三克，川厚朴四．五克，九菖蒲三克，朱遠志六克，朱茯神九克，酸棗仁九克，焦神麴九克，廣木香一．五克。六劑。

方義：本方以瓜蔞寬胸化痰，甘苦潤降，薤白助陽開痹，辛散氣血，爲主藥。枳殼暢胸中滯氣，桂枝助心胸陽氣，厚朴消脹除悶，爲輔藥。遠志交心腎而安神，菖蒲暢胸膈而開竅，酸棗仁甘酸斂神，朱茯神甘淡寧心，焦神麴助消化而和中，爲佐藥。少用木香以行冷滯之氣，氣行則痛定，爲使藥。

二診（九月三十日）：藥後平平，症無進退。舌苔白，脈象略沈。改方如下：

瓜蔞皮十二克，炒枳殼九克，清半夏六克，北秫米九克，九菖蒲三克，朱遠志六克，製乳、沒各三克，杭白芍九克，白蒺藜九克，廣藿梗九克，生熟棗仁各十二克，沈香粉一．二克，（分兩次沖服）。三劑。

三診（十月五日）：藥後胸痛、胸悶減輕。睡眠較佳，尚有時驚悸。目眩、下肢浮腫、心區壓抑感均減輕。舌上黃苔較前化薄，脈象略數，再守前法，藥方加減如下：

瓜蔞皮十二克，當歸身四．五克，炒枳殼九克，炒枳實六克，白蒺藜九克，廣藿梗九克，生熟棗仁各九克，北秫米九克，法半夏七．五克，白芍十二克，朱遠志六克，青龍齒十二克（先煎），沈香粉一．五克（分二次沖服）。五劑。

四診（十一月一日）：服完上藥五劑後，胸悶基本消失，只在走累或登高時才出現。但因工作關係而去外地，故停藥。現心前區之疼痛每日發作一～十次，勞累時則多，休息時則少，疼痛發作時可波及到左腋窩。睡眠多惡夢，大便偏燥。舌苔白略膩，脈象略數。①再投十月五日方六劑；②蘇合香丸三丸，一日二次，每次半丸，隨湯藥服。

五診（十一月六日）：藥後睡眠安穩，心痛次數減少，各症均減輕。舌苔黃膩之情較前化薄，小便色黃，脈略滑。再投十月五日方（去當歸、枳實，加菖蒲六克），三劑。蘇合香丸三丸，一日二次，每次半丸，隨湯藥服。

六診（十一月九日）：藥後心胸痛已不明顯，餘症基本消失，惟舌苔尚黃厚（自謂與吸煙太多有關），大便近日乾燥，食欲不振，脈象略細數。因工作關係，須到外地去一段時間，要求帶常服藥方及藥。

①藥方：瓜蔞皮十二克，薤白頭六克，紫丹參九克，炒枳殼九克，炒枳實九克，白蒺藜九克，廣藿梗十二克，生熟棗仁各九克，北秫米九克，菖蒲三克，黃芩九克，天竺黃六克，赤芍十二克，沈香粉一．二克（分二次沖服）。六劑。囑有效可以此方常服。

②蘇合香丸六丸，疼痛發作時，服一丸。囑用完後，再在當地購服。

七診（一九六三年七月十三日）：上藥服用約三個多月，蘇合香丸約服用三十餘丸，胸痛、胸悶、心前區壓抑感均消失，雖然偶有欲作之勢，但極輕微，故未再服藥。停藥後，工作正常。面色比以前潤澤，精神及說話聲音均較前轉佳。近在北京某醫院做心電圖檢查，心電圖正常，血膽固醇二四〇mg%。舌苔尚黃（自謂吸煙太多之故），脈已近平。仔細望其面部，兩顴微有略青之色，下口唇有少數瘀斑。擬用養血活瘀、助心陽之法收功。

處方：瓜蔞皮九克，薤白頭三克，南紅花六克，全當歸四．五克，紫丹參十二克，赤白芍各六克，化橘紅六克，製黃精九克，藿香梗六克，朱茯神六克，炒枳殼六克。每周服三～四劑。囑堅持三個月左右。

一九六六年三月二十三日追訪：兩三年來，心絞痛未再發作，中藥也兩三年不服用了。今年一月在北京某醫院做心電圖檢查，心電圖正常。

六、與西醫學的聯繫

中醫的「胸痹心痛」，與西醫的「胸痛」、「心絞痛」、「心肌梗死」等有一定的聯繫。

（一）胸痛

西醫學認爲胸痛是臨床常見的一種症狀。其臨床意義，可大可小。有時由於局部輕微損傷，則無甚重要。若由於內臟疾病所致，往往意義重大。從內科角度來看，能出現胸痛的疾病，可有：①神經系統病變：如肋間神經炎、腫瘤、神經根炎等等；②肌肉疾病：如肌炎、皮肌炎、外傷等等；③骨骼及關節病變：如強直性脊柱炎、頸椎病、骨腫瘤，急性白血病等等；④胸腔臟器疾病：如肺炎、胸膜炎、心血管系統疾病、呼吸系統疾病、食管疾病、胸腺疾病、縱隔疾病等等；⑤其他疾病：如過度換氣綜合症、痛風等等。這些疾病引起的胸痛，都在各病中去論述，今從略。但其心絞痛卻與本篇內容關係密切，故對「心絞痛」作如下介紹。

（二）心絞痛

是在一定條件下冠狀動脈供應的血液和氧不能滿足心肌需要的結果。所以，心絞痛是心肌缺血的臨床綜合症。

心絞痛的症狀特點：①疼痛部位：以胸骨後最爲常見，有時可稍偏左，也可較爲廣泛，少數在胸骨下段，甚至上腹部。②放射部位：多向左上肢放射，從左肩前內側經過前臂達到小指與無名指。③疼痛性質：壓迫緊縮感或悶痛，在發作剛開始時輕，迅即加重，常伴有窒息感或伴有瀕死的恐懼感，迫使患者停止活動，不願說話，手臂有時覺痲木無力。④疼痛程度：可輕可重。⑤疼痛持續時間，一般多在五秒以內，經休息安靜或去掉誘因後，能迅速緩解。舌下含服硝酸甘油常能使發作在二～三分鐘內消失。惡化勞力型或變異型心絞痛，發作時間可較長。臥位型心絞痛須坐起，甚至站立後，才能緩解。

與心絞痛等同的症狀：有的病人心肌缺血時無疼痛症狀，而表現爲極度疲乏，或胸悶、呼吸困難，發作嚴重時，可出冷汗，或感到頭昏，甚至引起暈厥。

合併病的影響：高血壓、嚴重貧血、阻塞性肺氣腫，高度主動脈瓣狹窄或關閉不全等病，易於促使心絞痛發作。

心絞痛，西醫學又有：①勞力型心絞痛，其下又分爲穩定勞力型、惡化勞力型；②臥位型心絞痛；③自發型心絞痛；④變異型心絞痛；⑤混合型心絞痛；⑥梗死後心絞痛等等。這些心絞痛，都須在設有心血管專科的醫院詳查，才能確定。

（三）心肌梗死

本病分急性心肌梗死和陳舊性（癒合性）心肌梗死。男性多於女性。

急性心肌梗死是持續而嚴重的急性心肌缺血所引起的部分心肌壞死。絕大多數病因爲冠狀動脈粥樣硬化，少數見於其他冠狀動脈、主動脈疾病或影響其開口以及畸形、心臟損傷等。

急性心肌梗死的典型臨床表現主要是胸痛，但是急性心肌梗死的臨床表現差異極大，甚至有的發病時無症狀或症狀輕微。

由於急性心肌梗死發病起始症狀不盡相同，故把其起始症狀分述如下，會有利於對本病的及時診治，避免誤診或漏診。

（一）以疼痛爲起始症狀：約百分之八十五的患者以疼痛爲起始症狀。疼痛在胸骨後直到咽部或心前區，向左肩左臂放射，疼痛有時在上腹部或劍突處，同時胸骨下段後部常有憋悶不適，伴有噁心、嘔吐者，常見於下壁梗死。不典型疼痛部位有：右胸、下頜、頸部、牙齒，罕見頭部及大腿內側。疼痛性質爲絞窄樣，或壓迫性疼痛，或爲緊縮感、燒灼樣疼痛，常伴有瀕死感。一般持續時間較心絞痛長，三十分鐘以上，甚至長達十餘小時，含硝酸甘油一般不能緩解，劇烈者，常須給予強的鎮痛劑。疼痛有時也可能不重，爲輕度悶痛，有時表現爲斷斷續續多次疼痛，與不穩定型心絞痛不易分辨。多見於心內膜下梗死。疼痛緩解後如再次出現，應注意有否梗死延緩。需密切注意心電圖變化、實驗室血清檢查的變化。如無梗死延緩徵象，疼痛爲一過性或伴有心電圖ST段上升或下降，則爲梗死後心絞痛。

急性心肌梗死患者，約有百分之十五～百分之二十無疼痛症狀。

（二）以暈厥爲起始症狀：見於下後壁梗死急性早期，多發生於發病三十分鐘內，迷走神經張力增高的患者。

（三）以心臟驟停爲起始症狀：發症即爲心室顫動，多發生於院外，經心肺回甦以後證實爲本病。

（四）以急性左心衰竭爲起始症狀：突然發現肺水腫爲最初表現，事先無預兆，有的在數日前有心絞痛前驅症狀。患者覺胸部壓悶，窒息性呼吸困難，端坐呼吸，咯白色或粉紅色泡沫痰，出汗、發紺。多見於廣泛的心肌梗死，或與陳舊性心肌梗死不同部位的再次急性梗死。

（五）以休克爲突出的起病症狀：患者感到虛弱、大汗、虛脫，如從坐位滑下或立位摔倒、或有一過性意識喪失（由於心排血量過低引起了腦缺血）。極度嚴重者隨即死亡。程度稍輕者，出冷汗，覺頭暈，收縮期血壓低於八十毫米汞柱，尿少或無尿。

（六）以腦供血障礙爲起病症狀：肢體無力，輕癱或意識遲鈍，見於伴有腦動脈硬化的老年患者。有的患者是急性心肌梗死合併腦血栓形成一起發病，有時孰先孰後，臨床難以分辨。

（七）腸道功能障礙：胃腸道症狀如噁心、嘔吐、消化不良都是常見的症狀，特別是下後壁心肌梗死，疼痛發生在上腹部，易與消化道疾病混淆。呃逆常見於嚴重患者，且很頑固。

急性心肌梗死時易並發一些非心臟問題，如肺部感染、泌尿系感染、便秘等。

（四）心肌梗死的治療

一、要加強監護　在患者家中及送醫院途中即應開始監護，儘早開始心電圖、血壓和呼吸監測，入院後應在監護病室監測三～五天，轉到一般病房時繼續監測心電圖、心律、血壓變化，最少過渡兩天。

二、一般治療　①臥床休息。②吸氧。③緩解疼痛，可使用作用強的鎮痛劑，必要時可使用嗎啡。④通便：如住院第三天仍無大便，可適當應用通便劑，對有便意者，可用開塞露，或百分之五十甘油灌腸。⑤飲食：最初可服用流食，幾天以後改軟食，以少吃多餐為宜。心衰者以低鹽飲食為好。

三、硝酸鹽的使用　發病早期疼痛及ST段明顯抬高時，予舌下含服硝酸甘油〇．三～〇．六毫克應注意血壓，繼以靜脈滴注從五～一〇g/min開始逐漸加量，密切觀察症狀。避免用長效硝酸甘油製劑。由於硝酸甘油可引起反射性心率快和血壓下降故應慎用，或不用（有豐富經驗才可用）。

再灌注治療、溶栓治療、抗凝治療等，必須由心臟專科有經驗的醫生根據具體情況選用。今從略。

在治療中，還可出現心律失常、房室傳導阻滯、心房顫動和撲動、心臟驟停等併發症。所以急性心肌梗死的病人，應儘早住入心臟病專科醫院，由經驗豐富的醫生診治。

（五）心絞痛的治療

一、抗心絞痛的藥物

（一）硝酸甘油：硝酸甘油片劑置於舌下，可迅速溶解吸收，一般用〇·六毫克能在一～二分鐘內使心絞痛緩解。可持續二十～三十分鐘。輕度頭暈、頭痛等副作用常見。初次試用應避免立位服用，先試用〇·三毫克，無效時，可於五分鐘後再用〇·四五或〇·六毫克。

（二）硝酸甘油氣霧劑：噴於頰粘膜，易於吸收，起作用快。

（三）硝酸甘油緩釋片：口服後作用持續八～十二小時。

（四）亞硝酸異戊脂：作用比硝酸甘油更快的硝酸鹽製劑。為易氣化的液體狀藥物，以〇·一二～〇·一八毫升，裝入玻管內，需用時裹在手帕中擠破，護在鼻上，經鼻孔吸入，十～十五秒內發生作用。持續幾分鐘，容易發生較重的頭痛及臉紅、發熱等副反應。

（五）硝酸異山梨酯：常用口服量每次五～二十毫克，每日三次，舌下含服，每次二·五～五毫克。口服後可在十五～三十分鐘內起作用，持續三小時；舌下用藥，在三～五分鐘內起作用，持續二～三小時，可代替硝酸甘油舌下用藥，制止心絞痛。

（六）脈朵敏：是一種亞胺類的化合物。其作用與硝酸鹽相似。舌下含用一毫克，二～四分鐘起作用，可制止心絞痛發作。口服一次，可持續六～七小時，劑量每次二毫克，每日三次。

二、β腎上腺能受體阻滯劑

貝洛爾：此藥並有α－受體阻滯作用，有擴張冠狀動脈作用，可以單獨使用。其餘的β－阻滯劑不宜於單獨應用，故不做介紹。

三、鈣拮抗劑

（一）硝苯地平：有擴張冠狀動脈及周圍動脈的作用，抑制血管痙攣效果顯著。本藥也可用於舌下含服，三分鐘內起效，口服劑量十～二十毫克 六或八小時一次。注意本藥不可突然停藥，可出現撤藥綜合徵，發生嚴重的心絞痛。

（二）維拉帕米：對慢性穩定型心絞痛有效，劑量每次四十～八十毫克，每日三～四次。對合併心力衰竭者不宜用。

四、中藥

（一）活血化瘀類中藥有丹參、川芎、赤芍、雞血藤、蒲黃、五靈脂、乳香、沒藥、三棱、莪朮等。

（二）芳香溫通類中藥有蘇合香、檀香、冰片、沈香、麝香、丁香等。

筆者認為運用中藥時，還是辨證論治效果更好。

總之，心絞痛、急性心肌梗死都是較重的疾病，應找有經驗的醫生診治，不可輕視。即使是遇見「胸痛」的病人，也須要多做檢查化驗，詳加分析，不可驟然使用鎮痛藥，以免擾亂症狀的規律性、典型性而延誤病情，而致漏診、誤診。

七、體會

中醫治療「胸痹心痛」的療效是很好的，但要注意有無急性心肌梗死的診斷，如病人在醫院經過住院治療，已經出院，但仍有胸痹心痛，要繼續辨證論治，以促使病情早日痊癒。

近些年來由於中西醫更密切地合作，常常有心絞痛的病人，找中醫治療。經過詳細的辨證論治，常能取得良好的療效。

中醫界常對《金匱要略》「胸痹篇」介紹的瓜蔞薤白白酒湯、瓜蔞薤白半夏湯、枳實薤白桂枝湯諸方，簡稱為瓜蔞薤白劑。瓜蔞薤白劑隨證加減，對治療胸痹是非常有效的方劑，貴在加減得法。我常在湯藥中，兌入米醋二十～三十毫升。胸痹疼痛嚴重者，在服瓜蔞薤白劑的同時，加服蘇合香丸，每次一丸，每日二次，隨湯藥服，常取到良好效果。但要注意氣虛證者勿服。

驚悸怔忡

一、簡介

驚悸是指突然受到大聲振響，或驚嚇之事，則感到心中悸動而心跳不安；過一段時間，則能漸漸自止。怔忡是指平時（不受驚嚇）即感到心中怔怔忡忡心跳不安，終日不能自止。一般說，驚悸，心跳一陣，能漸漸自止，其病情尚較輕淺，不一定治療；怔忡則經常感到心跳不寧，不能自止，必須服藥治療才能安穩，病情較重。

怔忡也往往發生於重病、久病後或由於汗下太過，身體未能恢復健康時，而覺身體倦怠、心慌心跳，氣短乏力、心中怔忡不安等等，此說明，身體尚未康復。或可兼有失眠、胸悶、神倦、身疲等症。

二、病因病機

一、心虛膽怯　素體心膽虛怯，突受驚恐，聞異聲，見怪狀，或登高涉險，則心悸膽怯，神搖不能自持而成驚悸。

二、心血虧虛　素體虛損或久病失養，陰血不足而致心血失養而發爲驚悸怔忡。

三、心陽不足　若久病或過於勞倦，耗損心陽，心陽不足則不能溫運血脈，致心神不能自持而發生心悸動不寧。

四、水不濟火　房勞過度，傷及腎陰，腎精不足，水不濟火，虛火妄動，上擾心神，發爲心悸。

五、水飲凌心　心脾陽虛，不能正常蒸化水濕，致水濕停聚而爲飲，飲邪上犯，凌害心陽，心陽被抑，而發心悸。

六、心血瘀阻　心病久羈，心之氣陽受損，血脈運行失暢，或胸背受到跌打損傷，瘀血阻滯，而致心血瘀阻，發生心悸。

三、辨證論治

首先要注意無論是驚悸或怔忡都應以心跳不寧爲主訴。如病人主訴爲其他病症，而兼有心跳、心慌等證者，則應仔細辨認其心悸、心跳、心慌是否爲兼症，而不是驚悸、怔忡病，如水腫、出血證、失眠等病證，都可能出現心慌、心跳等症，但是只要治好其本病、心慌、心跳自然也會消失，這些則不屬於驚悸、怔忡。這是應該首先要分辨的。

一、心虛膽怯證　主訴經常心慌、心跳，怔忡不寧，遇到令人驚恐之事、聽到異常大聲、看到異物則心慌、心跳加重，同時可見氣短、少寐、坐臥不安等，舌苔薄白，脈象動數，或虛或弱。此證治法，應用養心安神，鎮心定志法。常用方有安神丸、朱砂安神丸，隨證加減。

（一）安神丸：橘紅、遠志、黃連、酸棗仁、茯苓、川貝母、生地、麥冬、當歸、甘草。煉蜜爲丸，每丸六克，朱砂爲衣，每日三次，每次一丸，薑湯水送服。

（二）朱砂安神丸：朱砂、川黃連、當歸、生地、甘草。爲末，煉蜜爲丸，朱砂爲衣。每日一～二次，每日一丸。

二、心血不足證　過度勞累或用心過度，致頭暈心悸，善驚易恐，多寐多夢，面色不華，神倦乏力，舌質淡紅，脈細或兼數。治以補心養血，益氣安神之法。常用方有：歸脾湯、平補鎭心丹方、柏子養心丸方，隨證加減。

（一）歸脾湯：白朮、茯苓、黃耆、龍眼肉、酸棗仁、人參、木香、甘草、當歸、遠志。水煎服。

（二）平補鎭心丹：酸棗仁（炒）、車前子、茯苓、五味子、肉桂、麥冬、龍齒、熟地黃、山藥、人參、朱砂、遠志、甘草。原方是爲末，煉蜜爲丸如梧桐子大，每服三十丸，飯前用米湯送下，可漸漸加至每次五十丸，每日一次。現改爲湯劑用，爲水煎服。

（三）柏子養心丸：柏子仁、人參、黃耆、炙甘草、川芎、當歸、半夏、遠志、肉桂、五味子、酸棗仁。

三、陰虛火旺證　煩躁失眠，心悸不寧，頭暈目眩，手腳心熱，腰酸耳鳴，甚者或有潮熱盜汗，舌質發紅，舌上少苔，脈象細數。此證比心血不足證，又重了一層，已影響到陰分。治法除補心血外，還要加重養陰。治法用滋陰降火，養心安神。常用方如天王補心丹、加味朱砂安神丸等隨證加減。

（一）天王補心丹：人參、丹參、玄參、茯苓、五味子、遠志、桔梗、當歸身、天冬、麥冬、柏子仁、酸棗仁、生地、朱砂。原方是爲末，煉蜜爲丸如梧桐子大，每次九克，空腹溫開水送服。現改爲湯劑，水煎服，朱砂可用一～一．五克分二次隨湯藥沖服。

（二）加味朱砂安神丸：朱砂、川黃連、生地黃、當歸、甘草、玄參、麥冬、遠志。水煎服，朱砂可用一～一．五克分二次用湯藥沖服。

四、心陽不足證　心悸不安，面色蒼白，氣短胸悶，肢體畏冷，精神不振，舌苔薄白或白，舌質色淡，脈象虛大無力。此證治以溫補心陽，益氣安神法。常用方有桂枝加龍骨牡蠣湯、補中益氣湯，隨證加減。

（一）桂枝加龍骨牡蠣湯：桂枝、芍藥、炙甘草、生薑、大棗、龍骨、牡蠣。

（二）補中益氣湯：人參、黃耆、當歸、陳皮、升麻、柴胡、白朮。水煎服。可適加遠志、麥冬、茯苓。

五、水飲凌心證　胸悶氣短，胸脅脹痛，口渴不欲飲水，不能側臥，喜平臥，或有咳嗽，咳引胸脅痛，或不能平臥，只能半坐位，氣短心慌，或有下肢浮腫，舌苔薄白，舌質微紅，脈象細弦。此證治以溫助心陽，化痰除飲法。常用方有源堤歸壑湯、桑蘇桂苓飲，隨證加減。

（一）源堤歸壑湯（自擬經驗方）：全瓜蔞三十克，川椒目六～九克，杏仁九克，枳殼九克，桑白皮十二克，葶藶子九克，廣橘紅九克，茯苓十五～二十五克，冬瓜皮三十克，豬苓十五克，車前子九～十五克（布包），澤瀉十二克，桂枝五克，水煎服。

此方治胸腔積液而致的心悸效佳。

（二）桑蘇桂苓飲（自擬經驗方）：桑白皮十克，蘇葉六克，蘇梗十二克，桂枝五～九克，茯苓二十～三十克，澤瀉十二克，車前子十克（布包），炒白芥子六克，薤白十克，瓜蔞皮九～十二克，冬瓜皮三十克，水煎服。

此方對心包積液所致的心悸怔忡有效。

六、瘀血阻絡證　胸悶不舒，或有疼痛固定，或兼有心痛，不時發作，面色晦黯，唇青紫不紅潤，舌質黯，或有瘀斑，舌苔薄白，脈象沈澀或沈弦。治以活血通絡，行氣安神之法。常用方有血府逐瘀湯、紅花當歸散等方，隨證加減應用。

（一）血府逐瘀湯：當歸、生地、桃仁、紅花、枳殼、柴胡、牛膝、甘草、桔梗。水煎服。

（二）紅花當歸散方：當歸、紅花、紫葳（淩霄花）、牛膝、蘇木、莪朮、甘草、赤芍、劉寄奴、肉桂、白芷。原方是共爲細末，每服九克，溫酒調服。今改爲湯藥，水煎服。

以上是臨床常見證候及常用方藥。前人尙有從肝膽論治和從心胃積痰論治之論，茲錄於後備參。

《醫統正脈全書》云：「肝出謀慮，遊魂散守，惡動而驚，重治於肝經。膽爲決斷，屬志不伸，觸事而驚，重治於膽腑。有因怒氣傷肝，驚氣入膽，母能令子虛，因而心血不足，又或嗜欲繁冗，思想無窮，則心神耗散而心君不寧，此其所以從肝膽出治也。鬱痰留飲，積於心包胃口，而致驚悸怔忡者有之，此又不可概以虛而治也，醫者當參究脈候立方處治，庶能奏功。」可見，辨證論治，沒有死板的定法，必須因人、因時、因地，靈活掌握，即使運用前人的成方，也必須臨證加減，權衡變化。

四、名醫要論

心主手厥陰心包絡之脈……是動……甚則胸脅支滿，心中憺憺大動。（《靈樞．經脈》）

怔忡不已，變生諸病，舌強恍惚，善憂悲，少顏色，皆心病之候。（《重訂嚴氏濟生方》）

有所觸而動曰驚，無所觸而動曰悸。凡怔忡惕，皆其類也。（《醫學從衆錄》）

驚，心卒動而不寧也，火主於動，故心火熱甚也。（《傷寒六書》）

各臟有痰，皆能與包絡之火合動而爲怔忡。（《雜病源流犀燭》）

五、驗案

朱某某，女，十五歲，甘肅省高臺縣東聯公社農民。初診日期：一九六七年十一月十七日。

主訴：近一個多月以來心跳、氣短、心悸動而不能下地參加體力勞動。兼夜間咳嗽，不能平臥。

望診：面黃白，顴部略紅，雙手護心。舌苔薄白。

聞診：氣短，咳嗽吐白色泡沫痰。心臟聽診有舒張期雷鳴樣雜音。

切診：脈象細數，偶有促象，每分鐘七八次，用手摩捫心前區，感到心悸動而快。

曾在縣醫院診治，說是風濕性心臟病，心瓣膜沒長好，吃藥不好治。

我進行四診以後，對她說，中醫診斷您這是心悸怔忡病，吃中藥可以治。四診合參，診為胸陽不振，胸中濕氣不化，影響心陽而致心陽衰微。治以溫助胸陽，溫化水飲，佐助心陽之法。處方如下：

桂枝六克，枳殼十克，茯苓皮十二克，化橘紅六克，白朮六克，炙甘草十克，生白芍十克，丹參十克，朱遠志十克，當歸六克，牡蠣十二克（先煎），珍珠母二十一克（先煎），黨參十克，杏仁十克。水煎服，六付。

二診（一九六七年十二月二日）：上藥服後即感不到心慌、不跳，也不咳嗽了，能平臥睡覺。感到服中藥效果好，故此，又照原方買來三付，尚未煎服。白痰仍多。

查體：西醫聽診同前，中醫診脈：脈象滑而平穩，未發現促象。舌苔仍薄白。據此脈症，知胸中陽氣漸旺，但痰濕之邪，尚未運化，故痰仍多。又在上方中加製半夏十克、化橘紅各用十二克，茯苓皮改為茯苓十二克，另加全瓜蔞十五克，再服六付。

追訪（一九六七年十二月十六日）：心跳正常，咳嗽也止，已到地裡去參加勞動。

理論分析：這個病人西醫診斷爲風濕性心臟瓣膜病，以手術換瓣爲治療主要手段。中醫學認爲目前病人胸陽不振，心陽也受到影響，心胸陽氣不足，所以胸中的痰濕之邪不能正常溫化而致心悸怔忡，咳出白稀痰而不能平臥，胸中痰飲不化還會影響睡眠，並且不能仰平而臥，所以藥方中用了苓桂朮甘湯來溫化水飲，橘紅、半夏溫化濕痰而降氣和中，朱遠志、白芍、丹參、當歸養心血而鎮止心慌、心悸，用牡蠣、珍珠母潛收心陽而安神，故藥後即能入睡，又加黨參助桂枝而補助心胸陽氣，杏仁利降肺氣，枳殼寬胸理氣而止氣短。病人服藥十餘付而諸症消失而能下地勞動。是助陽化飲之功也。

六、與西醫學的聯繫

在西醫內科學中尚無專門以驚悸、怔忡爲病名而進行專篇論述者。但在《現代內科學》（方圻主編）中，第五十九章中有一節是談「心悸」的，所以據此做如下聯繫，僅供參考。

平時一般人並不感覺到自己的心臟在跳動。但是在心率、心律和心肌收縮力改變時，可感到心跳，稱心悸。各人對心悸的描述不一，如：「心慌不穩」、「心臟幾乎要從胸腔跳出來」、或「心臟突然短暫停跳」等等。心悸很常見，多出現在深夜人靜時，常被認爲是心臟病的症狀而求醫。

人類在應激狀態精神緊張時，血中兒茶酚胺分泌過多，心率加快和心肌收縮力增強，使人感知心臟在胸腔中跳動。同樣見於發熱、貧血、甲狀腺功能亢進、嗜鉻細胞瘤和應用腎上腺素、麻黃素、阿托品等藥物時。

引起心悸的病因，可有期前收縮、心動過速、心動過緩、急性或慢性應激反應等。

總之，心悸本身不是一種特異症狀，對心臟病的診斷和判斷預後幫助不大，多數情況下是一種功能性症狀，要求臨床醫師進行細緻的檢查和反復耐心的解釋。治療時主要是戒煙、戒酒、避免喝濃茶和咖啡。症狀嚴重時，可應用小劑量腎上腺素能β受體阻滯劑（心得安每次十~二十毫克，每日三次）和鎮靜安眠藥。

從西醫內科學來看，心悸並不是一種獨立的疾病，往往見於上述的發熱、貧血等疾病中，原則是治癒其本病後心悸自然痊癒。從中醫內科角度來看，遇有嚴重的心悸者，可按本篇所述內容，進行辨證論治。

七、體會

驚悸怔忡之病，一般經過辨證論治，服用中藥多能治癒。如遇有怔忡症狀嚴重者，可建議到設有心臟專科的醫院，去檢查有無先天性心臟瓣膜病，以免延誤其手術治療時間。

如已經過心臟醫院多次檢查確無心臟器質性病變者，按本篇所述進行辨證論治，會取得滿意的療效。驚悸多以安神定志，養血寧心爲治；怔忡以補心血，扶正氣爲主。雖有化痰蠲飲、祛瘀諸法，但不可妄施墜降、攻逐、剋消之法。以免造成虛虛之證。

胃脘痛

一、簡介

胃脘痛，有的醫書稱胃痛，古代醫書有稱心腹痛、心口痛、心痛的。由於從肚臍往上二寸（同身寸）有下脘穴，再往上有中脘穴、上脘穴，所以在上腹部（包括上脘、中脘、下脘三個穴位所在部位）產生疼痛的病證，中醫統稱爲胃脘痛。

心痛與胃痛在古代文獻中有時不好截然分開，例如在《素問．至眞要大論》中有「胃脘當心而痛」之句。《金匱要略》中有「九種心痛」的記述。所以我們對胃脘痛的診治也要細心診察，詳細辨證，不可大意《素問．平人氣象論》中有「胃之大絡，名曰虛裡，貫膈絡肺出左乳下，其動應衣，脈宗氣也」的記載，說明胃與心也有一定的聯繫。

平時注意預防，也可以減少胃脘痛的發生。例如：注意飲食衛生，不吃過涼、過硬、過粘的飲食，不要暴飲暴食，避免急躁吵架、生氣，加強身體鍛煉，提高健康水平等。

二、病因病機

引起胃脘痛的原因很多，歸納起來，可用內因、外因、不內外因三大項來概括。今分述於下。

一、內因

(一)中焦虛寒：素體欠強壯，脾胃虛弱，飲食不節，過飲寒涼，所吃食物過硬、過粘，由於胃氣虛弱消化力不強，不能運化，氣血阻滯而產生胃脘痛。

(二)七情內傷：由於過怒傷肝，怒氣久鬱，木鬱害胃，而致胃失和降，氣鬱血結，氣血不通，不通則痛，

(三)暴飲暴食：飲食過量，胃部過飽，胃部發生脹，而致胃脘氣血失和而產生疼痛。

二、外因

(一)感受寒邪：腹部感受寒邪侵襲，寒邪直侵胃腑，寒則凝塞，致胃腑氣血凝塞而經絡氣血運行失暢，產生疼痛。

(二)感受四時不正之氣：如遇山嵐瘴氣和四時不正之氣，穢氣侵入胃腑，致胃氣失和而發生胃脘痛。

(三)瘀血：由於胸、背、腰腹部位，遭受跌打損傷：傷而產生瘀血，瘀血阻滯經絡也可致胃脘痛。

(四)痰飲不化：素有痰飲之人，中焦陽氣不得布化升發，而致痰飲內著，胃腑運化失

常而致胃脘痛。

三、不內外因

（一）寄生蟲作祟：人體腹內素有寄生蟲，由於種種原因而致寄生蟲在腹內竄動而導致胃脘疼痛。

（二）誤食毒物：如誤食河豚、腐肉、存放日久之魚蝦，以及含有化學毒物之食品、或不對症的藥物等，也會引致胃脘痛。

三、辨證論治

（一）辨證

由於引起胃脘痛的病因很多，所以胃脘痛的證候也是多種多樣的，前人曾把它們歸納為九種心（胃）痛，分而言之曰：氣痛、血痛、飲痛、熱痛、寒痛、虛痛、食痛、蟲痛、注痛。這種分類法，雖然詳細，但臨床應用起來容易混淆。細分起來，九種心痛中，又以寒、氣、飲、血四種疼痛最爲多見。

診治胃脘痛，首先要辨認虛證實證。虛證一般病程較長，身體較弱，用手按敷胃脘痛處，疼痛可緩解或減輕，舌苔無大變化，脈象沈滑。實證胃脘痛病程短，痛處拒按（不喜按）或有噯腐吞酸等症，舌苔多見白厚，脈象弦滑有力。除辨虛實外，還應辨清寒熱。寒證胃脘痛痛處喜熱敷，如果抱一熱水袋，則疼痛減輕，面色白，身不熱，舌苔薄白或白，脈象遲緩細沈。熱證胃脘痛多面紅體壯，痛處不喜熱，口渴，思冷飲食，大便乾，小便黃，舌苔薄黃或黃厚，脈象多弦滑數。如因外感者，有頭痛、惡寒、身熱、脈緩等表證，無頭痛、身痛、惡寒、發熱等表證者，多爲內傷引致，宜查其是否因生氣、鬱怒，或暴食生冷硬物等，而致胃脘痛者。診治胃脘痛須注意查舌，舌上苔白，多爲寒證或傷食而致；苔白而厚，乃胃中停濕；或暴飲寒涼之物傷胃；苔白厚而膩，多爲痰濕內阻，或傷於滋膩厚味粘、滑、甜、濁而致；舌苔薄黃，爲胃中有熱；苔黃厚，爲熱滯胃腑；苔黃厚而膩，爲胃有濕熱阻滯；舌苔黃厚焦褐少津，爲胃腸積熱灼津；舌紅無苔，爲胃陰不足；舌淡無苔者，多爲虛證；舌上無苔舌質紅瘦少津多爲久病、胃陰受損之證；舌淡而體胖大，多爲胃蓄濕濁，中濕不化之證；舌上僅根部有苔，表示病程久痛情深痼。

(二) 論治

治療原則：治療胃脘痛急需溫通，因爲通則不痛，所以溫通常用溫中行氣之法以通之，命曰溫通。因爲要通，所以理氣藥爲必用之品，氣行則血行，氣血流通則疼痛自除。故治胃痛時無論氣滯、寒滯、食滯，治療時都要加用理氣之品。

一、寒痛　胃脘處本爲太陰之域，故最易傷於寒涼，由於胃屬足陽明，人最易思冷飲涼食，如冰棍、冰淇淋、冷啤酒等，乍飲食之感到舒適，如飲冷食涼太過，或上腹部過受寒冷所襲，即可導致胃脘疼痛。此種疼痛，是痛處喜暖，喜熱飲食，痛勢綿綿不休，二便正常，甚者手足發涼，舌苔薄白或白，脈象沈緩或遲。此證治宜溫中祛寒法。常用方如理中湯、附子理中湯、四逆湯之類，處方舉例如下：

乾薑六～九克　白朮六克　茯苓十五克　高良薑六克　製附子六～九克

陳皮九克　水煎服

二、氣痛　胃部脹滿疼痛，攻衝脹，脅肋脹痛，急躁易怒，時有太息，長吁後痛暫緩，舌苔薄白，脈多弦象。此證多因過怒引起，怒則氣鬱，肝主怒，肝經氣鬱，則橫逆剋土，胃屬土，土受木剋，氣血運行失常，鬱滯不化，胃氣失調而發生胃脘痛。

治療此證，宜用行氣散滯法。常用方如七氣湯、沈香降氣湯等隨證加減。舉例處方如下：

製香附十克　厚朴十克　炒蘇子十克　青皮六克　元胡十克

炒川楝子十克　焦檳榔六～九克　莪朮三克　砂仁六克　水煎服

三、食痛　胃脘脹，疼痛不喜按，噁心嘔吐，噯腐呑酸，不欲飲食。舌苔薄白或白，脈象滑而有力。此證爲暴飲暴食，納食過飽，胃部傷食所致，故不欲再納飲食，因宿食停滯故痛處不喜按，由於傷食故噯腐呑酸，噁心嘔吐，吐後胃部反覺痛減。病程短者，舌苔多無大變化，日久者可見舌苔白或白厚，因胃部有停食，所以右手關脈多見滑脈。此證治宜消食和中法。常用方如保和丸、小承氣湯、調胃承氣湯等方隨證加減，舉例處方如下：

炒山楂十克　焦神麴十克　炒麥芽十克　半夏十克　陳皮十克

茯苓十五克　厚朴十克　炒枳實十克　元胡十克

大便乾秘者，可加酒大黃三～五克。

四、血痛　痛處呆痛不移，或有積滯硬塊，痛處不喜重按，大便色黑，舌苔根部略厚，脈象沈澀，重按有力。此證多有胸腹背部跌打損傷病史，或與人打鬥中胸腹背部曾受傷，當時認爲休息後即可痊癒，豈知外傷可產生瘀血，血瘀影響胃部氣血運行則可引起胃痛。此證治宜活血定痛法。常用方如失笑散、手拈散、桃核承氣湯等隨證加減，舉例處方如下：

炒五靈脂十克　蒲黃六～九克（布包）　元胡十克　草豆蔻九克

製乳、沒各五克　草紅花九克　桃仁十克　生大黃五克　甘草三克　水煎服

除以上臨床常見的證候外，還有因寄生蟲引起者。其胃脘痛特點是乍痛乍止，面色忽青忽赤，或忽澤忽黯，或得食後痛止，或大便帶蟲或吐出蛔蟲，唇內側有紅白小點，脈象有時弦大有時沈小。此證是由於腹內有寄生蟲，須詳查大便找出爲何種寄生蟲的蟲卵，如蛔蟲、絛蟲等。明確何蟲後可決定採用哪種驅蟲藥根治。前人治此種胃脘痛常用烏梅丸、化蟲丸方隨證加減，據此擬定一驅蟲安中湯方供臨床採用：

焦檳榔十克　鶴虱六克　使君子肉十二克　烏梅六克　細辛三克　黃柏九克

川黃連九克　乾薑十二克　川椒六克　桂枝十克　製附片六克　元胡十克

苦楝根皮十克　熟軍六克　水煎服

還需要提出的是虛性胃痛。該證多面黃體瘦，倦怠乏力，精神不振，氣短少食，心悸怔忡，頭昏目眩，胃脘疼痛綿綿，胃部喜按，飯前空腹饑餓時病較重，飯後痛反而減輕，舌苔變化不大，脈象沈弱。此證多見於年老體衰或久病不起之人，身體虛弱，胃部氣血不足。胃之裡即是脾，脾胃爲後天之本，脾胃不健，則飲食少進，運化失司；胃部氣血不足，運化無

力，故而發生疼痛。治療虛證胃脘痛，不應用補法，不可驟用補氣藥，因前人經驗認爲「痛無補法」，「氣愈補愈滯」。但是如遇到患者是經再三攻、瀉、蕩滌伐傷正氣而致胃脘痛者，脈象呈現浮大無力者，可斟酌選用補藥，或先補正氣或氣血雙補，或補中兼治邪氣，徐徐漸進，便脾胃日漸強盛，中焦運化無阻，胃脘痛也可自止。

總之，治療虛痛，不可操之過急，應細心斟酌隨證加減處方，或補健中焦，或補中寓瀉，或扶正爲主兼以祛邪，或扶正祛邪同時應用，或祛邪以扶正，隨證斟酌，各有側重，不可單純用補氣或單純用攻邪之品，要細心調配，消息觀察，慢慢取效，使脾胃之氣血漸旺，中焦運化漸趨正常，胃脘痛也就自然消除了。治療虛證胃痛常用方有香砂六君子湯、歸脾湯、補中益氣湯等隨證加減應用（不可原方照搬，一定要隨證加減）。

熱證胃脘痛，在臨床上比較少見，因爲胃腑本屬陽明，最易化熱，如眞遇到舌苔黃厚、大便乾秘、胃痛喜涼飲食、脈象沈滑有力者，可用清熱攻下之法，瀉除火熱，其痛自止，一般可用小承湯或調胃承氣湯加元胡、金鈴子、廣木香、砂仁等隨證加減治之。

筆者幼年時跟隨外祖父學習中醫臨床時，他老人家教了我一句口訣：「痛在心口窩，三合共四合。」意思是說「上脘部疼痛的病證，可用三合湯和四合湯治療」。三合湯即良附丸、百合湯、丹參飲三個古人的方子合在一起應用。具體藥物是：高良薑九克，香附九克，百合三十克，烏藥十二克，丹參三十克，檀香六～九克，砂仁六克，水煎服。此方我在臨床應用六十多年可謂非常有效。如病人病程較長，或舌上有瘀斑或痛處固定不移者，可再加炒五靈脂十克、生蒲黃十克（布包）（即失笑散），就成爲四合湯。我在臨床上凡遇曾經服其他中藥上百付而效果不明顯者，常用三合湯或四合湯治療，常建奇功。希望大家試用。凡是久治無效的胃脘痛，都可投用此方，再根據病人的證候變化和舌苔、脈象的變化隨證加減，常能收到意想不到的良效。大家臨床用過之後，會知吾言不謬。

四、名醫要論

凡病心腹諸痛，有上中下三焦之別。上焦者，痛在膈上，此即胃脘痛也。《內經》曰：「胃脘當心而痛者」即此。時人以此爲心痛，不知心不可痛也。中焦者，痛在中脘脾胃間病也。下焦者，病在臍下，肝腎大小腸膀胱病也。凡此三者，皆有虛實寒熱之不同，宜詳察而治之。（《景岳全書》）

九種心痛：一蟲心痛，二注心痛（按：此指突受山嵐瘴氣，古墓穢氣，四時不正之氣而致者），三風心病，四悸心痛，五食心痛，六飲心痛，七冷心痛，八熱心痛，九來去心痛（按：多爲寄生蟲所作）。（《備急千金要方》）

胃痛久而屢發，必有凝痰聚瘀。（《臨證指南醫案》）

胃痛，邪干胃脘病也。胃稟沖和之氣，多氣多血，壯者邪不能干，虛則著而爲病。偏寒偏熱，水停食積，皆與眞氣搏之而痛，惟肝氣相乘爲尤甚，以木性暴，且正剋也。（《雜病源流犀燭》）

夫痛則不通，通字須究氣血陰陽。（《臨證指南醫案》）

五、驗案

殷某某，男，三十三歲，農民。初診日期：一九六七年十二月二日。

問診：上腹劇痛已兩天多。

兩天前因吃煮糖蘿蔔過多，食後又受寒，而致劇烈胃痛。曾經當地醫生給予內服阿托品片等，後來又注射阿托品針劑兩支，均未能止住疼痛。昨晚請醫療隊醫生注射度冷丁一〇〇毫克，才止住疼痛。今晨胃痛又作，上腹部痞悶脹滿，不思飲食，疼痛劇烈，輾轉不安，大便三日未行，要求中醫治療。

望診：發育正常，急性痛苦病容，側臥於床上，懷抱熱水袋熨腹。舌苔白滿，中後部略浮微黃色。

聞診：言語清楚，偶有呻吟。

切診：痛處拒按，喜暖，脈象弦滑。

辨證：高寒地帶，時値嚴冬，飽食受寒，食滯中焦，寒食相加，胃腑氣血受阻而致胃脘痛，觀其喜暖，知有寒邪，痛處拒按知有實邪，脈弦主疼痛，脈滑知食滯中焦，舌苔白滿，知中焦有滯，四診合參，診爲寒食停滯之胃脘痛。

治法：溫中導滯。

處方：高良薑九克，乾薑六克，吳茱萸九克，木香五克，枳實九克，厚朴九克，酒軍九克，焦檳榔十二克，焦神麴十二克，三棱九克，元胡十二克。急煎一劑。

方義：本方以高良薑、吳茱萸溫胃袪寒爲主藥，輔以乾薑以助溫中袪寒之力，枳實消痞下氣，厚朴行滯除滿，酒軍推蕩積滯而定溫中導滯之勢。又以元胡活血行氣而袪痛，三棱、神麴化食消積而導滯，爲佐藥，又以木香行腸胃滯氣，焦檳榔消食並導氣下行爲使藥。共成溫中袪寒、消食導滯、通氣血、止疼痛之劑。

二診（十二月三日）：胃痛已消，痞滿亦除，且能進些稀粥，臍左處重按之尚有輕痛，大便仍未解，舌苔已化薄，脈象滑，重按有力。據此脈症，知中焦已溫和，停滯已下行，故又投溫下法，以蕩邪外出。仍以上方結合大黃附子湯和當歸通幽湯意，隨證加減。

處方：吳茱萸六克，乾薑六克，酒軍六克，製附片六克，枳實六克，當歸九克，桃仁泥九克，焦檳榔十二克，焦神麴十克，雞內金九克，元胡九克。水煎服。

三診（十二月四日）：大便已解，胃痛未作。腹部已舒適。舌、脈已正常。囑其停藥，注意飲食調養。

十二月六日、八日兩次追訪，胃痛未作，病已痊癒。

六、與西醫學的聯繫

胃脘痛西醫學稱上腹部疼痛（有偏左偏右之不同）是一種臨床症狀，多種疾病可出現這種症狀，如急慢性胃炎、消化性潰瘍、急慢性膽囊炎、膽石症、肝炎、急慢性胰腺炎及消化系統腫瘤等。

茲僅就上腹痛的區別，簡述如下，僅供臨床時參考。如懷疑爲某些消化系統疾病或腫瘤時，須建議患者到有消化專科的醫院進行詳細檢查，以確定診斷，不宜延誤。

一、急性胃炎　常發痛較急，除上腹部疼痛外，往往還有噁心嘔吐、噯氣、不思食等症狀，通過詳細問診、胃鏡、實驗室檢查等等診斷較易。

二、慢性胃炎　病程一般較長，常常出現上腹部不適，胃部隱痛，噁心，噯氣，飽脹，反酸，燒心等，經胃鏡、實驗室等檢查較易確診。

三、消化性潰瘍　消化性潰瘍泛指胃及十二指腸粘膜在某種情況下被胃消化液消化而造成的潰瘍。臨床也常出現胃脘痛症狀（也有的不發生疼痛）但疼病的部位及節律性等有所不同。胃潰瘍的疼痛部位，多在上腹部正中線多偏右側（但也有少數因潰瘍部位的影響而在左側）。十二指腸潰瘍的疼痛往往向後背放射。胃潰瘍的疼痛常在餐後一小時內出現，經過一～二小時漸漸緩解。十二指腸潰瘍的疼痛，常在兩餐之間發生，疼痛持續不減，直到下一餐後漸緩解。有時在夜間淩晨一時左右發生，胃潰瘍疼痛則多在白天飽後，很少見於夜間。由於內臟疼痛在體表上定位不確切，所以疼痛的部位不一定反映潰瘍所在的部位。疼痛的節律性則是胃潰瘍和十二指腸潰瘍的特徵之一。應注意分辨。

四、膽石症膽囊炎　膽石症發生上腹痛時，多在正中線，偏近劍突下，或偏右處，常伴有高熱、寒戰及阻塞性黃疸等，此時應建議再到西醫消化科詳查。①急性膽囊炎：上腹部急性鈍痛伴陣發性加劇，疼痛可向右後背及右肩、季肋部放射，痛劇時可伴有噁心、嘔吐腹脹，檢查時，可見上腹部有肌緊張及反跳痛，還可檢查出默菲徵陽性，甚至出現黃疸（約十五%）。此時應轉西醫外科治療。②慢性膽囊炎：疼痛程度較急性者稍緩和故能忍受，曾有多次發作歷史，故病程較長，此病的診斷須排除胃及十二指腸的器質性病變、膽囊結石、胰腺炎等疾病，才能確診。可建議到西醫消化科詳診。

五、胰腺炎　①急性胰腺炎的上腹部疼痛常伴有陣發性加劇，突發於飽餐和飲酒後，疼痛常在上腹部的中部，可向左上腹部轉移或放射，常伴有噁心、嘔吐（九〇%），發熱，或出黃疸。血、尿澱粉酶檢查明顯增高。此時宜急轉西醫消化科做進一步檢查，常用外科療法治療。②慢性胰腺炎：上腹痛也是常見的症狀（六〇%～一〇〇%）。疼痛爲鈍痛或鑽痛，比較劇烈，持續時間亦較長。疼痛在活動時加重，常在夜間痛醒，疼痛可向背、前胸、肩胛等處放射，痛劇時，可伴噁心、嘔吐、腹脹，臨床表現還有胃病型、腹瀉型、黃疸型、結石型、糖尿病型、無痛型等之不同，所以本病的確診是不容易的。遇此情況，還是建議患者到西醫院消化科詳細檢查爲好。

出現上腹部痛的疾病還有消化系統的良惡性腫瘤、心血管病等，故對上腹部疼痛的病人要非常注意確診。

西醫學認爲對疾病只有確診後，才能針對疾病的具體情況，設計良好的治療對策。所以對於以胃脘痛爲主訴來就診的初診患者，要進行深入細緻的診查，除外各種非藥物療法能治療、治癒的疾病，然後再施以辨證論治，經治療數次仍不見效果者，可建議到設有消化專科的醫院進行各種檢查，以免延誤病情。

七、體會

一、治療胃脘痛，雖然有多種治法，但以溫通法最爲常用。痛的發生，皆因氣血不通，不通則痛，推動氣血運行的主要是氣，氣溫則流通，所以治療胃脘痛的藥方中，多配用溫通理氣之品。

二、診治胃脘痛，應特別注意問診和切腹。如拒按或喜按及有無積塊等，必須切診而後知；食納如何，喜冷喜熱，有無噯腐呑酸、食納過多等，須經詳細問診才能得知。

但是，如果經醫院多次詳細檢查、治療，效果不理想的胃脘痛患者，願意找中醫治療的人，中醫大夫給予細心的辨證論治，療效也常能令人滿意，我們要有信心。

噯氣

一、簡介

今人所稱之「噯氣」即《內經》所說的「噫氣」。如《素問．宣明五氣論》說：「以心爲噫」。《素問．痹論》中說：「心痹者……嗌乾善噫」。《素問．玉版論》又說：「太陰終者善噫」。故知噯氣乃心脾之氣不和而致。歷代皆以溫中理氣爲治，但由於每個人的具體情況不同，故又有夾痰、夾火、肝氣鬱、寒邪凝等等不同。本病證候雖多，但以調理中、上二焦之氣機爲治噯氣之主旨，再結合兼症而靈活處方，是可以治癒的。

後世醫書也有把噯氣稱「噦」者，按「噦」也稱呃逆，本篇附帶言之，但「噦」與噯氣是不同的。

二、病因病機

心脾氣鬱：《證治準繩》「噫氣」篇曰：「仲景謂，上焦受中焦氣未和不能消，是故能啼噫。」又云：「上焦不歸者（不歸，不至也）上焦之氣不至其部，噫而酢酸」。可見上焦（心氣）和中焦（脾胃之氣）之氣機不和，不能行其消化和降之職時，則可發生噫氣。但噫氣的發生，在臨床上又常因以下之病機而發生：

（一）中焦停濕不化或膈間痰鬱：中焦痰濕鬱滯或上焦痰氣鬱滯，痰阻膈間，致中焦之氣不得伸展故噫氣。

（二）中焦實火：丹溪曾云：胃中有實火，膈上有稠痰，故成噫氣。因爲「中焦如漚」，故有時與濕結合而成爲中焦濕熱之證。

三、辨證論治

噯氣首先要分虛實兩大證。凡實證多於食罷即噯氣，虛證則不因飲食而頻頻噯氣。實證又有濕痰、胃火之分，虛證又有傷於吐下和久病氣虛之不同。

一、痰濕壅盛　壅濁阻滯於中、上二焦，膈間不利，胸悶噯氣，由於中、上二焦氣鬱久滯，故噯氣帶有敗卵氣味或酸酢之味，可見舌苔白滑，脈象右手沈滑。本證可用香砂六君子湯、加味二陳湯，隨證加減治療。

（一）香砂六君子湯：黨參、白朮、茯苓、炙甘草、陳皮、半夏、廣木香、砂仁。水煎服。

（二）加味二陳湯：陳皮、半夏，茯苓，厚朴，炒蘇子，蘇梗。水煎服。

二、肝胃氣機失和　症見胸悶脅脹，脘間發堵，噯氣不暢，食欲不振，常用手或拳搥拍胸背部，舌苔白，脈象關部弦滑。此證可用逍遙散、香附散、旋覆代赭湯，隨證加減。

（一）逍遙散：柴胡、當歸。

（二）香附散（自擬經驗方）：香附十克，蘇梗十克，厚朴十克，柿蒂七個，公丁香五克（後下），吳茱萸三克，川黃連六克。水煎服。

（三）旋覆花代赭石湯：旋覆花（布包）、生代赭石（先煎）、人參、半夏、炙甘草、生薑、大棗。水煎服。

三、瀉藥傷中　患者身熱表證，醫者誤用下法，雖然身熱暫退，但中焦之氣受損致病人感到心不痞硬，頻頻噯氣，噯氣後，心下仍感到痞悶，還要噯氣。此證宜用旋覆花代赭石湯，隨證加減治療。

（一）旋覆花代赭石湯（藥方見上）。

四、名醫要論

噦者，呃逆也……乾嘔者，無物之吐即嘔也……噫者，飽食之息即噯氣也……但以此爲鑒，則異說之疑，可盡釋矣也。（《景岳全書．雜證謨．呃逆》）

傷寒發汗，若吐若下解後心下痞硬，噫氣不除者，旋覆花代赭石湯主之。（《注解傷寒論》）

大抵胃寒即噫，胃虛即噦，此由胃中虛膈上熱，故噦。

噫噯一證，或傷寒病後，或大病後乃有此證。（《臨證指南醫案》）

噯氣者，胸膈之氣，自下升上，直出於口而作聲也，多因有火有痰之故。（《醫學滙海·噯氣》。）

五、驗案

對此種病例，往往不做整理。所以用下面一段醫話代之。

二十世紀一九六八年代筆者定期去某醫院查房會診。有一次該醫院腦外科大夫對我說，中醫對術後呃逆是否有辦法？他們已用針刺法治過，未能止住請我給他們開一張藥方。我即處方如下：

陳皮、竹茹各六克，生赭石十五克（先下），桃仁九克，公丁香六克（後下），柿蒂七個，旋覆花十克（布包）。水煎服。

後來，有一天我見到該院腦外科大夫辦公室桌上的玻璃板下壓了一張藥方（即上次我開的藥方）詢問何故，該科醫生說，該方用於腦手術後呃逆效果很好，已成爲他們科（腦外科）

手術後呃逆的常規用藥，故壓在這裡，便於應用。

六、與西醫學的聯繫

噯氣，西醫學認爲是一個症狀，可見於消化系疾病中，如各種食管炎、食道裂孔癌、良性食管腫物、食管癌（尤其是發生在食管下部者）、急慢性胃炎等病。臨床問診時，患者有時訴說胃部不適、脹滿、噯氣等。

噯氣雖然只是一種症狀，但也不能輕視它。如遇有長期或多次主訴噯氣、胃部不適者，應進行多方面詳細檢查，以確定診斷，儘早治療，以免延誤治療時機。西醫學對噯氣的治療，主要是要求明確診斷，治療其原發病，原發病治癒後，噯氣症亦自然消除。

七、體會

一、噯氣與呃逆有一定的關係，所以治噯氣之法則與治呃逆之方藥，可以相互借鑒，隨證加減。

二、噯氣、呃逆均爲中氣不暢之病，但有虛實寒熱之不同，臨床時要注意分辨。那種以為某個固定方劑能專治此病的認識是不正確的，一定要辨證論治。

三、明代《醫學入門》一書上中有治噯氣詩一首，熟記之，對臨床很有幫助，記錄如下：「噯轉食氣名噯氣，有痰有火滯於胃，實噯食罷噯方形，虛噯濁氣塡胸穴。」

四、「調氣鎭逆」是臨床常用的法則，可隨證加減用之。

傷食

一、簡介

傷食是由於吃飯時不注意節制，而恣縱口腹，食物太多，或所食之物過硬過粘不易消化，而造成飯後（或次日）脘腹部不適，甚至頭暈、嘔吐、腹痛脹悶、不思飲食等，此即名傷食。還有的人因年輕力壯，雖某一頓飯食量過多而有些脘腹不適，卻不注意及時治療，漸漸導致食欲不振，欲食不香，胃部常常不適，此則爲停食。後者兒童多見，如久久不治可漸成爲疳證，而致面黃肌瘦、肚大青筋、身體虛弱。故傷食後，應及時調治。

二、病因病機

一、身體壯實之人，恣縱口腹，食物過飽，或恣食生冷、不易消化之物。

二、胃腸素虛之人，飲食不愼而致飲食不化，有傷胃腸。

三、食物不潔，或食物已經黴酵酸腐卻捨不得丟棄而食之。

四、攝入過硬、過粘、過冷、不易消化的食物。

三、辨證論治

傷食病，雖有多種臨床表現，但歸納起來不過虛實二大證，有的可能兼寒，有的可能兼熱。

一、過飽傷胃　頭暈頭昏，噁心嘔吐，吐物仍爲上頓飯所食之未全消化之物，胃部脹，不喜按，胃部有脹飽悶感，嘔吐後胃部反覺舒適些，舌苔白或白而厚，脈象多弦滑。

此證屬恣縱口腹、食納過多過飽所致。若距離飲食時間不久，如能嘔吐，就可以誘導其將食物吐出，此即「吐法」，也是治療此證之大法。用手指或鵝翎刺激咽部，以探吐，亦是良法。如食之過飽後次日才發病，只發生多次噁心而不能吐出食物，則可用消導調中的治法，處方可用內消散方隨證加減：陳皮十克，半夏十克，茯苓十五克，枳實十二克，焦山楂十克，炒神麴十克，砂仁六克，香附十克，三棱五克，莪朮五克，乾薑六克，可加生軍三克、厚朴十克，水煎服。

身體壯實者，也可用枳實大黃湯、治傷食經驗方隨證加減。

（一）枳實大黃湯：枳實十克，厚朴十克，生大黃五克，甘草三克，檳榔十克，或再加元明粉六克（分沖）。

（二）治傷食經驗方（消食導滯湯）：厚朴十克，炒枳實十二克，生大黃三～五克，焦山楂十克，焦神麴十克，焦麥芽十克，焦檳榔十克，莪朮六克，蘇、子梗各十克。水煎服。

二、胃弱傷食　年老體弱，偶爾遇到自己愛食的食物而食之過多，又因年老體弱，消化力弱而傷胃傷食。其證胃部痞滿，飽脹堵悶，胃脘部不喜按，食欲全無，噁心欲嘔，吐後胃部悶脹之感，反感到輕些，舌苔白厚，脈象滑或弦滑。治宜健脾強胃消食法，可用香砂六君子湯、健脾化滯湯隨證加減。

（一）六君子湯加減：黨參十克，炒白朮十克，茯苓十五克，炙甘草三克，廣木香十克，砂仁六克，陳皮十克，半夏十克。可加焦山楂十克、焦神麴十克、焦麥芽十克，以加強消食導滯的藥力。

（二）傷食虛實夾雜症的健脾化滯湯（自擬經驗方）：黨參九克，焦白朮九克，茯苓十五克，炙甘草三克，厚朴十克，炒枳實十克，藿香十克，焦神麴十克，焦山楂十克，焦麥芽十克，焦檳榔十克，香附十克，廣木香十六克，砂仁六克，高良薑六～九克，乾薑五克，莪朮三克。

附：五六歲兒童因吃零食太多，吃飯偏食，經常食之過飽，漸漸飲食減少，面色發黃，身體漸瘦弱，肚大皮下有青筋顯露，精神不振，易哭。治宜：健中消疳湯（自擬方）：厚朴五～六克，炒枳實六～九克，焦檳榔六克，焦白朮六克，茯苓九克，生大黃三克，炒雞內金六克，胡黃連五克，秦艽六克，焦山楂六克，焦神麴六克，焦麥芽六克，使君子肉六克，廣木香五克，水煎服。

上方服用五六付後，即將此方用量加大三倍，共爲細末，水泛爲丸，如綠豆大。每日二次，每次二~三克（可隨年齡增減），飯後服，可使漸漸體壯。

四、名醫要論

飲食自倍，腸胃乃傷。（《素問·痹論》）

飲食致病，凡傷於熱者，多爲火證，而停滯者少；傷於寒者，多爲停滯，而全非火證。大都飲食之傷，必因寒物者居多，而溫平者次之，熱者又次之。故治此者，不可不察其所因。（《景岳全書》）

五、驗案

楊某，男，三十八歲。初診日期：一九六一年十二月十四日。

問診：主訴上腹痛兩天。

前天晚上從外地回京，腹中饑餓即飽食米麵蒸糕約半小盆，食後即睡，未蓋被而受了涼，次日晨即覺上腹及臍左處疼痛，上腹痞塞滿脹，不思飲食，小便短赤。大便三日未行。今日胃部疼痛難忍，急來診治。

望診：發育正常，營養略差，痛苦病容，彎腰捧腹。舌苔白。

聞診：言語清楚，呼吸及聲音正常。

切診：上腹部及臍左部均有壓痛，痛處拒按，腹壁柔軟。脈象弦滑。

驗血：白細胞計數 10.7×10^9/L；分類：中性粒細胞〇．八六。

辨證：過飽傷胃，中焦不運，水穀滯塞，氣血受阻，故胃脘及臍左處疼痛拒按，升降失常故不思飲食，大便不行。舌苔白主中焦停食，脈象弦主疼痛，滑主停食。四診合參，診爲食滯腹痛。

治法：消食導滯。

處方：以大承氣湯隨證變化。

酒軍十二克，枳實十二克，厚朴九克，芒硝六克，焦檳榔九克，焦三仙各九克。一劑。

方義：本方以酒軍推蕩積滯爲主藥。輔以枳實下心下痞，厚朴行氣消脹。更佐以焦檳榔、焦三仙消食導滯。以芒硝苦鹹湧瀉爲使，以助消導推蕩之力。共成消食導滯、推陳去積之劑。

爲了儘快解除疼痛，立即針刺：合谷雙、商陽雙、內關雙、天樞雙。採用中強刺激手法，不留針。針後胃脘及臍部疼痛均有所減輕。

一九六二年五月十七日追訪：服藥後排泄稀臭大便兩次，胃脘及腹部疼痛完全消失，病即痊癒，胃、腹疼痛至今未發。

六、與西醫學的聯繫

飲食過飽或納入有害之飲食，往往引起急性胃炎。由於傷於飲食而造成的急性胃炎（如胃痛、胃脹、嘔吐等），診斷比較容易，有明顯的傷於飲食的歷史，如果患者有胃痛（或不適）嘔吐、噯氣等症，西醫生認爲是慢性胃炎時，則需進行詳細的檢查，以明確診斷，然後進行治療，不可忽視。

西醫學治療急性胃炎（因傷食所致者），主要是查清致病原因，解除病因後，症狀自然隨著消失。

有些慢性胃炎的患者，病程較長，常要求服些中成藥，茲提供如下中成藥以備選用：

一、養砂養胃丸　每日二次，每次五～六克，連用三天。

二、木香順氣丸　每日二次，每次六～九克，連用三天。

三、木香檳榔丸　每日一次，每次六克，連用一～二天。

七、體會

一、如傷食後，出現頭痛惡寒、發熱、身痛等症，又有噁心欲嘔、不思飲食者，宜解表與消導同時使用，不可只用消導。可用藿香正氣散加減：處方如下：藿香、蘇葉（後下）、焦神麴、焦麥芽、焦山楂、白芷、厚朴、枳實，水煎服。

二、治傷食還應注意，停滯之邪居於上、中、下三焦何處，大體是在上焦者可吐，在中焦者可用消食導滯，在下焦者可用消導下法，不可不察。

嘔吐

一、簡介

關於嘔吐，前人曾有有物無聲謂之吐，有聲無物謂之嘔（噦），有聲有物才謂之嘔吐的區別，證之於臨床，凡因病而吐噦者，皆謂之嘔吐。似無嚴格區別之必要。

對嘔吐爲病的文字記載，早在《黃帝內經》中即有記載論述，如《素問．至眞要大論》中說：「諸嘔吐酸，皆屬於熱。」《素問．脈解篇》有：「食則嘔者，物盛滿則上溢，故嘔也」。

漢代《金匱要略》中更有涉及嘔吐的專篇論述，不但對嘔吐提出了治法，還提出了注意事項。如：「欲嘔者，不可下之」，「夫嘔家有癰膿，不可治嘔，膿盡則愈。」

中醫學者，在臨床上，遇有嘔吐患者，除應考慮內科疾病外，還應注意排除神經科、五官科等疾病的可能，因腦內疾病、腦膜疾病、內耳疾病等，都可引起嘔吐，必要時應建議到專科進行檢查。

嘔吐雖然是疾病的症狀，但也是一種驅邪外出的自然療能，例如納食過量後，機體可能自發地及時吐出食物，胃部不適等病狀隨之自然緩解；《金匱要略》也在嘔吐篇中有「嘔家有癰膿，不可治嘔，膿盡自愈」的記載。

本篇主要是談病人以嘔吐爲主要症狀時的處理。

二、病因病機

一、外邪干擾　風寒暑濕之邪，阻遏氣血的運行，影響到中焦時，而致脾氣當升不能升，胃氣當降不能降，中焦不和，胃氣上逆而發生嘔吐。

二、飲食不節　對飲食不知節制，過饑過飽，酒肉肥甘，恣縱口腹，或吃了保存過期的陳腐黴爛有毒的食物等，傷及胃腑，胃腑欲將這些太過、有毒的東西排出而發生嘔吐。

三、情志失和　憂、思、憤、怒等情志失和，使肝木乘土（胃屬土），胃失和降而發生嘔吐。

四、脾胃虛弱　過度（或長時間）勞倦，身體虛弱，胃氣不強，胃主納，胃氣弱，則只納不降，胃氣失和，盛受過度，則上逆爲嘔吐。

另外，寄生蟲病、妊娠、眩暈等病，有時也出現嘔吐，但在這些病中嘔吐只是諸多症狀中的一個，請參閱各篇論述，妊娠早期嘔吐的治療請參閱中醫婦科專書。

嘔吐根本的病機是「胃失和降，胃氣上逆」。中醫學認爲脾主升胃主降，胃氣以下行爲順，胃與脾的功能正常時，則升降調和，身體健壯。如因前述種種原因而影響了中焦脾胃的運化，則中焦胃氣的和降氣機功能紊亂則可發生嘔吐，如《活人書》中就說：「陽明之氣下行，今厥而上行，故爲氣逆，氣逆則嘔。」李東垣也說：「嘔吐噦皆屬脾胃虛弱，或寒熱所侵，或飲食所傷，致氣上逆而食不得下。」

三、辨證論治

臨床上常見的證候有虛證、實證兩大類。茲分述如下：

（一）實證

《內經》說：「邪氣盛則實」，所以實證是指邪氣犯胃而致的嘔吐。

一、胃熱嘔吐　吐物帶較大的熱腐、酸臭氣味，食物後很快即吐出，喜涼惡熱，口臭，煩渴，小便黃短，大便秘結，舌苔黃，脈象數。此證治法以清熱降逆爲主。常用方有竹茹湯、橘皮竹茹湯、大黃甘草湯等隨證加減應用。舉一處方如下：

製半夏十克　陳皮十克　茯苓十五克　炒黃芩六克　生梔子五克
竹茹六克　枇杷葉十克　焦三仙各十克　生甘草三克　水煎服

二、食滯嘔吐　有多食過飽的病史，吐物帶酸腐，進食即吐，食欲全無，甚則胃脘拒按，舌苔厚，脈象滑，按之有力。此證治以化滯調中法（可參見「傷食」篇中的治法）。常用方有六君子湯、消滯降逆湯等，隨證加減應用。今擬一方以供參考。

消滯降逆湯（自擬經驗方）：

陳皮十克　製半夏十克　茯苓二十克　炒萊菔子十克　炒蘇子十克

焦四仙各十克　厚朴十克　枳實十克　生軍三～五克　生甘草三克

三、氣滯嘔吐　噯氣不食，嘔吐帶酸苦味，甚或胃痛連及脅肋，長吁後稍舒，兩脅脹滿疼痛，煩躁少眠，舌苔略白，脈象弦。治法應瀉肝和中。常用方如瀉青丸、逍遙散、左金丸等方隨證加減，加和中降逆之品均可選用。今處一經驗方做參考。

柴胡六～九克　防風十克　青皮六克　香附十克　枳實十克　白芍十克

元胡十克　竹茹六克　半夏十克　黃芩十克　蘇梗十二克　炒萸連八克

伏龍肝三十克（煎湯代水）　水煎服

（二）虛證

一、胃弱　最常見者爲胃氣弱，胃弱則中焦運化失利，故見食後脘脹遲消，甚則上逆爲嘔吐，可兼見肢體倦怠，四肢不溫，大便溏軟，氣怯聲低，面白少華，舌上少苔，脈象濡弱諸症。治療此證應當用健脾和胃的方法。常用方如六君子湯、香砂六君子湯、二陳湯等方隨證加減應用。據此擬方一首以做參考。

黨參九克　白朮九克　茯苓十二克　製半夏九克　廣陳皮九克　廣木香六克

砂仁六克　生薑三片　水煎服

二、胃寒　發於受寒或過食生冷食物之後，嘔吐物多爲清水，往往是食後過一段時間才嘔吐，吐物酸腐味小，喜熱飲食，惡冷。如因受涼引起者，可兼見惡寒、發熱、身疼等表證（此時證候爲虛中夾實）。對無表證者，可用溫中降逆法治療，常用方如理中湯、二陳湯、半夏乾薑湯、吳萸湯等隨證加減。如兼有表證者，可用散寒溫中法治療，常用方如藿香正氣湯、荊防二陳湯等。茲擬兩個藥方備用：

（一）製半夏十克　陳皮十克　茯苓十五克　公丁香五克（後下）　蘇子梗各十克　薑竹茹六克　枳實十克　乾薑六克　生甘草三克　水煎服

上方用於無表證者。

（二）藿香十克　防風十克　荊芥六克（後下）　蘇葉六克（後下）　陳皮十克　製半夏十克　茯苓十五克　炙甘草三克　水煎服

上方用於兼有表證者。

胃氣虛證中如發現病人咽乾口燥，喜食酸甜食物，大便乾澀，舌紅瘦，無苔，舌上少津，嘔吐反復發作，脈象沈細或兼數象者，爲胃陰不足，即胃腑氣陰兩虛。此時治療方法要兼養胃陰，常用方如麥冬湯、益胃湯隨證加減。茲擬一治氣陰不足的藥方，供臨床者試用。

北沙參九克　黨參九克　生白朮九克　石斛六～十克　麥冬六克　半夏十克　天花粉十克　白蔻衣五克　茯苓十克　薑竹茹六克　廣木香五克　乾薑三片

嘔吐的治療大法是和中降逆，一般多以二陳湯隨證加減，由於要和中降逆，所以常加用一些降逆的藥如公丁香（量不可過大，並且要後下）、旋覆花、伏龍肝、刀豆子之類。但不論如何加減藥物，都必須在辨證論治思想的指導下應用，才能收到良好效果。

四、名醫要論

嘔吐者，胃氣上而不下也。（《聖濟總錄》）

嘔吐一證，夾寒則喜熱惡寒，肢冷脈小，夾熱則喜冷惡熱，燥渴脈洪。氣滯者，脹滿不通，痰飲者遇冷即發。嘔苦知邪在膽，吐酸識水入肝。吐涎水，雖屬痰飲，尚疑蟲證。吐酸腐無非食滯，更防火患。（《證治匯補》）

凡嘔者，多食生薑，此是嘔家聖藥。（《備急千金要方》）

若拒格飲食，點滴不入者，必用生薑水炒黃連以開之，屢用屢效。（《醫學心悟》）

五、驗案

王某某，女，四十歲。初診日期：一九六五年六月。

問診：主訴：頭暈、嘔吐、不能進飲食。

三四天來頭暈，嘔吐，臥床時感到房屋及床都旋轉，不能吃飯，吃後感到頭一暈即吐出，吐物很多，但無血無食物殘渣，主要是水和食物。大便三日未行已三四天未能正常吃飯，頭暈甚時，喝水亦吐。到幾個西醫院都診斷爲梅尼埃綜合症，藥後均無效。全身無力，睡眠不佳，小便少，大便三日未行，舌苔薄白。

聞診：言語、聲音都正常。

望診：臥床，不敢翻身等亂動，動則嘔吐，發育、營養均正常。

切診：頭胸腹部未查出異常。脈象兩手均滑，重按皆弦。

辨證：頭暈嘔吐，中醫認爲是風痰上擾，胃失和降，此患者頭暈，飲食皆吐，臥床不敢亂動，動則嘔吐，舌苔薄白，脈象滑而弦，知土木不和，胃氣不得和降，木來剋土，胃氣上逆而產生嘔吐。四診合參診爲土木失和，胃氣上逆之嘔吐證。

治法：疏肝和中，鎮肝降逆。

處方：香附十克，蘇梗十二克，厚朴十二克，茯苓十克，半夏十二克，陳皮十克，旋覆花十克（包），生赭石二十五克（先煎），焦檳榔十克，防風十克，生芥穗九克。水煎服，三付。

二診（六月四日）：藥後頭暈及嘔吐均減輕，今晨曾喝稀粥半碗，至今未吐，舌脈未見大改變。又在上方中加熟軍三克、炒枳實十二克、生石決三十克（先煎），再服三付。

三診（六月八日）：昨天大便一次，軟便，已能進食，未再嘔吐，頭暈亦未出現，自覺病已痊癒。特來告知，診其脈只滑已不弦。再投上方三付以鞏固療效。

六、與西醫學的聯繫

嘔吐雖然是人體一種本能的有保護作用的動作，但頻繁而劇烈的嘔吐，不僅能妨礙進食、飲水，導致失水或電解質紊亂、營養障礙，有時甚至發生賁門粘膜撕裂綜合症等併發症，對機體有害。所以患者常常以嘔吐爲主訴而到醫院求診。

對嘔吐首先要與食管性反流相區別。後者發生於食後一段時間，無噁心的先兆，吐物內不含胃酸與蛋白酶。人的嘔吐中樞位於延髓，延髓有兩個不同作用機理的嘔吐機構，其一是神經反射中樞，其二是化學感受器觸發帶，通過一系列複雜而協調的神經肌肉活動而形成嘔吐。

對以嘔吐爲主訴來診的患者，必須進行詳細的問診、有的放矢的實驗室檢查以及B超掃描、X光腹部透視或照平片、鋇餐胃腸透視、胃十二指腸鏡檢查、顱腦CT掃描或MRI檢查等。要注意分辨反射性嘔吐、中樞性嘔吐、前庭障礙性嘔吐、神經官能性嘔吐，最後進行確診。主要是對引起嘔吐的原發疾病進行正確的治療，嘔吐症狀自然就會痊癒。

關於消化系統疾病，如消化性潰瘍、十二指腸潰瘍等致的幽門梗阻，也可以造成嘔吐。不過這種嘔吐的特點很明顯：即嘔吐常在食後過一段時間後才發生，中醫學稱這種嘔吐爲「朝食暮吐，暮時朝吐」，這是中醫學中「反胃」病的特徵。治療之可參閱「反胃」篇的內容。

再者，前庭障礙性嘔吐的疾病，如暈動病、梅尼埃綜合症，以及神經官能性嘔吐的患者，常常到中醫內科來診治，中醫治療此類嘔吐療效比較好，可以參閱眩暈篇及本篇的內容進行辨證論治。

七、體會

一、治療嘔吐以和胃降逆爲主要治則，有時要加用一些「溫通」之品，傳統習慣上以二陳湯隨證加減應用爲最多。如虛加人參、黨參、白朮、生薑、大棗、伏龍肝等；熱加黃連、竹茹、蘆根、枇杷葉、生赭石等；寒加吳茱萸、乾薑、丁香、砂仁等；食滯加焦山楂、炒麥芽、焦神麴、萊菔子、枳實等；氣鬱加厚朴、枳殼、鬱金、香附、萸連等。

二、辨證時首先分虛實，再辨寒、熱、食、氣。婦女嘔吐必須查問月經情況，懷疑爲「早妊」者，建議去檢查妊娠試驗，如妊娠試驗陽性者，應按照中醫婦科的特點辨證論治。注意這時絕對不可使用妊娠禁忌藥。

三、嘔吐本爲胃失和降所引起，除了重點考慮治胃之外，還應注意到與肝、脾的關係。因爲肝屬木最易剋土，胃屬土，脾主升清，胃主降濁，脾不升時，也影響胃的和降，濁不降也會影響脾的升清。所以在應用和胃降逆的大法時還應注意分清標本，在臨床用藥時，一般採用溫通和胃降逆之品組方，如遇到須用攻補大法之時，就要注意攻時多在胃（腸），補時多在脾。這就是「實則陽明，虛則太陰」這一古訓的臨床體現。前面曾說過在溫通藥中常先用一些行氣舒鬱之品如香附、厚朴、枳殼、木香之類，這說明也照顧到了「調肝」。

泄瀉

一、簡介

「泄瀉」作爲病證名，是指大便不成形而排便次數多而言。按中醫學細分之，「泄」有泄漏之意，一日排便數次，溏稀不成形，瀉勢緩和者稱「泄」；「瀉」有傾瀉之意，大便傾瀉直下不能阻，如水注下，瀉勢急迫者稱「瀉」。「泄瀉」則論及「泄」與「瀉」兩種情況，臨床上則通稱泄瀉。關於泄瀉爲病的記載，在我國二千多年前成書的《黃帝內經》中就有「清氣在下，則爲飧泄」，「邪氣留連，則爲洞泄」，「諸厥固泄，皆屬於下」等。

對於泄瀉的診治，中醫學遵循「治病必求於本」的精神，雖然有「急則治其標」的論點，但治泄瀉還是以「治本」法最爲常用。

泄的證候很多，故治療方法也很多。更值得注意的是很少一法用到底者，常常是隨著證候的演變而治法也常隨證候的變化而變化。

二、病因病機

（一）外因

一、感受暑熱濕氣之侵襲　暑與熱不同，暑熱多兼濕氣故暑熱濕氣傷人，脾運受損，濕邪不能及時運化，常使人發生泄瀉。

二、飲食不節或食腐物厚味　飲食不注意則傷胃害脾，脾主運化水穀精微，如脾胃受傷害，則脾運不健，水濕不化則可產生泄瀉。

三、寒濕客於腸胃，寒濕之邪過盛，侵害人的腸胃，如腹部受寒或飲食過涼之食物，均可傷害腸胃而致人泄瀉。

四、寒濕之邪深侵入腎　腎性寒涼，寒邪最易傷腎，腎主水，水性爲濕，最易使腎受濕邪所侵，故寒濕二邪易於傷腎，腎傷則影響中焦之運化而發生泄瀉。

（二）內因

一、素稟脾虛　脾主中焦運化水濕。有些人素稟中焦虛寒，脾陽不振，不能及時運化飲食水穀，而致清濁不分，中濕不化產生泄瀉。

二、腎陽不足　腎中含有水火二性，腎火生土（腎陽可幫助胃的腐熟、脾的運化），則中焦運化正常。腎陽不足影響到中焦運化亦可產生泄瀉。

三、房事過度　性生活不能節制可漸致腎陽不足，腎虛則中焦不化而發生泄瀉。

致瀉之原因雖然有多種，但形成泄瀉之病總不外「濕勝」。濕邪過勝，或加以飲食失常，脾胃的正常功能受到影響而內濕不得及時運化，內外合邪而造成泄瀉；一是由於脾腎陽虛，使體內的水濕不能運化而成「濕勝」，漸爲泄瀉之疾。前者可爲急性泄瀉（暴瀉），後者多爲慢性泄瀉（久泄）。

三、辨證論治

（一）急性泄瀉

一、熱瀉　腹痛泄瀉，瀉物熱臭，暴注下迫，一日瀉十餘次或更多次。肛門熱痛，瀉物發熱或燙，口渴惡熱，小便短赤，舌苔黃，脈洪大或濡數。暑季夾暑邪者，可見到面垢、煩渴、自汗、脈虛。此證治法爲清熱化濕法：常用的處方有：

（一）黃連胃苓湯：川黃連（吳萸炒）六～九克，桂枝六克，茯苓二十五克，豬苓二十克，炒白朮十克，澤瀉十五克，蒼朮十克，厚朴十克，甘草五克，陳皮十克，車前子十克（布包），燈心三克（爲引），水煎服。

（二）四苓散：茯苓、豬苓、澤瀉、陳皮。適加川木通五克、茯苓十五克、車前子十克（布包）、益元散十五克（布包）。

（三）連葛綠豆湯：綠豆粉十克（布包），川黃連九克，葛根十克，生甘草五克，茯苓十五克，炒白朮十克。

（四）個人經驗方：川黃連六～九克，廣木香九克，茯苓二十克，炒黃芩九克，豬苓二十克，澤瀉二十克，車前子十二克（布包），滑石塊十克，桑白皮十克，川木通五克，竹葉三克，燈心三克。水煎服。

方解：本方以黃連苦寒燥濕，清熱厚腸胃，白朮健脾燥濕，爲君藥。廣木香行氣和中，黃芩清熱燥濕，滑石利濕清熱，爲臣藥。茯苓利濕健脾和中，豬苓、澤瀉利水祛濕，桑白皮、車前子導水下行、祛濕，共爲佐藥。川木通苦燥利水，引熱下行，燈心、竹葉清心火，利小便共爲使藥。諸藥共湊清熱利濕、健脾止瀉之功。

二、寒瀉　①發熱惡寒，骨節酸痛，腹痛喜暖，大便溏泄（或水瀉）無大惡臭，一日數次。舌苔白，脈象遲緩或濡滑緩。②腹中雷鳴切痛，腹部喜按，排便如稀水，無大臭味，手足發涼，舌苔白，脈沈遲緩。③身重懶動，腹泄如水，腹不痛，喜暖喜按，食欲不振，小便不利，舌苔白膩，脈象濡細或滑。此三種證候都是因寒而致。④爲中焦素寒，又受外寒，內外寒邪相合而致。⑤爲腹部受寒或食過涼的食物所致。⑥爲中焦濕邪內盛而致。治法有一定的區別。

（一）散寒溫化法：適用於①的證候。常用方可用藿香正氣散隨症加減。處方舉例如下：

藿香十九克　蘇葉六克（後下）蘇梗十克　大腹皮十二克　車前子十二克（布包）
防風九克　佩蘭十克　羌活九克　茯苓二十五克　生薑二克　水煎服

（二）溫中祛濕法：適用於②的證候。常用方可用理中湯、四逆湯類隨證加減。處方舉例如下：

乾薑九克　炒白朮十克　茯苓三十克　高良薑十克　香附十克　廣木香九克
紫豆蔻十克　公丁香六克　豬苓二十克　澤瀉十五克　車前子十克（布包）
炙甘草三克　製附子六克　水煎服

（三）溫中健脾法：可用於③的證候。常用方如參苓白朮散、附子理中湯加減。處方舉例如下：

黨參十克　炒白朮十克　炒山藥乾薑各十克　製附片紫肉桂各五克　肉豆蔻十克
車前子十二克（布包）蓮子肉十克　生熟薏苡仁各十五克／生薑三片
大棗六枚（因人、因地、因時，適當加減。）

此證治法也可參考慢性泄瀉中的脾虛泄瀉的治法。

三、食瀉證　此即飲食不慎或過飽傷食或誤食有毒或腐穢的食物所致的泄瀉。此等泄瀉，本來是機體排泄毒腐之物的本能反應，故應讓其瀉幾次以後再治療，不應立即止瀉。治療常用健脾消食法。常用方有香砂枳朮湯，隨證加減。處方舉例如下：

枳實十克　焦白朮十克　廣木香六克　砂仁六克　焦神麴十克　焦山楂十克
焦麥芽十克　茯苓二十克　澤瀉十八克　豬苓二十克　水煎服

（二）慢性泄瀉

一、脾虛泄瀉　身體虛弱，面黃肌瘦，稍有受涼即瀉，或稍食較涼食物即發生泄瀉，精神不振，飲食少進，四肢乏力，泄物不甚惡臭，大便溏泄，一日三四次，腹部喜按。舌苔白，脈象濡弱。治以健脾利濕法。可用參苓白朮散、健脾丸、香砂六君子湯等，隨證加減。

（一）參苓白朮散：人參、白朮、茯苓、白扁豆、山藥、蓮子、砂仁、薏苡仁、大棗。水煎服。

（二）健脾丸：人參、白朮、陳皮、麥芽、山楂、神麴。水煎服（也可製成丸劑服）。

（三）香砂六君子湯：人參（或黨參）、白朮、茯苓、炙甘草、廣木香、砂仁、半夏、陳皮。水煎服。

（四）筆者經驗方：黨參（或人參）十克，白朮十克，茯苓二十克，炒山藥十二克，焦神麴十克，廣木香九克，焦山楂十克，肉豆蔻十二克，豬苓二十克，澤瀉十五克，車前子十二克（布包），蓮子肉十二克，禹餘糧二十克（布包），陳皮六克。水煎服。

二、腎虛泄瀉　每天清晨（約五時前後）必然上廁溏泄一次，白天或再溏泄一二次，腰膝無力並且畏冷，下腹部喜暖怕涼，泄前腸鳴，食納不佳，多見於老年人，因爲脾主中焦，所以此證也稱脾腎虛泄、五更泄或雞鳴泄。治以補腎溫脾法。常用方有四神丸、六神湯、胃關煎等隨證加減應用。

（一）四神丸：補骨脂、五味子、肉豆蔻、吳茱萸。水煎服。

（二）六神湯：肉豆蔻、補骨脂、白朮、茯苓、廣木香、吳茱萸、車前子、生薑、大棗。水煎服。

（三）胃關煎：熟地、山藥、白扁豆、乾薑、吳茱萸、白朮、茯苓。水煎服。

（四）筆者經驗方：補骨脂十二克，肉豆蔻十克，五味子六克，吳茱萸九克，炒山藥十二克，茯苓三十克，車前子十二克（布包），澤瀉十五克，訶子十二克，赤白石脂各十二克，豬苓二十克，金櫻子十二克，禹餘糧十五克（布包），芡實十二克，車前子十二克（布包），伏龍肝九十克（煎湯代水）。水煎服。

三、滑泄　泄瀉久久不愈，中氣下陷，脾陽不升，漸成滑泄，其證時時欲泄，不能自控，滑泄頻頻，不能自止，老年人、虛人居多。舌苔白厚，脈象弱。此證治療應用補中固脫法。常用方如眞人養臟湯、健脾理中湯、補中益氣湯等，隨證加減。

（一）眞人養臟湯：罌粟殼、訶子、肉豆蔻、木香、肉桂、人參、白朮、當歸、白芍、炙甘草。水煎服。

（二）健脾理中湯：人參、白朮、茯苓、白芍、陳皮、蒼朮、炮薑、升麻、肉豆蔻、訶子、炙甘草、生薑、大棗。水煎服。

（三）補中益氣湯：炙黃耆、人參、白朮、當歸、陳皮、升麻、柴胡、炙甘草。水煎服。

（四）筆者經驗方：人參六克，白朮十克，茯苓二十五克，炙甘草五克，五味子六克，山萸肉十克，補骨脂十二克，肉豆蔻十二克，吳茱萸九克，製附子九克，乾薑九克，赤石脂十五克（先煎），白石脂十二克（先煎）。水煎服。

四、木鬱害脾　此證是因鬱怒生氣而肝氣不舒，肝鬱則害脾（木剋土）而致，故其泄瀉是腹痛一陣，即泄大便一次，所以常兼有煩悶、氣滯、性情急躁、食欲不振，一遇心情不舒暢則腹痛一陣，腹痛一陣即泄大便一次，所以形成痛一陣、泄一陣的特點，常常反復發作，長年不愈，一遇生氣即發病。舌苔可見白苔，脈象多弦，有生氣的歷史。此證的治法是舒肝健脾，常用方爲痛瀉要方，基本處方如下：

土炒白朮十二克　炒白芍十二克　炒陳皮九克　防風六克

水煎服。（原方量大，是做丸劑或散劑用的，今人改爲湯劑服用。）

此方的主要功能是疏肝扶脾，使痛泄自止。方中的白朮甘溫燥濕健脾，爲君藥；白芍微酸入肝，抑肝而扶脾，柔肝緩急而止痛，爲臣藥；防風辛溫香散，散肝鬱，解鬱氣，醒脾氣，爲佐藥；陳皮辛溫利氣，炒香則加強了燥濕醒脾之效，氣行則痛止，爲使藥。四藥相合成爲補脾瀉肝之劑。本方爲劉草窗先生所創，原名白朮芍藥散，因其治療痛一陣泄一陣之疾療效頗佳，臨床常用，故後世醫家習稱之爲「痛瀉要方」。

此上這些治法，總要因人、因地、因時隨證加減，並且不可抱定一法不變，尤其是治暴瀉證，一定要根據證候的變化，治法也要隨證變化。不可拘泥死板。

四、名醫要論

泄瀉之病，水穀或化或不化，但大便瀉水，並無努責後重者是也。濕則瀉水，腹不痛。風則水穀不化則完出。火則腹痛瀉水腸鳴，痛一陣瀉一陣。痰則或瀉或不瀉，或多或少。食則腹痛甚而瀉後痛減。腎虛則五更時便瀉，常時則不泄。寒則腹中冷痛，瀉下清水，腹內雷鳴，米飲不化。（《靈蘭要覽》）

泄者大便溏清，瀉者大便直下，略有輕重，總是脾虛。（《明醫指掌》）

濕勝則濡泄。（《素問．六元正紀大論》）

泄瀉之因，惟水、火、土三氣爲最。夫水者，寒氣也；火者，熱氣也；土者，濕氣也，此瀉利之本也。（《景岳全書》）

脾土強，自能勝濕，無濕則不泄矣，故曰濕多成五泄。（《醫衡》）

五、驗案

陳某某，女，六歲。初診日期：一九八三年七月二日。

小孩瀉肚已六天，每日拉十餘次蛋花樣稀便，其父乃某醫院中醫，給她開一湯藥方：白朮三克，茯苓六克，大腹皮五克，木香三克，蓮子六克，豬苓五克，炙甘草三克，訶子三克。連服六劑，尚未見效果，故請我診治。我看小孩的一小時左右，她在院中土地上瀉肚三次，大便稀水狀，伴有雞蛋花樣的殘渣，其狀眞如稀稀的雞蛋湯樣，其舌苔正常，脈象濡滑。我對其父說：你的藥方基本是正確的，但是配伍上尚有待商榷之處，我就在你開的藥方上稍事加減即可。我遂在原方上改茯苓爲十二克，豬苓爲九克，另加車前子六克（布包）、桔梗二克，再服三付。

二診（七月六日）：其父說藥方修改後，吃了一付即不瀉了，服完二付病已痊癒。請你講一講，這兩個藥方，爲何療效如此不同？

我說現值夏令，濕熱較重，你的屋內不甚熱，但濕邪仍重，我在你的藥方中加重了茯苓、豬苓的用量，還怕不夠，所以又加了車前子，以使濕邪從小便排出；因已瀉肚七天，大腸之氣已習慣下行，無上升之力，故加少量的桔梗（此藥不可用量過大），使肺氣、大腸之氣上升不陷，濕邪除掉，大腸之氣不下陷，泄瀉自然痊癒。其父點頭稱是，但又說，中藥組方之奧妙、實在令人歎服！

六、與西醫學的聯繫

西醫學認爲腹瀉是指排便次數增多，糞便也有質和量的變化，呈稀軟或糊狀或水狀，或帶有未經消化的食物殘渣。一般認爲在兩個月內能治癒的稱爲急性腹瀉；病程持續或反復發作超過二個月未愈者，稱爲慢性腹瀉。

急性腹瀉起病急驟，每日排便可達十次以上，糞便多稀薄，甚可如水狀。常含有紅細胞、膿細胞、食入的含毒物質、腸上皮細胞、粘液、病理成分、致病性微生物等，排便時伴有腹鳴、腹痛或裡急後重。急性大量腹瀉可引致水、電解質紊亂，或酸中毒，失水過多時，可引致脫水性休克或急性腎功能衰竭。病因常分爲以下幾點：

一、急性腸道感染　常由病毒、細菌、霍亂、副霍亂，眞菌等感染引起。或由細菌性食物，沙門菌、金黃色葡萄球菌，嗜鹽菌、變形桿菌、肉毒中毒等引起。也有少數由寄生蟲引起。

二、急性中毒　如桐油、毒蕈、魚膽、河豚、化學毒物等引致。

三、急性全身性感染　如傷寒、副傷寒、敗血症、流行性感冒等引致。

另外，也有的是由變態反應、內分泌疾病、藥物作用等所引起。

慢性腹瀉，每日排便次數比急性腹瀉者較少，一般一日兩三次不等。致病原因可分爲以下兩大類：

一、消化系統疾病　如腸道寄生蟲、慢性腸道細菌感染、炎症性腸病、吸收不良綜合症、腸道惡性腫瘤、胃切除術後、阻塞性黃疸、肝硬化，慢性胰腺炎、胰腺切除後、胃腸道激素瘤、類癌綜合症等。

二、全身性疾病　如藥物的副作用、糖尿病性腸病、尿毒症、食物過敏、愛滋病、神經官能性腹瀉等。

診斷方法：

一、詳細的問診；

二、體格檢查；

三、實驗室檢查

（一）糞便檢查：外形、膿血、蟲卵、潛血、細菌培養等。

（二）血液檢查：血紅蛋白，紅細胞、白細胞計數及分類，血糖，凝血時間，血尿素氮，肌肝，血氣分析等。菌痢急性期白細胞總數及粒細胞可能中度增多，傷寒、副傷寒病時白細胞總數低於正常，嗜酸性粒細胞明顯減少。要注意與全身病聯繫。必要時做特殊檢查。

（三）血清學檢查：可做補體結合試驗、凝集試驗等。

四、特殊檢查為了確診腹瀉的病因，有時需做特殊檢查，如乙狀結腸鏡檢查、X線胃腸道造影、超聲波檢查、放射性核素檢查、選擇性動脈造影等等。

西醫學對腹瀉的發生原因非常重視，診斷的各種手段，都是為了最終確診腹瀉（急性、慢性）的原因，治療其致病原因，腹瀉自然痊癒。西醫治療手段也很多，如飲食療法，對老年人可適當補充微量元素、手術治療（嚴格掌握指徵），對於症狀輕微及不能用上述諸法治療者，要考慮給予以下藥物治療。

對萎縮性胃炎引致的腹瀉主要是治療萎縮性胃炎，常用西藥多從清除幽門螺桿菌、強固胃粘膜的屏障作用、促進上皮生長等方面考慮。

制酸劑和鹼性藥物的應用，為炎症的修復創造有利的胃腔環境，有促進胃泌素（對胃粘膜具有營養作用）釋放的作用，對緩解症狀有效。

其他如傳統常用的稀鹽酸、消化酶類藥物都可適當應用。至於補鐵、補助微量元素等藥物，也可根據情況選用。總之要針對其致瀉原因用藥。

對於經過西醫詳細檢查，雖尚未確診，但無癌變而願意服用中藥治療的患者，可採用本篇介紹的中醫辨證論治，療效往往令人滿意，請試用。

西醫學對這類病人，也有服用中藥或中成藥的建議。

七、體會

中醫治療泄瀉，可謂經驗豐富，治療方法多樣，療效確切。

筆者行醫六十多年，臨床上遇到的本病病歷已不可勝記，但都完全治好了，所以可以告訴大家，本篇所談的辨證論治，如果你辨證準確，立法合適，選藥恰當，是一定會取得良好療效的。

但要注意，中醫的精華是辨證論治，千萬不要死方套用，對號入座。如果那樣，療效就不會理想。

對老年人的慢性泄瀉，如果治療一段時間，效果不太理想，人又日漸消瘦，應查一查血沈，如血沈太快，接近或超過一〇〇mm/h者，可建議到西醫院詳細檢查有無潛在的惡性腫瘤。這也是需要隨時想到的。

反胃

一、簡介

反胃是指食物納入胃中後，過了一段時間又從胃中返上吐出，吐出物中尚有未消化的食物殘渣。此與嘔吐有所不同，嘔吐是食入時間不長即吐出或食已即吐；反胃是食入後要經過一段時間才吐出，吐出物中尚有上頓飯所食未消化的食物殘渣。由於所吐的東西，食入後要隔一段時間才吐出，所以中醫把它稱做「朝食暮吐，暮食朝吐」。後世的醫書中，也有用「胃反」之名論述者。

漢代張仲景先生的《金匱要略》「嘔吐噦下利」篇中就有關於本病病因及症狀的記載。歷代醫家在此基礎上各有發展，使中醫在治療本病方面積累了豐富的經驗。

現代醫學中沒有這個病名，但就臨床表現來看，一些「幽門不全梗阻」的病人，可出現中醫學「反胃」病的臨床症狀。

二、病因病機

一、中焦虛寒　過度思慮、勞倦，飲食不節，七情氣鬱，傷損脾胃；或中焦之病，治療不當，過度攻伐，傷及脾胃而致中焦虛寒。脾虛寒則不磨穀，胃虛寒則納而不化。中焦虛寒，食物不能轉化為糟粕後傳入大腸，反可隨中氣上逆而從口中吐出。

二、命門火衰　中醫學認為腎為水火之臟，既有腎水藏精，又有腎火溫化，水火交濟而為人體根元。脾屬土，還要由下焦腎中的命門之火而生之（火生土），才能使脾的功能健全而健運。今命門火衰腎陽不足則不能很好地生土（助脾），則脾不能正常地磨穀，故水穀納入中焦後，因不能很好地消化，不能下輸於下焦，而是隨中焦氣逆而復從口中吐出。

三、辨證論治

本病的辨證論治，主要是要分辨病是由中焦虛寒還是命門火衰造成的。

一、中焦虛寒　食物能夠順利地吃下，但飯後隔一段時間（約四～八小時）感到腹部脹滿悶，腹部不適，喜暖畏冷，脹滿甚至隱痛，飲食入胃，又感到噁心，把食物吐出，吐出反覺胃及腹部舒適。舌苔可見白或白厚，脈象沈細濡緩。此證治法主要是溫中降逆。常用方如溫胃散、大半夏湯、安脾散、香砂六君子湯等，隨證加減運用。

（一）溫胃散：人參、白朮、乾薑、白扁豆、炙甘草、當歸、陳皮、半夏。

（二）大半夏湯：半夏、人參、白蜜。

（三）安脾散：木香、橘紅、人參、白朮、草豆蔻、茯苓、炙甘草、丁香、胡椒、高良薑。

二、命門火衰（又稱下焦虛寒）　朝食暮吐，或暮食朝吐，吐出物中仍能看出前餐未被消化的食物殘渣，可兼見手足畏寒，工作不能持久，腰腿酸軟，小腹怕冷，舌苔白厚，兩足軟弱或右手尺脈弱或兼遲等。此證常用的治法是溫腎健脾法。常用方如六味回陽飲、八味地黃湯、右歸飲等，隨證加減運用。

（一）六味回陽丸：人參、製附子、炮薑、炙甘草、熟地、當歸。

（二）八味地黃湯：熟地、山萸肉、炒山藥、茯苓、澤瀉、丹皮、製附片、紫肉桂。

（三）右歸丸：製附子、肉桂、山萸肉、杜仲、熟地、炙甘草、懷山藥、枸杞子。

本病的治療在以上諸方中還應加些順氣降逆之品，如蘇梗、沈香、木香、生赭石、半夏、陳皮之類，可以有助提高療效。

四、名醫要論

其食雖下，良久復出，病在幽門，名曰反胃，此屬中焦。其或朝食暮吐、暮食朝吐，所

出完穀，小便赤，大便硬，或如羊矢，其在闌門，亦名反胃。（《葉選醫衡》）

反胃之治，多宜益火之源以助化功。（《景岳全書》）

夫反胃乃胃中無陽，不能容受食物，命門火衰，不能熏蒸脾土，以致飲食入胃，不能運化，而爲朝食暮吐，暮食朝吐。治宜益火之源以消陰翳，補脾土之陽以溫脾胃。（《臨證指南醫案》）

若反胃，實可歎，朝暮吐，分別看，乏火化，屬虛寒，吳萸飲，附獨丸，六君類，俱神丹。（《醫學三字經》）

翻胃入胸膈多爲冷氣所痞。（《古今圖書集成醫部全錄》）。

附錄：（一）吳萸飲：吳茱萸七．五克，人參四．五克，生薑四片，大棗五枚。水煎服。

（二）附獨丸：即理中湯加薑汁製附子十克。爲末，蜜丸。每服六克，以粟米稀粥送下。

五、驗案

胡某某，男，三十九歲，中藥師。初診日期：一九五八年九月十五日。

問診：素患潰瘍病合併幽門不全梗阻，近月餘以來飯後腹脹，胃內煩亂，每晚須吐出帶酸腐味的黃色稀粥狀物，有時還能看到未完全消化的食物，每晚必須吐一陣，吐出後才能睡覺。食欲不振，下午煩熱，有時噯氣，腰酸腹脹，每月遺精二三次，大便尚可，小便黃。

望診：發育正常，營養中等，神識清楚。

聞診：言語聲音正常，呼吸正常。舌苔無，舌質略紅。

切診：腹部無壓痛，無特殊發現，脈象沈細無力。

辨證：四診合參，根據其朝食暮吐的特點，結合腰酸、遺精、脈沈細，診爲脾虛中焦不化，腎陽虛火不生土而致的反胃病。

治法：溫中降逆，佐助命火之法。

處方：旋覆花九克（布包），生代赭石三十克（先下），人參九克，清半夏九克，公丁香九克，紅花六克，炒白朮九克，焦三仙各六克，白芍九克，沈香粉一．五克（分二次，隨湯藥沖服）。

服藥七劑，嘔吐即止。以此方爲基礎隨證加減（後來又加黃耆六～九克，補骨脂九克，升麻、柴胡各〇．六～〇．九克，去公丁香、桃仁、焦三仙等）。共進三十九劑，諸症皆除，即改服附子理中丸、補中益氣丸、桂附地黃丸調理善後而愈。

六、與西醫學的聯繫

本病名西醫學中尚未見到，根據其臨床表現，似與西醫的幽門不完全梗阻類似。所以如在西醫院查出爲幽門不完全梗阻的患者，可建議患者作進一步檢查或手術治療，如病人不願手術，又確診無惡性腫瘤，以採用中醫辨證論治的治療方法爲好，如本篇的驗案病例。

七、體會

反胃多是脾胃虛寒之證，治法常用溫中健脾，扶助正氣爲主。若患病時日不久，胃氣未虛，病因飲食未消或氣逆不調者，尚可兼用一些導滯、解鬱理氣之藥。若病已久或素體虛弱之人，則應以溫運脾陽、溫補腎陽爲主，不可妄行消導降下等，以免重傷胃氣。

此病服藥見效後，切勿突然食納不易消化的食物，宜以流食漸進，注意調養。

噎膈

一、簡介

食物入口，難於下咽，似有物梗阻，叫做噎；食物咽下後，阻格於胃口，自覺不能下行，因而頃刻又復吐出，叫做膈。噎膈常同時並見，並且常由噎發膈。噎與膈的原因與治法，無大差異，所以常一起論述，統稱爲噎膈。對本病的記述，中國最早見於《黃帝內經》，例如：「氣爲上膈者，飲食入而還出」，等等。

近些年來，因爲西醫學中的食管癌、賁門癌等病在臨床表現上常出現噎膈症狀，故也有不少人把噎膈與食管癌、賁門癌等同起來。筆者認爲食管癌、賁門癌等病與噎膈還是有一定區別的，不應把它們等同看待，但在辨證論治時，可以參照本篇的內容。

二、病因病機

本病多發生於四十歲左右及高齡之人。致病的因素雖有多種，但精神刺激、情志不暢、飲食傷胃、年老津乏等常是最多見的原因，也有因瘀血而致者。

一、氣機鬱結　常因七情不舒，情志不暢，氣機久鬱，致使胸膈間的氣機上逆而不得和降，發生噎膈。

二、津液枯槁　多見於老年人，因年老氣血不足，而致上焦津液虛衰，食道不得潤澤及胃中津液缺乏不能化物，食物反又吐出，發生噎膈。

三、瘀血阻滯　胸、腹、背部曾受跌打損傷，而致瘀血阻礙上中二焦的氣機、津血、的運行和升降而生噎膈。

三、辨證論治

一、氣鬱　病前多有憂傷或曾與人生氣，氣機久鬱而成，故常伴有長吁，心情歡喜時病情緩解些，生氣時症情加重。舌苔白或薄黃，脈象可弦。此證的治法是寬胸順氣法。常用方有加味啓膈散。

加味啓膈散：北沙參、茯苓、川貝母、丹參、鬱金、砂殼、荷葉蒂、香附、白芍、廣木香、厚朴。

二、津液枯槁　此證多爲老年人得之，《內經》曰：「三陽結謂之隔」，手陽明熱結則血脈燥，手太陽熱結則津液枯涸，手少陽熱結腸中無津則腸中津液不足，故飲食不得下行。

小腸、大腸、膀胱三陽經熱結，上中下三焦津液俱不足故飲食隨衝脈之氣上逆而吐出。此證的治法是滋陰養胃法。常用方有調中散、左歸飲、八汁湯等，隨證加減運用。

（一）調中散：北沙參、荷葉、陳皮、茯苓、川貝母、陳倉米。（原方有五穀蟲，現已不用故去掉。）

（二）左歸飲：生地、山萸肉、炒山藥、茯苓、枸杞子、炙甘草。

（三）八汁湯：生藕汁、雪梨汁、蘿蔔汁、甘蔗汁、白果汁、蜂蜜、竹瀝汁（兌入生薑汁四分之一）。

三、瘀血阻滯　胸脘部疼痛，痛處固定，有跌打損傷史，或病程已很長，大便色黑，舌上有瘀斑，脈象沈澀。此證的治法是活瘀潤燥降逆法。常用方有歸芎潤燥湯、血府逐瘀湯等，隨證加減運用。

（一）歸芎潤燥湯：當歸、白芍、生地、桃仁、紅花、大蔥、枳殼、韮汁。

（二）血府逐瘀湯：當歸、生地、桃仁、紅花、枳殼、赤芍、柴胡、川芎、牛膝、甘草、桔梗。

四、名醫要論

三陽結謂之隔。（《素問．陰陽別論》）

夫噎病者亦有五種，謂氣噎、憂噎、食噎、勞噎、思噎。（《雞峰普濟方》）

酒客多噎膈，飲熱酒者尤多。以熱傷津液，咽管乾澀，食不得入也。（《醫碥》）

凡噎膈病不出胃脘乾槁四字。（《醫學心悟》）

此症最不易治，即使能受補，必須多服，方得漸效，以收全功，不可性急致疑，一曝十寒以自誤也。（《景岳全書》）

五、驗案

今選《臨證指南醫案》一例。

畢某，男，五十四歲。夏間診視曾說難愈之症（噎膈）。然此病乃積勞傷陽，年歲未老，精神已竭，古稱噎膈反胃，都因陰枯而陽結也。秋分復診，兩脈生氣日索，交早咽燥，晝日溺少，五液告涸，難任剛燥陽藥，是病諒非醫藥能愈。囑用大半夏湯加黃連薑汁，常服。

六、與西醫學的聯繫

西醫學雖無噎膈之病名，但有些病可出現噎膈（欲食不進）之症狀，如食管癌等病的某一階段可出現噎膈症狀。

我國是食管腫瘤的高發地區，在高發區中以貧困地區發病率較高。例如《現代內科學》中說：「高發區一般位於貧困地區，經濟水平低，飲食缺乏營養，有些黴變食物捨不得丟棄，繼續食用，可能會有某些化學致癌物或促癌物。」中醫早已認為「噎膈為神思間病」，可能由於生活困難，並且身體勞累加重，還要憂思今後的生計，心情長期不舒暢，也是造成本病的主要原因。

食管癌進行到中晚期則常以進食發噎為主，開始不能進普食，進而半流食或流食均不能下咽，如體重明顯下降，是預後不良的表現。我曾診治過幾例食管癌的病人，其中有一例，早期發現，早期進行手術治療，效果很好，現已七十多歲，仍健在。還有一例病人，做了胃部造瘻手術，每頓飲食靠從瘻管灌入人工營養食物。來診時精神尚可，我診為津液枯槁證，給予口服「啓膈散」加減的湯藥，同時按時服用「消癌啓膈散」（藥方介紹於後）〇・三～〇・四克，每日二次，湯、散共進，約一個多月後，漸能用口食進麵條，進而能吃水餃，病人及家屬非常高興，即回農村老家休養治療，可惜以後失去聯繫。我所治的食管癌病人大多數是經辨證論治後，湯散並進（消癌啓膈散，每日二次，每次〇・三～〇・五克），多數病人經治療漸能吃些麵條，進而能吃水餃，即不再來診，所以最後結果皆未能明瞭。茲將消癌啓膈方介紹如下：

消癌啓膈散方：紫硇砂十二克，蕎麥麵適量。本方為祖傳經驗結合前人經驗及近代科研資料製定的藥粉以備臨床應用。將蕎麥麵用溫開水和成如同包餃子用的麵一樣軟硬，把硇砂用此麵包裹起來，似大元宵狀，皮厚約一～一．三公分，用新磚把此球架起，然後用木炭火，在球下煅之（可及時轉動麵球），煅至麵球為焦黃色，待冷，將麵球剝開，取出中心潮濕的硇砂，用沙鍋焙乾，取六克，再研入雞心檳榔十二克、公丁香四粒（有時還加沈香粉三克）共研合為細粉，每次用〇．三克，每日三次，溫開水或溫黃酒送服，飯前一小時服。同時服用下方的湯藥。

生赭石三十克（先煎） 旋覆花四十克（布包） 半夏十克 北沙參十克
黨參六克 丹參十五克 川貝母六克 山慈菇六克 焦神麴十克 焦山楂十克
焦麥芽十克 生大黃二～九克 炙甘草二～六克 刀豆子十克 杵頭糠一撮
瓜蔞三十克 水煎服，每日一付。

一般用藥一個月左右，病人即能吃下麵條或餃子。可惜治療病例不太多，也沒有做總結，僅介紹於此，供同道們參考。

七、體會

傳統上對噎膈有眞假之分。前人經驗認爲，眞噎膈一般是「吃秋不吃麥，吃麥不吃秋」，意思是活不了一年。所謂眞噎膈，今天看來可能是食管癌的症狀。假噎膈可能只是

「神思間」病，經過中醫辨證論治及做思想工作，可以漸漸治癒。所以醫者治療此病時，還會向家屬瞭解一些有關情況，給病人做些思想工作，也常能收到不可思議的效果。

腸癰

一、簡介

腸癰即是指腸中有癰瘍或膿瘍，因此病腹痛時常不敢伸直右腿而收縮右腳，故此，也有稱之曰「縮腳瘟」者。

我國在春秋戰國時代成書的《黃帝內經》中即有了腸癰的病名，至漢代《金匱要略》中記載了腸癰的治療方法和藥方，今天應用起來，仍是效如桴鼓。國外在一八八六年才有了關於急性闌尾炎（腸癰）的論述。

一九五二年我國的醫學家在黨的中醫政策光輝照耀下，終於打破了一九一二年巴黎國際外科學會上通過的「只要是闌尾炎的診斷一經確定，即應立刻施行手術」的治療方法，應用中西醫密切合作的方法，治療急性闌尾炎，提高了療效，減少了手術，深受廣大患者的歡迎。

中醫學認爲癰屬陽多熱，疽屬陰以寒爲主。所以腸癰多見熱證，治療在初期、釀膿期、潰破期各有不同。

二、病因病機

中醫學認爲癰者，壅也。腸癰多在腸道彎曲之處或大小腸接合部等，腸道不易暢通之處。腸有癰瘍，即影響腿的屈伸，因腿伸直時會增加腹中壓力而致疼痛加重。所以，古代醫家有稱本病爲「縮腳痧」或「縮腳瘟」者。其病因病機可有以下幾種：

一、飲食不節　暴飲暴食，膏粱厚味，恣食生冷辛辣，食滯中阻，損傷腸胃，腸絡受傷，傳導不利，濕熱蘊結，腐化毒熱而成腸癰。

二、勞傷過度　跌仆損傷，急奔急走，跳動過激，用力過度，損傷腸絡，傳導不利，壅塞化熱，聚而成癰。

三、辨證論治

一、初期　《金匱要略》「瘡癰腸癰浸淫病脈證並治」篇曰：「腸癰者，少腹腫痞，按之即痛如淋，小便自調，時時發熱，自汗出，復惡寒，其脈遲緊者，膿未成，可下之，脈洪數者，膿已成，不可下也。」據此可知，腸癰初起時，腹中痛以少腹痛爲主，並有腫痞之感，用手按之疼痛加重，還可有噁心嘔吐、時有發熱、惡寒、少腹痛，舌苔微黃，脈象沈緊不數，此爲膿未成，可用通下法，以除去其壅塞的熱毒，常用大黃牡丹皮湯隨證加減。

（一）大黃牡丹皮湯：大黃、牡丹皮、冬瓜仁、芒硝，水煎服。

二、釀膿期　右下腹疼痛加劇，拒按，可摸到包塊，大便秘，舌苔黃厚，脈象洪數。此時治用活血散瘀，排膿消腫之法，臨床常用方如薏苡仁湯、薏苡附子敗醬散等。

（一）薏苡仁湯：薏苡仁、瓜蔞、丹皮、桃仁、赤芍，可再加連翹、蒲公英、冬瓜子。腹痛加元胡。如大便秘結者，仍可加用大黃，重用薏苡仁。水煎服。

（二）薏苡附子敗醬散：薏苡仁、附子、敗醬草，水煎服。

本方出自《金匱要略》，方前有文曰：「腸癰之為病，其身甲錯，腹皮急，按之濡，如腫狀，腹無積聚，身無熱，脈數，此為腸內有癰膿，薏苡附子敗醬散主之。（注意這三味藥中附子用量最小）。

三、潰破期　腹濡而痛，時下膿血，正氣已虛。或腹壁急痛，舌苔薄白或黃，脈象濡滑。此時治療大法應是排膿兼顧扶正，常用方有加減牡丹皮散和加減大黃牡丹皮湯。

（一）加減牡丹皮散：牡丹皮、桃仁、薏苡仁、甘草、赤芍、黨參、當歸、川芎、金銀花、連翹、蒲公英、敗醬草。有熱者加黃芩、黃連。

（二）加減大黃牡丹皮湯：牡丹皮、薏苡仁、白芷、當歸、赤芍、黃耆、冬瓜仁、連翹。

四、單方驗方

（一）紅藤三十克，水煎服，每日二次。

（二）敗醬草二十～三十克，水煎服，每日可服二～三次。

（三）闌尾化瘀湯：用於瘀滯期。川楝子十五克，元胡九克，丹皮九克，桃仁九克，木香九克，金銀花十五克，大黃九克（後下）。有塊者加紅藤三十～六十克。每日一付，頓服或分兩次服。

（四）闌尾清化湯：用於蘊熱期。金銀花三十克，蒲公英三十克，丹皮十五克，大黃十五克（後下），川楝子九克，赤芍十二克，桃仁九克，生甘草九克，早晚各一付，水煎服。

（五）闌尾清解湯：用於毒熱期。金銀花六十克，蒲公英三十克，大黃二十四克（後下），冬瓜子三十克，丹皮十五克，木香九克，川楝子九克，生甘草三克，水煎服，每日二劑分四次服，或晝夜四次分服。

有大熱、大渴者，加生石膏三十克、天花粉十五克。

四、名醫要論

腸癰者，少腹腫痞，按之即痛如淋，小便自調，時時發熱，自汗出，復惡寒，其脈遲緊者，膿未成，可下之，當有血；脈洪數者，膿已成，不可下也。大黃牡丹湯主之。（《金匱要略》）

小腹硬痛，脈遲緊者，瘀者也，宜下之，小腹焮痛，脈洪數者，膿成也，宜托之。（《外科發揮》）

凡作痛於內，即防內癰，以其外不現形，最能誤人，今以腸癰列入腹痛門，則咳嗽胸痛之肺癰，脅痛寒熱之肝膽疽，能食胃痛，夜間寒熱之胃癰，腰痛之腰注，推之身痛寒熱，未發之流注，腿痛內潰之附骨癰，皆有下手眞訣矣。（《症因脈治》）

腸癰腹痛之證，縮腳皺眉，小便如淋，痛有腫處，手不可按，夜來每發寒熱，或繞臍生瘡，或腹皮緊急，肌腹甲錯，或時時出汗，此腸癰腹痛之證也。（《症因脈治》）

五、驗案

趙某某，男，十八歲，學生。河南省商丘市××醫院外科病房會診病人。初診日期：一九六九年十二月二十二日。

問診：主訴腹痛近兩天，逐漸加重。前天上午突然感到腹痛，開始時痛在臍圍，以後逐漸移到右下腹部，伴有嘔吐，大便二日未行，即送來急診，以急性闌尾炎收住院，願服中藥治療而請中醫會診。

望診：發育正常，神志清楚，急性腹痛病容。舌苔白。

聞診：言語、聲音、呼吸未見異常。

切診：六脈滑數。右下腹部疼痛拒按，屈腿臥稍舒。

西醫檢查：心、肺（－）。右下腹部闌尾點壓痛明顯，反跳痛（++），腰大肌反射（+），肌緊張（+++）。驗血：白細胞13×10^9/L，分類：中性粒細胞〇・九五；淋巴細胞〇・〇五。

辨證：右下腹部疼痛拒按，喜屈腿臥，舌苔白，脈象滑數，大便兩日未行，乃腸中積滯，氣血壅瘀，蘊而化熱，而成腸癰。

治法：通腸導滯，活血散瘀。

處方：生大黃十二克，牡丹皮十二克，冬瓜子二十四克，連翹十二克，歸尾十二克，赤芍十五克，金銀花十二克，生薏苡仁二十一克，黃芩十二克，黃柏十二克，元明粉十八克（分二次沖服）。急煎服。

方義：本方以大黃牡丹皮湯加減而成。方中以大黃、元明粉推蕩腸中積滯以除壅塞爲主藥；丹皮、赤芍活瘀清熱，冬瓜子利腸除壅，爲治腸癰要藥，歸尾通經活血，共爲輔藥；金銀花、連翹清熱解毒，黃芩清熱涼血，生薏苡仁利濕排膿，共爲佐藥；黃柏清下焦濕熱，爲使藥。

二診（十二月二十三日）：服上藥大便瀉七八次，右下腹部疼痛減輕，已能下床行走，右下腹部用手按之稍有壓痛，已無明顯反跳痛。舌苔白，脈弦數。上方去元明粉，改生大黃爲九克，加敗醬草三十克。一劑。

三診（十二月二十四日）：右下腹已無自覺疼痛，壓痛進一步減輕，反跳痛（±）。昨日查血：白細胞計數6.8×10^9/L，分類：中性粒細胞〇・八；淋巴細胞〇・二。舌脈同昨。再加減上方。

處方：生大黃十二克，丹皮十二克，連翹十二克，冬瓜子三十克（打碎），黃芩十二克，赤芍二十一克，歸尾十二克，桃仁九克，生薏苡仁三十克，黃柏十二克，元明粉九克（分二次沖服）。水煎服，二劑。

四診（十二月二十五日）：昨日所開之藥已服過三次，尚有半劑未服。右下腹不但自覺已無疼痛，下床在屋中多次行走亦全無疼痛，大便一日一行。右下腹部腹壁柔軟已無壓痛，只有極力重按時，才有輕微疼痛。舌苔薄白，脈象略沈滑。再加減上方以收功。

處方：生大黃九克，丹皮九克，金銀花十二克，連翹十二克，冬瓜子二十四克（打碎），黃芩十二克，當歸九克，赤白芍各十五克，生薏苡仁三十克，元胡九克，炒川楝子九克，焦檳榔九克。二劑。

十二月底到外科病房追訪，護士同志說兩三天前已痊癒出院。

六、與西醫學的聯繫

西醫學的急性闌尾炎與中醫學的腸癰有許多相似之處，故近二三十年來，中醫一直將治療腸癰的方法和方藥用於治療急性闌尾炎。

內科醫師常常是在確診或非常疑似急性闌尾炎時，即轉請外科醫師會診、轉科。一般在臨床上是以外科手術治療爲主。

茲將內科醫師（包括中醫師）遇到急性腹痛病人時，應注意除外急性闌尾炎，以免誤診而耽誤病情。

一、問診　患者多是先有噁心嘔吐，吐後，漸漸由胃部不適轉至右下腹疼痛。

二、切診　檢查右下腹部，麥氏點處壓痛非常明顯並有反跳痛（用手按住疼處，突然將手抬起，病人的反應表示痛感明顯即爲陽性，如醫生突然抬手時病人沒有感到腹內疼痛加重即爲陰性），甚至右下腹有肌緊張。

確診指徵：①麥氏點壓痛（+～++）；②腹肌緊張（+～+++）；③反跳痛（+～+++）；④血中白細胞超過15×10^9/L或20××10^9/L；白細胞分類：多核細胞占百分之八〇～百分之九〇。

如果以上四項指徵都具備，即可請外科醫師會診。外科醫師檢查後如確診爲急性闌尾炎，可將病人轉到外科治療。如外科醫師檢查後認爲不是急性闌尾炎，即寫明他的意見，內科醫師即按內科的腹痛進行治療。

我國自從二十世紀五十年代天津中西醫結合醫院採用中西醫結合的方法對急性闌尾炎進行治療後，大多數病人已經不必採用外科手術治療，而是以服中藥治療爲主，保守治療效果不好者，再做外科手術。

七、體會

腸癰一病，自古即被視爲重病，近世西醫學診爲急性闌尾炎，其主要治法是手術治療，療效很好。但中醫治此則以內服中藥湯劑治療，未潰者多用大黃牡丹皮湯合仙方活命飲加減；如膿成已潰則常以牡丹皮散隨證加減，膿潰已久者，多用薏苡附子敗醬散加減。一般說如治療得法，療效也很好。

在診斷方面，要採用深入辨證論治與西醫的腹部檢查和實驗室化驗相結合的辦法。對手術治療，也不宜一律排斥，在特殊情況下（如有異物進入闌尾，或嵌頓不能緩解者等），認爲必須手術才解決問題者，還是應請西醫外科治療。

痢疾

一、簡介

痢疾的臨床特點是，大便次數增多，下利而不爽，裡急後重，便意頻頻，大便帶粘凍或膿血。

關於本病，《黃帝內經》中即有記載，因其大便利而不爽，故稱之為「滯下」，因其裡急後重，頻頻上廁，故又稱之為「腸澼」。

漢代張仲景在《金匱要略》中則把它放在「嘔吐噦下利病篇」中論述，有「下利便膿血」的記載。後世則據其症狀特點，稱之為「痢疾」，只用此一個病名，論述本病，例如宋代《濟生方》在論述痢疾時說：「今之所謂痢疾者，古所謂『滯下』是也。」

西醫學在有的痢疾病人的大便中，能培養出痢疾桿菌或其他致病菌，故稱這些痢疾為「菌痢」，認為它具有傳染性。國家把它定為「法定傳染病」。臨床上遇到此類病人，必須填寫「傳染病報告卡」上報衛生管理部門。

二、病因病機

引起痢疾的原因很多，與人的飲食生活起居關係密切。概括言之，可分為兩大類：

（一）內因

一、濕熱內蓄　素食肥甘，飲酒太過，腸胃濕熱內蓄，又遇暑濕相侵則內外合邪濕熱蓄蘊化毒，毒熱傷及氣血，氣血瘀滯，大便雖利，但滯下不爽，便帶膿血而成痢疾。

二、脾腎虛弱　脾腎虛弱之人，脾土不健命門火衰，腎精虧損，最易患虛寒之痢。

三、內傷生冷，飲食積滯，過食生冷，瓜果，致腸胃積滯，氣血瘀阻而成痢疾。

（二）外因

一、感受風暑濕熱　外受風暑濕熱諸邪，侵犯腸胃，與氣血相搏，滯蓄中焦，化為膿血，隨大便而下，成為痢疾。

二、感受疫毒　此為接觸疫痢病人而被其傳染而致。

總之，本病濕熱較多，腸道氣滯血瘀常為本病之病機變化，故辨證時有辨膿血之說。

（詳見辨證論治章節）

三、辨證論治

診治本病應注意分辨以下幾點：

一、辨急慢　一般說急性痢疾，發病急驟身有寒熱，大便次數多，大約一日二十多次以上，大便帶膿血，血多於膿，多爲熱症。慢性痢疾，病程較長，甚者可達一年上下，裡急後重較緩（急性痢則較重而明顯），大便次數亦較急性痢疾者少，一日約數次最多十數次，大便帶膿血亦較少，氣味亦較小。

二、辨痢色　下痢的顏色較淺，多爲白色粘液狀如鼻涕者，多屬寒症，虛症。爲病在氣分，病邪較淺，反之，下痢色赤，或純係鮮紅血液者，多屬熱證，屬火屬病邪入血是病邪較深重之象。下痢赤白相兼者，一般屬熱者多，爲氣血俱受邪，邪氣已影響到氣血，下痢爲紫黑色者，屬有瘀血或爲熱毒傷血較深，多濕毒挾瘀。

三、辨裡急後重　外邪所致者，多在上廁後裡急後重有所減輕，虛痢的裡急後重在上廁後仍不減輕，中氣下陷之痢疾，後重之感，常在上廁後加重，陰血虛者，每每在上廁時虛坐努責。

四、辨邪正盛衰　這與本病的預後有很大關係。邪毒熾盛者，腹痛陣陣，痢下色赤，血多於膿，排便次數頻多，裡急後重明顯，大便腥臭，胃氣衰微者，腹痛綿綿，大便多帶粘凍，裡急後重感雖在上廁後仍不減輕，體倦乏力，精神衰憊，脈象浮細或浮大中空。

茲將痢疾常見證候的辨證論治分述於下。

一、濕熱痢　症見腹部疼痛，大便帶粘凍或膿血，赤多白少，裡急後重明顯，大便熱臭，肛門灼熱，胃脘痞悶，小便短少，大便次數頻多，日約一二十次，舌苔黃膩，脈象滑數。治法應清熱利濕。常用方如芍藥湯、白頭翁湯、化滯湯等，隨證加減。

（一）芍藥湯：白芍、當歸、川黃連、黃芩、檳榔、廣木香、甘草、大黃。

（二）白頭翁湯：白頭翁、黃連、黃柏、秦皮（或再加馬齒莧、茯苓）。

（三）化滯湯：青皮、陳皮、厚朴、枳實、黃芩、黃連、當歸、芍藥、木香、檳榔、滑石、甘草。

二、虛寒痢　症見下利不帶血，只帶粘凍膿物，腹部喜暖，裡急後重，口淡乏味，胃部痞悶，不渴，頭重身困，四肢倦怠，或身熱無汗，舌苔白，脈象沈滑或浮細等。此證治宜溫中利濕法。常用方如胃風湯、加味除濕湯、茯苓湯等，隨證加減。

（一）胃風湯：人參、白朮、茯苓、當歸、芍藥、川芎、肉桂。

（二）加味除濕湯：蒼朮、厚朴、半夏、藿香、陳皮、木香、肉桂、甘草、生薑、大棗。

（三）茯苓湯：茯苓、黃芩、澤瀉、當歸、白芍、蒼朮、乾薑、肉桂、豬苓。

以上諸方，如遇病人兼有表證（頭痛、惡寒、發熱、脈浮），可加荊芥、防風、羌活、薄荷等。

三、疫毒痢　互相傳染，長幼相似，壯熱口渴，發病急驟，頭痛煩躁，噁心嘔吐，腹痛劇烈，後重特甚，下利膿血，甚至下血，或下如赤小豆汁，便意頻數，上廁一日約數十行，肛門似烙，舌質紅或絳，舌苔黃，脈象洪滑數，有的甚至昏迷。此證治宜清熱解毒，兼調氣和血法。常用方有加味白頭翁湯、敗毒散、不換金正氣散等，隨證加減。

（一）加味白頭翁湯：白頭翁、黃連、黃柏、秦皮、蒲公英、馬齒莧、連翹、當歸、白芍、廣木香、蒼朮、生甘草。

（二）敗毒散：茯苓、枳殼、桔梗、柴胡、前胡、羌活、獨活、川芎、甘草、薄荷、生薑。

（三）不換金正氣散：厚朴、藿香、陳皮、半夏、蒼朮、甘草、生薑、大棗。本方可再加川黃連、金銀花、黃柏、黃芩。

四、噤口痢　本證最大的特點是飲食不進，食欲全無，或飲食即吐，下利帶膿血，裡急後重，日夜上廁數十次，舌乾咽澀。此爲痢疾中的重症，如舌絳、苔黃、脈象洪大急滑，是胃中實熱，可用白頭翁湯。如下痢色白，不甚窘迫，喜熱惡冷，脈象沈細而遲，是胃虛寒證。常用的治法是調中開噤。常用方有參連開噤湯、調中開噤湯、開噤散等。

（一）參連開噤湯：人參、黃連、石蓮子，水煎服。

（二）調中開噤湯：黨參、黃連、半夏、藿香、石蓮肉、陳倉米，水煎服。

（三）開噤散：人參、薑黃連、法半夏、藿香、石蓮肉、陳倉米、石蓮子。石蓮子有開噤作用，加減時不可去掉此味藥。

五、休息痢　下痢時發時止，狀如休息，往往經年或數年不愈，發一陣，止一陣，所以名休息痢。形體壯實，脈象有力者，屬實證；形體消瘦，腰腹重墜，精神不振，脈象沈細或弱者，爲虛證。

六、久痢　時時下痢，久久不愈，形體消瘦，精神疲乏，兩腿無力，脈象或虛或弱。

以上五、六兩證，須詳細查驗大便，以排除阿米巴痢。

休息痢和久痢，如經大便詳細檢查，找不到其發病的致病菌或阿米巴原蟲等，可用收澀固脫法，結合正氣的衰弱情況加減運用。常用方有赤石脂散、眞人養臟湯、大斷下丸、桃花湯等，隨證加減。

(一) 赤石脂散：肉豆蔻、赤石脂、砂仁、炙甘草。

(二) 眞人養臟湯（見泄瀉）。

(三) 大斷下丸：炮薑、高良薑、細辛、附子、牡蠣、龍骨、赤石脂、肉豆蔻、訶子肉、枯礬、石榴皮。

(四) 桃花湯：赤石脂、乾薑、粳米。

休息痢　除運用上述諸方隨證加減外，還可結合枳實導滯湯隨證加減運用。

枳實導滯湯：枳實、川黃連、大黃、黃芩、神麴、白朮、茯苓、澤瀉。

四、名醫要論

飲食不節，起居不時者，陰受之……陰受之則入五臟……入五臟則䐜滿閉塞，下爲飧

泄，久為腸澼。（《素問．太陰陽明論》）

痢者，名之滯下是也，多由感受風寒暑濕之氣及飲食不節，有傷脾胃，宿積鬱結而成也。（《壽世保元》）

肺移熱於大腸則氣凝泣而成白痢，心移熱於小腸，是血凝泣而成赤痢，大小腸俱病，則赤白互下（《病機沙篆》）

下痢一症，古稱滯下，起於濕熱居多，早補早斂，往往受累。（《柳選四家醫案》）

初下（痢）腹痛，不可用參、朮；雖氣虛胃虛者皆不可用。下血有風邪下陷，宜升提之，蓋風傷肝，肝主血故也。有濕傷肝，肝主血故也。有濕傷血，宜行濕清熱，後重者，積與氣墜下，當和氣，兼升兼消，木香、檳榔之類。（《丹溪治法心要》）

痢疾初得一二日間，以利為法，切不可便用止澀之劑。（《丹溪心法》）

下痢不治之症：下如魚腦者，半死半生，下如塵腐色者死，下純血者死，下如屋漏水者死，下如竹筒注者不治。（《丹溪心法》）

痢為險惡之證，生死所關最重，不惟時醫治之未善，而古今治法千家，皆不得其竅，是以不能速收全效。（《奇效醫述》）

凡痢身不熱者輕，身熱者重，能食者輕，不能食者重，絕不食者死。（《證治匯補》）

五、驗案

王××，男，三十五歲。初診日期：一九七二年八月六日。

主訴：近三日來腹痛，大便帶膿血，裡急後重，日夜上廁約二十多次，體溫正常，食納尚可，舌苔中部發黃，脈象滑數。

辨證：濕熱結滯。

治法：清熱化濕，調氣和血。

處方：白芍十二克，當歸十克，川黃連九克，炒黃芩六克，廣木香九克，焦檳榔十克，白頭翁十二克，馬齒莧二十克，乾薑三克，車前子十克（布包）。水煎服，三付。

二診（八月十日）：服上方後腹痛消除，大便次數減少為日夜約八九次，裡急後重減輕，食納增加，舌苔薄白，脈象滑。再加減上方。

白芍十二克，當歸十克，川黃連九克，炒黃芩六克，廣木香九克，蒼朮六克，焦檳榔十克，白頭翁十克，馬齒莧十五克，車前子十克（布包），茯苓十二克。水煎服，三付。

三診（八月十四日）：又吃了三付藥，疾病基本痊癒，大便一日二次，已無裡急後重，腹部亦不痛，今日特來告知大夫們。望舌（一）。囑再服兩付藥以免復發。處方如下：茯苓十五克，白芍十二克，當歸十克，川黃連六克，黃芩六克，厚朴九克，陳皮十克，木香六克，焦三仙各十克。水煎服。

六、與西醫學的聯繫

西醫學把痢疾稱之爲細菌性痢疾，簡稱菌痢，由於痢疾桿菌的菌群與菌株衆多，人體的健康狀況與對細菌的反應性又各有不同，所以在臨床表現上也是多種多樣，但一般說來，可用急性菌痢和慢性菌痢來概括之。

急性菌痢：最常見的症狀是腹瀉和發熱，還有腹痛和嘔吐。起病急，發熱，高低不一，發熱高時，可有發冷寒戰，往往是先發生腹瀉腹痛，繼之則出現裡急後重，大便每日數十次，開始可是稀便，很快即變爲排便帶粘液、膿血便，腹痛常在左下腹部。根據其病情況程度，又分爲輕型、普通型、重型、中毒型等。輕型裡急後重較輕，大便呈稀糊狀或水狀，含少量粘液，大便不帶膿血，病程約三五或七八天，容易被誤診爲腸炎。

普通型，發燒多較甚，裡急後重也比較明顯，大便帶膿血，病程常持續十～十五天。

重型起病急驟，體溫高，伴噁心嘔吐，大便一日數十次，高燒者甚或發生意識模糊或驚厥、血壓下降等，病情較重。

中毒型：此型多發生在兒童（二～七歲），起病急重，高熱可達四〇℃，面色發黯，四肢厥冷，反復驚厥，神志不清，有的發生休克或腦水腫，甚者可致死亡。

慢性菌痢：病程超過二個月後者，即稱爲慢性菌痢。又有急性發作型、隱伏型、遷延型之分。但臨床症狀比急性者輕而和緩。也有少數患者無明顯症狀，但大便培養反覆是陽性，常起傳染源作用，一般也稱之爲慢性菌痢。

診斷：一般常靠大便培養，細菌陽性，血象白細胞常有增多，大便檢查有大量膿細胞和紅細胞。

本病須與結腸癌、直腸癌、潰瘍性結腸炎、慢性血吸蟲病、阿米巴痢等作鑒別。

治療：對急性菌痢患者，一般應注意營養，輸液以保持液體平衡。藥物多用四環素、氯黴素、痢特靈等治療。近些年來，開發的藥物有氟氟沙星，每次〇·二～〇·四克，每日四次口服。複方磺胺甲基異唑，成人每次二片，每日二次口服。還可給予對症治療。

中醫學治療痢疾確有良效，服藥後一般病情都很快減輕，但要注意：第一，如大便培養細菌陽性，必須趕快按照傳染病管理法，及時做出疫情報告；第二，大便培養變爲陰性時才爲痊癒。對阿米巴痢疾應用中醫學對休息痢的辨證論治也有良效。如果適當結合殺滅阿米巴原蟲之藥品，更可提高療效。

七、體會

治療痢疾，必須詳細辨證論治。中醫學中有「和血則膿血自愈，調氣則後重自除」的用藥經驗，所以在辨證論治的藥方中注意結合和血、利氣的藥物，確能起到很好的效果。但我還認爲，「和血」時要注意血虛者補而和之，血瘀者行而和之，血熱者涼而和之，血寒者溫而和之，血脫者固而和之，對「調氣」也要注意氣虛者補而調之，氣實者破而調之，氣陷者升而調之，氣上者降而調之，氣熱者寒而調之，氣寒者溫而調之，這樣，才能全面。

還有喻嘉言先生有「逆流挽舟」之法，也應注意學習。喻氏認爲，痢疾一病，如有表證者，未得及時用解表法，因而外邪入裡，而致下痢不止，病轉重者，雖病日已多，仍需用人參敗毒散引邪出之於外，則死症才可活，危症才可安，名之曰「逆流挽舟」法。我也曾用過此法，確有良效，要在辨證確切。我也曾用此方（方附於後）加陳倉米十五~二十克治療噤口痢，也取到了良效，今附人參敗毒散方於後，以供同道們參考。

人參六克　枳殼六克　桔梗六克　柴胡六克　前胡六克　羌活六克　川芎六克

茯苓六克　甘草六克

上藥共爲粗末，每次用六克，加生薑三片、薄荷少許，用水一碗，煎至七分碗，去滓，不拘時候服之。

近代多將上方改爲湯劑，水煎服。我用此方時，常加川黃連六克、白芍六克、茯苓十克。

痢疾一病，熱證多，寒證少，糞色赤而淡者，也可能是寒，色白但粘稠者，也可能是熱，主要是四診合參，不可執一。

用藥大法，痢者利也，法當利下，大黃降火，芩、連解毒，木香、檳榔通氣，當歸、白芍和血，枳殼、陳皮行滯，是最常用之藥。

《症因脈治》卷四「內傷休息痢」中，還介紹了倪函初先生「治痢四大忌」，今附此，以供臨床參考：「一日忌溫補……二日忌大下……三日忌發汗……四日忌分利……。」若用此四法，應特別注意。

便秘

一、簡介

便秘，即大便秘結不下，數日不能排便，或雖有便意，但因大便乾硬燥結而排出困難之謂。關於便秘治療的方法，中國早在漢代《傷寒論》中就有記載，不僅有內服的湯劑，還有蜜煎導法的外治方法，可謂開千古治療便秘之門。後代醫家又有發展補充，治療經驗非常豐富。

中醫學認為胃為水穀之海，水穀之精華化為榮衛，其糟粕行之於大腸以出也。五臟、三焦不調和，冷熱壅塞，結在腸胃之間，其腸胃本實，又為邪氣所結聚不宣，故令大便難也。早在春秋戰國時代成書的《黃帝內經》中，即有「大便難」的記載，例如「陰痹，大便難」。

許多疾病過程中便秘只是其症狀之一。本篇僅就經常發生便秘，或因便秘而引起痛苦的情況，作為論述內容。

至於由於其他疾病而引起的便秘，隨著疾病的治癒，能自行痊癒。故不作為本篇的論述內容。

二、病因病機

一、津液耗傷　過食辛辣、酒醴、厚味，火熱內結，腎火熾盛，或患高熱疾病，發汗過多，或風邪燥血，皆能耗傷津液，使腸胃傳導受到影響而便秘。

二、血少腸燥　大腸爲傳導之官，司傳導糟粕，故腸道須保持一定的滋潤，如產婦失血過多，或年老體弱，氣血衰少，或素常榮血不足，皆能導致大腸血少而不能滋潤，使糟粕燥澀不下而成便秘。

三、瘀血停滯　跌打損傷或腰腹部受到擊撞，都可能產生瘀血，瘀血內停則阻滯氣血的流行澤潤，可致便秘。

四、陰寒凝塞　陰寒之氣橫窒於腸胃，寒主收引，如中、下二焦寒邪太甚，如同水液遇寒結冰而不行，陽氣不能布化，津液不能運行，腸胃不能受到陽氣的推動，糟粕不能受到津液的布化滑潤，故致便秘。

五、氣鬱結滯　情志不遂，憂思鬱結，氣行不暢，津液不得布化，中焦氣化失常，不得及時升降，而致便秘。

三、辨證論治

便秘一病，由於病因和具體情況不同，臨床上常見的便秘可有以下幾種：

一、火秘　除大便不通外，兼見心煩、口渴、口臭、尿赤、苔黃、脈數有力等症。此證的治法是清熱潤腸法。常用方如大承氣湯、麻仁丸、三黃枳朮丸、更衣丸等。

（一）大承氣湯：大黃、厚朴、枳實、芒硝或元明粉（沖服或後下）。

（二）麻子仁丸：火麻仁、杏仁、白芍、大黃、厚朴、枳實。

（三）三黃枳朮丸：大黃、黃芩、川黃連、枳實、白朮。

（四）更衣丸：蘆薈、朱砂。

二、氣秘　須分虛實。實證多為氣滯，可見胸脘痞悶，脅脹噫噯，舌苔白或白厚，脈象弦數；虛證則因氣虛不能運行布化，故兼見倦怠少氣，飯後遲消，大便不一定乾燥，而是排便時努責乏力，舌苔或見乾燥，乏津，脈象可見濡虛等。此證治法，實者宜行氣破結，常用藥方如六磨湯、加味逍遙散等；虛者須用益氣潤腸法，常用方如黃耆湯、加味理中湯等。

（一）六磨湯：沈香、木香、檳榔、烏藥、枳實、大黃。

（二）加味逍遙散：當歸、白芍、柴胡、厚朴、枳實、杏仁泥、大黃。

（三）黃耆湯：黃耆、陳皮、火麻仁。

（四）加減理中湯：白朮、乾薑、白芍、厚朴、枳殼、火麻仁、桃仁泥、杏仁泥。

三、血秘　本證又分血少和血瘀兩證。血少者如產婦失血過多，或外傷失血過多等，可兼見口唇色淡，口乾，皮膚不潤，皮毛憔悴，糞如羊屎，甚至五心煩熱等，脈象多浮大少力。血瘀則有跌打損傷史，或腹痛有定處，或指甲青黯，舌上瘀斑，脈象多弦澀。治法上，血少者治以養血潤燥法爲主，常用方如加味四物湯、當歸潤腸湯；血瘀者治以活瘀潤燥法爲主，常用方有活血潤燥生津湯、大黃五仁丸等。

（一）加味四物湯：熟地、白芍、當歸、川芎、火麻仁、厚朴、大黃、桃仁、紅花、陳皮。

（二）當歸潤腸湯：當歸、大黃、桃仁、紅花、火麻仁、甘草、生地、熟地。

（三）活血潤燥生津湯：當歸、白芍、熟地、天冬、麥冬、瓜蔞、桃仁、紅花。

（四）大黃五仁丸：桃仁、杏仁、柏子仁、鬱李仁、火麻仁、大黃（適量即可）。

四、風秘　除便秘外，還兼有諸風證，如頭暈、頭痛，全身筋骨酸楚，四肢振顫，時有癒瘲，目眩眼黑，四肢末端麻木等。因爲風爲陽邪，最容易燥血，故治療時，以養血祛風，潤燥滑腸爲主要治法。常用方有搜風順氣丸、瀉青丸、潤腸丸等，隨證加減。

（一）搜風順氣丸：檳榔、火麻仁、牛膝、郁李仁、菟絲子、山藥、枳殼、防風、獨活。

（二）瀉青丸：龍膽草、梔子、羌活、防風、當歸、川芎、大黃。

（三）潤腸丸：大黃、當歸、羌活、桃仁、火麻仁。

五、冷秘　本證由於陽氣不足，寒凝氣滯所致，除便秘外，可兼有腹部喜暖，四肢畏冷，排大便時，努責無力，舌苔白，脈象沈伏，多見於老年人或陽虛之人。治以溫補脾胃，回陽理氣之法。常用方有溫脾湯、半硫丸等方，隨證出入。

（一）溫脾湯：乾薑、肉桂、附子、人參、大黃。

（二）半硫丸：半夏、硫黃。

六、虛秘　本證多見於老年人或久病正氣未復之人。由於體虛，陰陽俱不足，故多見雖有便意但多次上廁均排不出大便，因而感到很痛苦。其便秘之因，一是因腸道血分不足，致使腸道乾澀，而大便難以通下，即俗語所謂「水乏舟停」；二是不僅腸道乾澀而且推運無力，即陰陽俱虛，排便時並有努責無力之感。此證的治法是養血運腸，溫腎潤脾。常用方有益胃通幽湯、蓯蓉潤腸丸、半硫丸諸方，隨證加減出入。

（一）益腎通幽湯：麥冬、沙參、生地、熟地、玉竹、當歸、桃仁、甘草、升麻、瓜蔞、熟大黃、檳榔。

（二）蓯蓉潤腸丸：沈香、肉蓯蓉、火麻仁。

（三）半硫丸：半夏、硫黃、生薑。

四、外治法

外治法可用於老人、久病者、小兒等便秘者。

一、豬膽汁導法　大豬膽一枚，擠出一部分膽汁和醋少許，膽口加小竹管，塗以香油，插入肛門內，將膽中膽汁擠入肛門。約過半小時，即可排大便。

二、蜜煎導法　蜜七合，一味，內銅器中，微火煎之，稍凝似飴狀，攪之勿令焦著，欲可丸，並手撚作挺，令頭銳，大如指，長二寸許，當熱時急作，冷則硬。以之內肛門中，以手急抱，欲大便時則離手，即可排出大便。

五、名醫要論

熱氣留於小腸，腸中痛，癉熱焦渴，則堅乾不得出，故病而閉不通矣。（《素問．舉痛論》）

病有……太陽陽明者，脾約是也；正陽陽明，胃家實是也；少陽陽明，發汗利小便已，胃中燥煩實，大便難是也。（《傷寒論》）

燥屎為津液耗虛，腸胃枯結，而屎不得下，是陽之有餘，陰之不足也。（《讀醫隨筆》）

此證之當辨者，惟二，則曰陽結、陰結而盡之矣，……有火者便是陽結，無火者便是陰結。（《景岳全書》）

秘結證，凡屬老人，虛人，陰臟人，及產後病後，或小水過多，或亡血、失血、大吐、大瀉之後，多有病為燥結者，蓋此非氣血之虧，即津液之耗。凡此之類，不可輕用芒硝、大黃、巴豆、牽牛、芫花、大戟等藥，及承氣、神芎等劑，雖今日暫得通快，而重虛其虛，以致根本日竭，則明日之結必將更甚，愈無可用之藥矣。況虛弱之輩，幸得後門堅固，最是壽證，雖有澀滯，亦須緩治，但以養陰之劑，漸加調理，則無有不潤。故病家、醫家，凡遇此

類，切不可性急欲速，以自取其敗，而致悔無及矣。（《景岳全書》）

六、驗案

張××，男，四十歲。初診日期：一九六四年。

病史及現症：十天前因吃蒸菜，次晨嘔吐，大便瀉，高熱而住院治療，經過使用抗生素、消炎劑、中藥等治療，泄瀉止，但身熱尚未退，每至下午身熱可達四十℃，神志昏迷，循衣摸床，目不識人，醫院發出危重病通知，下午邀余會診。見患者頭面發紅，脘腹痞脹，不欲飲食，大便五日未行，每至下午四時以後即神昏，循衣摸床，撮空引線，夜不能寐，舌苔黃厚，脈象沈而有力。診為陽明腑實之證，投以大承氣法，隨證加減。

處方：大黃二十四克，厚朴十五克，枳實二十一克，芒硝二十一克（後下），焦三仙各十二克，川黃連九克，檳榔十二克，清半夏十五克，陳皮十二克。一劑，分二次服。

囑其家屬在病人服第一次藥四五個小時後，打電話聯繫，以決定第二次藥的服法。

病人服藥四小時後大便一次，量不甚多，病人安定平穩，電話囑再將第一付藥的二分之一服下。

二診：昨日服第二次藥後大便又瀉三次，量較多，味甚臭，病人今晨能喝稀粥一小碗，體溫三十六．八℃，全家很高興。查其舌苔黃漸退，脈象滑略數。

據此脈症，病已近愈。故又處一張藥方，囑其服三劑後即可出院。處方如下：

生大黃三克，厚朴十克，枳實十克，陳皮十克，金銀花十克，連翹十克，生甘草三克，當歸六克，生白芍十克，玄參十克。三～五付。

一九六五年四月追訪：上方服了三付後，病人能吃能睡，即出院。又服上方二付。直至今日身體健壯，上班做全日工作，未再發生疾病。

七、與西醫學的聯繫

便秘在西醫學又分為：

一、功能性便秘　可因工作、生活習慣，打亂了排便時間而致。或濫用瀉藥，或結腸功能紊亂，或亂服藥物而造成。

二、器質性便秘　可因患某些肛門疾病，因怕排便時疼痛，而減少排便。或由於腸梗阻，先天性巨結腸，盆腔腫瘤壓迫，大腦腫瘤，多發性硬化，胃腸病，血液病，結締組織病以及癌腫等疾病造成。

對於診斷：必須除外以上諸種疾病。如有黑便，則更需搞清出血原因，以治本病。如排除各種疾病後，認為只是單純的便秘，一般可投與一些通便藥。

如排便困難者，可兼用灌腸法，或開塞露擠入肛門等方法，細心斟酌使用。

單純性便秘服用中藥治療效果很好，可按本篇所述進行辨證論治。

附（一）灌腸法：可用溫鹽水八〇〇～二〇〇〇毫升，或肥皂水七十五毫升，加溫開水至一〇〇〇毫升，用灌腸器灌入直腸，稍忍片刻，即可排便。

（二）甘油栓或開塞露：甘油栓一個，插入肛門，俟有便意即可排大便。或取開塞露一枚，插入肛門將甘油擠入直腸。

八、體會

治療便秘，有寒、溫、補、瀉諸法之不同。不可專以攻下爲法。此外，便秘的病人，不可發汗、利尿以及過用祛風藥。

老年人或久病後便秘，更不可一味用攻下，應注意補養氣血，氣血充足後，便秘可愈。

水腫

一、簡介

身體內有了過多的水液留滯，而呈現出浮腫的現象，臨床上稱之爲水腫。將水腫作爲疾病論述，在中醫文獻中出現很早，例如在《素問．水脹》中就有「目窠上微腫，如新臥起之狀，其頸脈動，時咳……其水已成矣」的記載。歷代醫家對水腫發生的原因、病機，又各有發展。認爲人體內水腫的部位不同，可以有全身性的，也可以有局部性的。漢代張仲景在《金匱要略》中，把水腫稱爲水氣病，分爲風水、皮水、正水、石水等，後世又有心水、肝水、腎水等名稱。但是多數醫家認爲對各種水病都須要辨認其是陽水、陰水，進行辨證論治也就比較容易抓住主證了。

本篇以陰水、陽水作爲重點，論述水腫的辨證論治。

二、病因病機

一、外感以風、寒、濕而引起水腫的較多。風邪主要是犯肺，皮毛閉塞，肺氣不能宣通，以致不能通調水道，使水濕泛留於皮膚；寒濕可以困脾，而致化濕、健運的功能不健全，水濕停聚，形成水腫。

二、內傷可有過度勞累、思慮過度、飲食不節、房室過度等因素。分述如下：

（一）過度勞累：過度勞累消耗元氣，則傷脾腎，脾主運化水濕，腎主水液排泄，脾腎受損，則易致水腫之疾。

（二）思慮過度：《內經》說：「思則心有所存，神有所歸，正氣留而不行，故氣結矣」。所以說「思而氣結」，正氣結滯，運化水濕之功能受阻，故水液瀦留而發生水腫。

（三）飲食不節：暴飲暴食，饑飽無常，或過度飲酒，恣食生冷硬物，均可損傷脾氣，脾的正氣受傷，則水濕不得及時運化，而濕聚成腫。

（四）房事過度：耽溺於酒色，腎陽受損，腎陽虛則氣化失常，小便不能及時氣化而出，而致水腫。

三、辨證論治

（一）水腫分類

《黃帝內經》對水腫的分類有：

水脹：先目窠微腫，又有足脛浮腫，隨後腹部逐漸膨大，遍及全身內外，並有咳嗽、頸脈搏動。

膚脹：以皮膚水腫為主，可有身腫腹大，按之凹陷。

鼓脹：腹部明顯脹大，有如鼓的樣子，腹部青筋暴露，周身都腫，面色蒼黃。

漢代《金匱要略》對水氣病的分類有：

風水：頭面四肢浮腫，骨節疼痛，惡風，脈浮。

皮水：一身面目浮腫，按之沒指，無汗，不惡風，脈浮。

正水：腫偏上腹，伴有喘息，脈象沈遲。

石水：腫偏在小腹，不喘，脈沈。

心水：身重氣喘，不能平臥，煩躁不安，陰部水腫。

肺水：全身浮腫，小便不利，有時大便溏稀。

脾水：腹部腫大，四肢沈重，氣短，小便不利。

腎水：腹大臍腫，腰痛，小便不利，下陰潮濕，兩足逆冷。

近代治療水腫則首先辨分陽水、陰水。

(二)辨證

一、陽水陽水有以下特點：

(一)在表：浮腫多在頭面、四肢，脈象浮，舌苔淡白，水腫多在腰以上。

（二）屬熱：陽水多有口渴，身熱，小便短赤，大便偏乾，舌苔黃膩，脈象滑數等。

（三）屬實：多突然浮腫，很快即遍及全身，浮腫無汗，皮膚光澤，聲高氣粗，小便不利，大便多乾秘，舌苔黃厚，脈象滑實有力。

二、陰水與陽水相對，陰水可有以下特點：

（一）在裡：水腫多在身半以下，或先從下肢開始浮腫，或由腹部開始水腫，脈象多沈。

（二）屬寒：陰水多面色蒼白，身冷喜暖，四末不溫，小便清白但不利，大便稀或帶有完穀不化，舌質淡，舌苔白，脈象遲緩或濡細。

（三）屬虛：多緩慢發病，有自眼胞先腫的，有從足背先腫的，逐漸遍及全身。虛證多是脾腎陽虛。脾陽虛則所納水穀不能很好地運化，飯後腹部脹滿不適，或小便不利，泄瀉，四肢沈重，全身倦怠，舌苔白膩，脈象濡細。腎陽虛水腫則兼見腰背冷痛，膝酸腿軟，舌質淡，舌苔白，脈象沈細或右尺弱。氣血兩虛者，則病程較長，面色不華，聲低，息微，身體懶倦，懶言少語，舌質淡，脈象沈細無力。

陽水起病快，水腫很快遍及全身，或面目、四肢浮腫明顯，伴有骨節疼痛，頭痛、咳嗽、惡風、脈浮者，爲風水；關節不痛，不惡風寒，脈不浮者，爲皮水；都屬於陽水，水邪都偏在表，故多爲上半身水腫。

總之，陽水屬表、屬熱、屬實，可據此辨證。

陰水起病較緩慢，水腫漸漸出現，常伴有脾腎虛證，如腰痛，大便溏泄，大腹水腫明顯，兼有呼吸困難者，爲正水；水腫以小腹部明顯，又無呼吸困難者，爲石水。

總之，陰水起病緩慢，多兼虛證，其水邪多在裡，無表證，可有寒證，舌苔多白，脈象沈細弱或濡細滑。

（三）水腫治療原則

一、《黃帝內經》中對治療水腫已提出了總的治療原則叫做「平治權衡，去宛陳莝，開鬼門，潔淨府。」

後世醫家對此四句話有多種解釋，今取大多數醫家的意見，參以己見，解釋於下：

「平治於權衡」是說「治水病要調理陰陽虛實使之平衡」，這裡說的「權」「衡」有秤砣秤桿之意，就是說要使人體的陰陽、氣血、虛實達到相對的（需要的）平衡，最好是達到像秤砣、秤桿一樣的平衡，不差分毫之精度。

「去宛陳莝」據後人考證，「莝」字是「莖」字之誤。爲衍錯之字，「莖」字可能是傳寫之誤，不可作入句中，故以「去宛陳」爲句，據《黃帝內經研究大成》中解釋「去宛陳」是一種針刺療法中「去瘀血」的針法。從治水腫時要「去宛陳莝」來說，在歷史都是說：要像斬草一樣漸漸去之，並且要去掉淤積的氣血痰瘀。

「開鬼門」、「潔淨府」說的是治水腫要「發汗」和「利小便」。「鬼門」指的是汗竅，「淨府」指的是「膀胱」，「開鬼門，潔淨府」就是說治水要發汗、要利尿。

二、「腰以上腫者發汗，腰以下腫者利尿」，這是後世醫家學習了《內經》、《金匱要略》

等書以後，結合臨床經驗漸漸總結出來的經驗，也是現代臨床上最常用的治療大法。

三、提壺揭蓋法，是說如單用利小便藥而不見效者，可結合開肺氣之藥，也就是說應用宣肺利水法，常能使小便順利而下，如提壺倒水時，水不易出，而把壺蓋掀動一下，水就會順暢地倒出來。

四、先導其水以殺其勢，後補腎陽以壯其主，宣肺以利氣機，和腸胃以健脾運，通膀胱以利水道。

五、身有熱者發汗，身無熱者利尿，肌膚疼痛者發汗，小便赤澀者利尿。

以上諸治法，都是歷代醫家總結出來的臨床經驗。臨床上辨證論治時，可適當結合，靈活運用。

六、危候 ①手足心無紋；②臍突出；③缺盆平；④睾丸上縮，陰莖腫腐；⑤大便滑瀉，水腫不消。

七、先起於腹後散於四肢者，易治；先起於四肢後歸於腹者，難治。

對以上第六、七兩項，要心中有數，在臨床上靈活掌握，不可死板、拘泥，以極力救治爲要。

（四）常用藥物療法

一、辛溫發汗、宣肺利水法 適用於陽水，腰以上腫，以及兼有表證（頭痛、身痛、惡風寒、無汗、咳嗽、脈浮等），舌苔薄白，脈象浮。常用方如麻杏苡甘湯、羌活勝濕湯。

（一）麻杏苡甘湯：麻黃、杏仁、薏苡仁、甘草。

（二）羌活勝濕湯：羌活、獨活、川芎、藁本、甘草、防風、蔓荊子（濕甚加蒼朮，寒甚加附子）。

二、表裡雙解法　適用於表寒裡熱者。症見一身面目浮腫，惡風寒，無汗，發熱而渴，咳嗽微喘，小便黃赤不利，舌苔白中帶黃，脈象濡數。治用越婢加朮湯。

越婢加朮湯：麻黃、生石膏、生薑、甘草、大棗、白朮。

三、分消水腫法　適用於表裡濕熱者。症見一身面目浮腫，發熱煩渴，渴不多飲，小便黃赤不利，舌苔黃膩，脈象滑數，常用方如麻黃連翹赤小豆湯、導水茯苓湯。

（一）麻黃連翹赤小豆湯：麻黃、連翹、赤小豆、生梓白皮、杏仁、甘草、生薑、大棗。（後世生梓白皮常用桑白皮代替，供參考）

（二）導水茯苓湯：茯苓、桑白皮、麥冬、紫蘇、澤瀉、白朮、木瓜、大腹皮、陳皮、廣木香、檳榔、燈心。

四、溫化水濕法　適用於表裡寒濕者，症見全身浮腫，咳吐稀水狀痰，身冷喜熱，四肢不溫，小便清白但不利，舌苔白膩，脈象濡細。常用方如麻黃附子湯合五苓散。

麻黃附子湯合五苓散：麻黃、附子、甘草、白朮、豬苓、茯苓、桂枝。

五、固表消腫法　適用於表虛浮腫，症見身重浮腫，汗出，惡風，脈浮。常用方有防己黃耆湯。

防己黃耆湯：防己、黃耆、白朮、甘草。可適當加些茯苓。

六、益氣行水法適用於皮水，四肢聶聶動者，常用方如防己茯苓湯。

防己茯苓湯：防己、茯苓、黃耆、桂枝、甘草。

七、溫中健運、行氣利水法　適用於陰水，脾陽虛弱者，症見面色萎黃不澤，口中清淡，食後遲消，腹大如鼓，身冷喜熱，肢端不溫，身倦懶動，腹脹不適，小便清白不利，舌苔白膩，脈象或遲弱或濡細。常用方如實脾飲、胃苓湯。

（一）實脾飲：白朮、茯苓、炙甘草、炮附子、草果、炮薑、大腹皮、木香、厚朴、木瓜、生薑、大棗。可再加桑白皮、車前子，去草果。

（二）胃苓湯：蒼朮、白朮、茯苓、砂仁、陳皮、厚朴、豬苓、澤瀉、炙甘草。

八、溫腎化氣、除濕利水法　適用於腎陽不足，命門火微，關門不利者，症見下肢浮腫或小腹水腫，肚腹脹大，陰囊水腫，肢端發涼，腰背怕冷，腰膝酸痛，小便不利，或雞鳴泄瀉，舌苔白，脈象細弱等。常用方如濟生腎氣丸、眞武湯。

（一）濟生腎氣丸：熟附子、紫肉桂、熟地、山萸肉、山藥、茯苓、澤瀉、丹皮、車前子、懷牛膝。

（二）眞武湯：製附子、炒白朮、茯苓、白芍、生薑。

九、清熱利水法　適用於濕熱盛的陽水，症見突然全身浮腫，發熱煩躁，渴而不能多飲，小便短黃而不利，舌苔黃膩，脈象滑數。常用方八正散、五淋散。

（一）八正散：木通、車前子、萹蓄、大黃、滑石、甘草梢、瞿麥、梔子、燈心。

（二）五淋散：甘草、梔子、茯苓、當歸、白芍。可加豬苓、車前子。

以上各種治法，要在辨證論治的法則指導下隨證加減，才能提高療效。

總之要抓住對肺、脾、腎三臟的調理。肺爲水之上源，肺氣可以通調水道，下輸膀胱，所以開宣肺氣是治水腫很重要的。其次爲脾，脾主中焦，有運化水濕的功能，所以治水腫還要重視調理中焦，腎主一身之水，是排水的總司，腎陽還可助肺、脾二臟的氣化作用，所以治水腫，更不能忘記調補腎臟，故此，肺、脾、腎爲治療水腫最重要的臟器。

四、名醫要論

夫水氣遍身浮腫者，由脾、腎俱虛，故腎虛不能宣通水氣，脾虛又不能制水，故水氣盈溢，流注皮膚，遍於四肢，所以通身腫也。（《太平聖惠方》）

所謂氣化者，即右腎命門眞火也，火衰則不能蒸動腎之關門（注：胃爲腎之關門），則水聚焉。以蒸動其關，積水始下，以陽主開也，此法不獨治水腫，其要亦在通陽而已。（《類證治裁》）

故凡治腫者，必先治水，治水者，必先治氣，若氣不能化，則水必不利，惟下焦眞氣得行，始能傳化。（《景岳全書》）

治水之法，行其所無事，隨表裡寒熱上下，因其勢而利導之，故宜汗，宜下，宜滲，宜清，宜燥，宜溫，六者之中，變化莫拘。（《證治匯補》）

風水、皮水、正水，一而三，三而一者也。因此，水氣病的治法，溫陽化氣爲不二法門，宣通肺陽、溫運脾陽、溫振腎陽是主要方法，以達到發汗利小便的目的。（《金匱今釋》）

五、驗案

宋某某，女，四十一歲。初診日期：一九八六年八月二十九日。

主訴：浮腫五年多。

病史與現症：患者於一九八一年五月出現顏面部浮腫，漸發展至頸部，眼瞼皮膚發紅。雙膝關節疼痛，四肢皮膚發涼，汗少。於十九八二年初浮腫加重，納差，頭暈，乏力，在當地醫院診斷爲「膠原病」，給予強的松治療，四個月後好轉出院。前兩個月，上述症狀加重，並出現腹脹、腹水，於一九八六年八月二十九日以「水氣病、膠原病」收入病房。現症：腹脹納差，頭暈乏力，口乾欲飲，下肢浮腫，月經閉止，手足發涼，少腹發冷。強的松每日口服四十毫克。

查體可見：腹部膨隆，腹水征陽性，雙下肢水腫陽性，目瞼浮腫，皮膚微紅。舌質黯，舌苔白薄膩，脈沈細，雙尺脈弱。

化驗檢查：血常規：Hb151 g/L，白細胞9.5×10^9/L，中性〇・七六，淋巴〇・一六，單核〇・〇八。尿常規：蛋白±，白細胞十～一。血沈45 mm/h，血鉀2.5 mmol/L，血鈉124 mmol/L，血氯84.2 mmol/L。類風濕因子陰性，抗核抗體一：四〇（免疫熒光法）。LE細胞陰性。

B超：腹腔積液（大量），肝大，右葉厚十四・六公分，表面光滑，膽胰脾未見異常。放射性核素腎掃描示：左側腎小管分泌及排泄功能未受損，右側腎小管分泌功能輕度受損，排泄功能尚可。

辨證：肺脾腎失調，水液代謝失職，發爲水氣病。

治法：宣肺行水，溫陽化氣。

方藥：越婢加朮湯合五皮飲加減。生麻黃九克，生石膏三十克（先下），蒼朮六克，桑白皮十五克，冬瓜皮四十克，大腹皮十五克，澤瀉二十五克，烏藥十克，桂枝六克，吳茱萸六克，沈香粉一・二克（分沖），車前子十二克（包煎）。十六劑。

服上藥後，全身由不出汗變爲有汗，腹脹減輕，食欲增加，覺腸間漉漉有聲，雙下肢仍有浮腫，內側爲重，舌質黯，苔白膩。又開方如下：生麻黃十二克，生石膏三十五克（先下），蒼朮九克，桂枝十五克，茯苓三十克，豬苓三十克，澤瀉二十克，冬瓜皮四十克，抽葫蘆四十克，桑白皮十二克，大腹皮十五克，紫肉桂二克，黃柏六克，車前子十五克（包煎）。

又服藥十四劑，月經已潮，下肢浮腫已經消退，眼瞼仍浮腫，手足發涼，飲食、二便正常。舌苔白厚，脈沈細。又處方如下：生麻黃十二克，生石膏二十五克（先下），蒼朮十克，桂枝十八克，茯苓三十五克，豬苓三十克，澤瀉二十克，大腹皮十五克，細辛三克，附子六克，熟地十八克，白芥子五克，車前子十五克（包煎）。

進上藥十四劑後，經B超證實腹腔、盆腔內腹水消失，仍覺手足不溫，腰酸，雙目乾澀，舌苔薄白膩，脈沈細。效不更方。又服藥三十劑，水腫消失，四肢發涼較入院時明顯好轉，飲食、二便正常。強的松每日減量至十毫克。化驗血沈、血鉀、血鈉、血氯、腎功能均正常。出院後仍守前方，以鞏固療效。隨訪半年，病情穩定，未出現浮腫。

六、與西醫學的聯繫

西醫學把水腫分爲原發性水腫、心性水腫、腎性水腫、肝性水腫、營養不良性水腫等，還有妊娠中毒性水腫等。

原發性水腫，幾乎僅見於女性，往往伴有精神因素，有時頭痛，煩躁，憂鬱，腹脹，失眠，常有尿少、月經前水腫加重等。其發病機制尙有待進一步研究。此病應注意除外心、腎、肝等引起的水腫。

心衰性水腫，多有心臟病史，可有呼吸困難，頸靜脈怒張，心臟擴大，肝可腫大，心律快，可見奔馬律，聽診時於肺底部可聞到濕性囉音。嚴重時可有腹水。

腎性水腫，主要由腎功能不全引起，有腎病的病史，尿檢查可有蛋白尿，血檢查可有白蛋白低、膽固醇不正常等，腎功能檢查可見腎功能不正常等。

肝硬變性水腫，常伴門靜脈高壓，有時可有黃疸、蜘蛛痣，腹壁靜脈曲張，肝脾腫大，肝功能不正常等。

水腫的治療，主要是徹底治療原發病。一般在治療水腫時，應緊急採用利尿法，但要注意不可利尿太急，以致造成血容量降低和低血壓。用利尿劑治療，剛用時有效，以後則逐漸減效或失效。利尿劑以隔日服一次較穩妥。一般都要注意禁止（或減少）鹽的食入。一般都採用速尿，但要注意血鉀的變化。

心性水腫病人如發生急性肺水腫（呼吸困難，心率快，兩肺可聞明顯的濕囉音）時，病情緊急，可建議速去急診室調治，以免誤事。

對這些水腫用中醫學辨證論治的方法治療，往往效果不錯。

七、體會

中醫治療水腫，療效較好。鑒於其病因病機主要是由肺、脾、腎和三焦、膀胱的氣化失常，在治療方面就應主要抓肺（上焦）、脾（中焦）、腎（下焦）的氣化，單用利水劑效果往往不好。在辨證方面主要分虛證、實證；虛證多陰水，實證多陽水；虛證以脾、腎陽虛居多，間或有肺氣虛，水行不利者，實證主要為肺氣失宣，三焦氣滯，膀胱不利；虛證以臟病爲主，實證以腑病爲主。

臨床習慣上常以五皮飲（大腹皮、桑白皮、茯苓皮、陳皮、生薑皮）隨證加減應用，給水找出路以消除水腫，但這都屬於臨床治標的辦法。治水腫以恢復臟腑氣化功能，去除發病原因爲治本之法。

我個人體會《金匱要略·水氣篇》所論，實爲治水腫病的指南，應該細細詳讀。所以清代陳修園先生說：「五水辨，金匱詳，補天手，十二方。」十二方指：越婢湯、防己茯苓湯、越婢加芍藥湯、甘草麻黃湯、麻黃附子湯、杏仁湯、蒲黃散、芪芍桂酒湯、桂枝加黃耆湯、桂甘薑棗湯、麻辛附子湯、枳朮湯、外台防己黃耆湯。還要注意治水腫，最好不用針刺刺之，否則會針眼流水，不易收口。

淋濁

一、簡介

排尿時，尿道中澀痛，尿色深黃，排出不爽，欲去不去，欲止不止，排尿時尿道疼痛，尿意頻頻，叫做淋。尿道中常有米泔樣物流出，排尿時尿道不痛，叫做濁。因爲兩病皆表現在尿道，有時可能相互轉化，所以常把淋濁放在一起討論。

我國對於淋病的論述甚早，例如在《黃帝內經》中就有「小便黃赤，甚則爲淋」的記載。漢代張仲景《金匱要略．消渴小便利淋病》中有對淋病的較爲詳細的論述。可以說中國對淋濁病的治療，積有數千年豐富的臨床經驗。歷代醫家均有臨床經驗的補充與積累。

另外，還有一種性病性淋病（舊社會稱此爲花柳病）附在最後談論。有傳染性，並且能遺害第二代，請參閱本篇所附「性病性淋病」所介紹的內容。

二、病因病機

中醫學一般把淋證分爲氣、血、膏、石、勞五種。這五種淋證，雖然都有尿道澀痛的共同點，但並非一個疾病，所以要從病因、臨床證候、治法等方面分辨清楚。濁證也有赤濁、白濁之分，病因、證候、治法也有不同，都要注意。

(一)淋證的病因病機

一、膀胱濕熱　嗜食肥甘，飲酒過多，皆可導致中焦濕熱，中焦濕熱可以下注膀胱，這是內因。還有外因，不經常洗滌外陰部，而致局部污穢不潔，污穢蘊成濕熱之毒，可由尿道入侵膀胱。如果內外合邪，則很容易發生淋證。

二、憂悶氣鬱　忿怒不解，或憂鬱太過，氣有餘便生火，思慮傷脾，就會影響中焦運化，而濕熱內生，下注膀胱引致淋證。此證即氣淋。

三、勞傷太甚　腎爲作強之官，勞力太甚則傷腎，腎主水功能失常，淋瀝不暢，尿道澀痛而成淋證。

四、熱煎生石　中焦濕熱，下注腎膀，久久不愈，濕熱煎灼，久熬生石，如壺中水銹，其成鏽之邪，從尿道排出而澀痛淋瀝。

五、跌打損傷　腰部、下腹或腿部受到跌打外傷，則產生瘀血，血瘀不行則生瘀熱，因腰腿屬腎，瘀熱從尿道排出而成淋證。

六、縱欲傷腎　入房太甚則傷腎，腎傷則腎火熾盛，腎火盛則腎之陰陽失調，鬱而不行，漸生腎熱而致淋證。

以上諸種病因均可致淋證，但綜而觀之，尤以膀胱濕熱最爲重要。正如《諸病源候論》所說：「諸淋者，由腎虛而膀胱熱故也，膀胱與腎爲表裡，俱主水，水入小腸，下於胞（尿胞），行於陰（尿道）爲溲便也，腎氣通於陰，陰，津液下流之道也，若腎虛則小便數，膀胱熱則水下數而且澀，則淋瀝不宣，故謂之淋。」可見淋證之發與「膀胱熱」關係最爲密切，要抓住這一要點。

（二）濁病的病因病機

明代李士材先生在《醫宗必讀》中說：「心動於欲，腎傷於色，或強忍房事，或多服淫方，敗精流溢，乃爲白濁。」以上所言，爲腎傷於色而致的白濁。但也談到了「心」，心與腎有水火既濟的關係，故濁病與「心」也有一定的關係，辨證時要注意到「心」的受害。

濁病初起多爲白濁，病在氣分，久則傷及血分，而發爲赤濁，要加用理血藥。

三、辨證論治

（一）淋病的辨證論治

淋病辨證，首先要分清五淋。

一、氣淋　有虛、實之不同。實則氣滯，少腹脹滿疼痛，小便澀滯，餘瀝不盡。虛者少腹發墜，裡急後重，小便澀痛，排出費力，逼墜疼痛。實者，舌苔或黃或白厚，虛者舌苔薄白，實者脈象滑或兼弦數，虛者脈象沈滑。治實證可用清熱利氣之法，常用藥方有假蘇散、加味導赤散；治虛證可用健脾益腎利濕法，常用方如五淋逍遙散等，隨證加減。

（一）假蘇散：荊芥、陳皮、香附、麥芽、瞿麥、川木通、茯苓。

（二）加味導赤散：生地、川木通、黃芩、黃柏、青皮、香附、厚朴、白芍、茯苓、豬苓。

（三）五淋逍遙散：黃柏、川木通、茯苓、豬苓、柴胡、當歸、白芍、厚朴、檳榔、廣木香、滑石塊、陳皮、瞿麥、升麻（少許）、黨參（不可用量太重）。

二、血淋　排尿時，溺中帶血，小便淋瀝，尿道刺痛，小腹脹痛，尿中血色或紫或紅或黯。治宜涼血祛瘀之法。常用方如加味四物湯、茜根散。

（一）加味四物湯：生地、當歸、白芍、川芎、懷牛膝、滑石塊、桃仁、通草、丹皮、紅花、川木通。

（二）茜根散：茜草根、黃芩、阿膠珠、側柏葉、生地黃、生甘草。

三、石淋（砂淋）　小腹引痛，小便難，溲中有砂石，排出後，疼痛稍緩解，尿色黃赤或渾濁。此證治宜清熱滌石法。常用方有石韋散、金錢草散等，隨證加減。

（一）石韋散：石韋、冬葵子、川木通、瞿麥、榆白皮、滑石、甘草梢。

（二）金錢草散：金錢草、黃柏、懷牛膝、海金沙、冬葵子、川木通、茯苓、豬苓、澤瀉、丹皮。

四、膏淋　小便頻數，尿道澀痛，小便渾濁，尿液脂膩如膏，有小便欲出而困難之感。舌苔薄白或白膩，脈象沈滑或弦滑。此證常治以分利化濁法。常用方如萆薢飲、加味六味地黃湯等，隨證加減。

（一）萆薢飲：川萆薢、石菖蒲、茯苓、燈心草、蓮子、黃柏、車前子、文蛤。

（二）加減六味地黃湯：生地、萆薢、山萸肉、茯苓、豬苓、丹皮、澤瀉、車前子、黃柏、蒼朮。

五、勞淋　此病由於過度勞累而發，或淋病久久失治而轉爲慢性淋病者。其特徵是每遇過度勞累後即發病，小便淋瀝不爽，如水滴瀝不斷，尿道澀痛。因過度思慮而發者爲脾虛勞淋，右手脈多滑數，由於房事過度而發者爲腎虛勞淋，多見尺脈沈弱。治脾虛勞淋用補中益氣法，治腎虛勞淋用益腎利濕法。

（一）補中益氣湯加味：黃耆、黨參、白朮、當歸、升麻、柴胡。可加豬苓、澤瀉、車前子、甘草梢等。此方適用於脾虛勞淋。

（二）加味菟絲子丸：菟絲子、茯苓、山藥、蓮子肉、枸杞子、澤瀉、豬苓、萹蓄、車前子。此方適用於腎虛勞淋。

淋病雖分爲五淋，但初學中醫的同志，往往想用一方加減通治。今介紹一方名曰五淋湯，藥方組成爲：茵陳、竹葉、川木通、滑石、梔子、茯苓、赤芍、甘草梢。淋病初起時，多爲濕熱之證，可投予此方。氣淋可加荊芥、香附、麥芽、厚朴等；血淋可加懷牛膝、鬱金、桃仁、茜草炭等；石淋可加海金沙、冬葵子、金錢草、魚腦石等。但是，必須注意，這種加減，必須在辨證論治的指導原則下進行。本法在淋病初起時，可以這樣使用，但以後一定要辨證論治，進行治療。所以本法可便於初學，但不可當爲捷徑。

（二）濁病的辨證論治

濁病臨床上常見的爲白濁、赤濁二證，茲分述於下：

一、白濁　時時從尿道流出白色濁物，尿道排尿時不痛，尿道口常有如膿汁、米湯、眼眵樣的東西附著，尿道有的發癢，有的不癢。舌苔無大變化，脈象可見滑象或尺脈沈滑。因爲「濁出於精竅」，故治療此證，以固腎爲主，佐以清心，常用治法是固腎清心法或固腎攝精法。常用方如益元固眞湯、九龍丹、程氏萆薢分清飲。

（一）益元固眞湯：甘草梢、山藥、澤瀉、人參、茯苓、蓮須、芡實、巴戟天、升麻、益智仁、黃柏。

（二）九龍丹：枸杞子、金櫻子、蓮子肉、芡實、山萸肉、當歸、熟地、茯苓。

（三）程氏萆薢分清飲：萆薢、白朮、車前子、茯苓、石菖蒲、黃柏、蓮子心、丹參。

二、赤濁　尿道時常流出混有血液的似膿非膿，好像米湯的濁物，排尿時尿道不適，但不甚痛，如濁物太多太稠而阻塞尿道，排尿時可有輕度疼痛，但濁病排尿時不是淋瀝不爽，尿意頻頻，此與淋病不同。舌苔或薄膩，脈象可見沈澀或滑數。此病常因白濁，久久不治，腎氣先傷，久久又傷及血分所致。治法常以清心活瘀爲法。常用方可用清心蓮子飲加利濕活瘀之品。

（一）清心蓮子飲：石蓮肉、茯苓、黃耆、人參、黃芩、麥冬、地骨皮、車前子、黃柏炭。

（二）程氏萆薢分清飲：方見前。可加黃柏炭、茜根炭、豬苓、萹蓄、桃仁等利濕活瘀止血之品。

附：性病性淋病

本病由淋球菌感染而致，因與患有淋病的人性交受傳染而發病。初起時尿道十分疼痛，並有膿樣物由尿道排出，尿意頻數，排尿又疼，所以非常痛苦，排尿流出的膿樣物中可以找到淋球菌，有性交接觸史、尿道排泄物中找到淋球菌，即可確診。

治療可用抗生素內服或注射，療效很好。中藥可用五淋散加川黃連、黃柏、黃芩等殺菌藥物治療，一般說效果尚可，現在多用抗生素治療，效果很好。但要注意以下事項：

①淋病患者的手不可摸自己的眼睛，因有時會感染而患淋毒性結膜炎，甚者可以致盲。

②患過淋病的人往往患淋毒性關節炎，關節腫痛，十分痛苦。

③對第二代有一定的遺害。

④此病屬於性病專科，如患此種淋病，應儘量到性病專科，徹底治療。

四、名醫要論

淋閉之病，不可一向作熱治，亦有胞囊有寒而便溺不通者，亦有胞系了戾而不小便者，宜審別之。《雞峰普濟方》執劑之法，並用流行滯氣，疏利小便，清解邪熱，其於調平心火，又二者之綱領焉，心清則小便自利，心平則血不妄行，最不可姑息用補，氣得補而愈脹，血得補而愈澀，熱得補而愈盛，水道不行，加之穀道閉遏，未見其有能生者也。（《仁齋直指方》）

淋病，下焦氣血乾者死。（《識病捷法》）

（淋病）若用本題藥不效，便宜施以調氣之劑，蓋津道之逆順，皆一氣之通塞。（《證治要決》）

二濁五淋，俱小便下濁也，濁多虛，淋多實，蓋淋痛，濁不痛爲異耳。（《醫宗說約》）

五淋病，皆熱結，膏石勞，氣與血。（《醫學三字經》）

五、驗案

王某某，男，二十八歲。入院日期：一九六六年五月十八日下午二時。

問診：主訴左側腰痛、左少腹痛向前陰部放射、小便淋瀝澀痛已十九個小時。

四五天前，左側腰部疼痛，昨日下午七時左右，又加左少腹疼痛，並向前陰部及左大腿內側部放射。尿頻、尿急、小便澀痛不暢，尿黃赤，大便乾燥。時時噁心，納食不香，口乾不欲飲水。

望診：發育良好，營養佳。急性痛苦病容。舌邊、舌尖發紅，舌苔微黃。

聞診：言語聲音、呼吸均正常。

切診：腰、腹部切按，未發現異常。脈象滑而略細。

辨證：素食肥甘，蘊而生熱，濕熱下注，熱蓄膀胱，久受煎熬，水結化石，發為砂石淋痛。《諸病源候論》石淋候中說：「腎主水，水結則化為石，故腎客砂石。腎虛為熱所乘，熱則成淋。其病之狀，小便則莖裡痛，尿不能卒出，痛引少腹，膀胱裡急，砂石從小便道出，甚者塞痛令悶絕。」本病人舌邊、舌尖發紅，舌苔黃，知為熱證，脈滑主有濕邪。四診合參，診為石淋病，膀胱濕熱證。

經X線拍攝腹部平片證實，左側第三腰椎橫突處有一．〇公分×〇．八公分結石一塊。印象為左側輸尿管結石。

治法：清利下焦濕熱，滑竅、活瘀、消石。

處方：海金沙十五克（布包），金錢草六十克，萹蓄十五克，滑石塊十五克，車前子十二克（布包），路路通九克，生大黃六克，元胡粉一．五克（分沖）。一劑。

方義：本方以海金沙散加減而成。方中用海金沙清利膀胱濕熱，金錢草利尿排石，為主藥。輔以滑石利濕滑竅，萹蓄清熱利尿。佐以車前子利濕益腎而不傷陰；生大黃活瘀清熱，推陳致新，元胡活血兼能理氣而止痛。更以路路通行氣活血通絡爲使藥。共成清熱利濕、滑竅、活瘀、消石之劑。

二診（五月十九日）：上藥進一劑，症狀無變化，上方去元胡、生大黃、路路通，加川牛膝九克、炒杜仲九克、生甘草五克，以增強益腎、活血、緩急之力。

三診（五月二三日）：上方進四劑，腰及少腹部已不疼痛，尿量增多，但排尿後尿道仍痛。舌、脈無大變化。仍守上方，改生甘草爲生草梢。二劑。

患者於上午九時以後，即未排尿，至下午五時，小腹脹滿疼痛。立即進行X線拍片檢查，發現原輸尿管之結石，已下移至膀胱下口、尿道上口處，堵塞尿道口，因而尿閉，小腹脹痛甚劇。急煎中藥：滑石塊三十克，冬葵子十五克，川牛膝九克。一劑，立即服用。並注射度冷丁、阿托品各一支。藥後疼痛略緩解，排尿約五十毫升。

四診（五月二十四日）：昨夜仍尿閉，今上午又注射度冷丁和阿托品，小腹脹痛仍不減。於中午十一時四十五分，施行膀胱穿刺術，排尿八〇〇毫升，小腹脹痛即止，又急煎下方：滑石塊三十克，金錢草六十克，冬葵子二十四克，川牛膝十五克，赤芍十五克。一劑，即服。

下午三時三十分，參照X線照片中結石所在之部位，用手指（戴指套、塗油）從肛門順沿尿道上口處向下方輕輕按摩二～三分鐘，其後尿道流出稀淡血液兩滴。繼服前開之湯藥。

晚八時三十分，病人欲排尿，即用力排尿，從尿道排出結石一塊，長圓形，似瘦小的花生米狀，褐色之中帶有微黃。結石排出後，立即去放射科進行X線拍片檢查，結石陰影已不見，膀胱、尿道均正常。

五診（五月二十五日）：輸尿管結石已排出，諸症皆消除，精神佳，舌脈已平。再進中藥三劑予以調理。處方如下：海金沙九克，金錢草十五克，滑石塊十五克，懷牛膝九克，炒杜仲九克，茯苓十二克，炒白朮九克，陳皮六克，生甘草六克。三劑，再帶走二劑，回家服用。

病人於五月二十六日痊癒出院。

六、與西醫學的聯繫

西醫學中雖無「淋濁」專篇的論述，但對排尿困難，尿頻，尿急，尿痛，卻有比較詳細的論述，今就病理性排尿困難，尿頻，尿急，尿痛，聯繫如下：

病理性尿頻，尿急，尿痛的病因很多，如腎結石、前列腺炎、陰道炎，膀胱結石，膀胱、前列腺腫瘤等等，甚至癔病，精神緊張都能引致尿頻，尿急，尿痛，但是其主要病因是膀胱及尿道疾病，如：①膀胱容積減少：膀胱腫瘤的擠迫，膀胱結石，或膀胱外腫瘤的壓迫，以及結核，腫瘤的浸潤。②膀胱受激惹：如膀胱炎、尿道炎、膀胱結石、膀胱腫瘤等。這些異物刺激，興奮尿意中樞而出現反射性尿頻。尿道受感染等等。③膀胱神經調節功能失常。

診斷時，應排除多尿，因爲尿急、尿頻者，其排尿量並不一定增多，甚至伴有尿痛。多尿是排尿次數與排尿量均增多，但無尿急、尿痛等病狀，還要檢查尿道是否有畸形、腫物、尿道口異常等。

實驗室檢查尿液：如有大量紅細胞及膿球可考慮有泌尿系感染。尿培養一般爲陰性，如尿培養發現淋病雙球菌，則可確診爲性病性淋病，可轉皮膚性病科診治。如既有紅細胞又有鹽類結晶，則可考慮有無膀胱結石等，如多次尿檢都有蛋白尿要考慮腎炎。必要時要做超聲波、X線檢查，甚至做腎盂造影、膀胱造影等，以便確定診斷。

西醫學對尿頻、尿急、尿痛的治療，主要是治療原發病，如腎炎所致者，應由泌尿科詳細診斷爲何種腎炎，治癒其腎炎，這些排尿痛苦的症狀自然痊癒。如爲膀胱炎或泌尿系感染所引起的，則可應用消炎藥治療或用抗生素，一般說，療效不錯。

主要是要確診爲何病引起，以治療原發病爲要。如確診爲泌尿系結石，也可按照本篇所說「石淋」去辨證論治。

如病人有明顯的尿頻、尿急、尿痛，但一時尚未能得到確診，病人要求用中醫治療，也可按照本篇所談進行辨證論治，有時也常見明顯療效。

七、體會

淋病初起，一般可用五淋湯清熱利濕，隨證加減，但要隨時想到辨證論治。虛證則適加養腎陰、溫腎陽之品，濕熱盛者，可適當加重清熱。如黃連、黃芩、黃柏等。濁證初起如亦有尿痛者，也可以用利濕清熱之法，但如濁證病久，則須注意調治脾腎。脾病則濕熱下注，腎病則收攝無權，敗精流溢。除注意這些治療原則外，可參看「名醫要論」中的各種治療，詳細辨證論治。

有的醫書則謂淋有七種，即前述五淋中再加寒熱二淋，其根據是唐・王燾的《外台秘要》，其書中有曰：「寒淋者……其病狀，先寒戰，然後尿是也。」「熱淋者……其狀小便赤澀。」綜合觀之，只要對淋病患者進行詳細深入的辨證論治，其寒熱自明。今仍從多數醫家以五淋論述之。

癃閉

一、簡介

小便淋瀝、點滴而出，稱爲癃；小便閉止、連點滴都不能出，稱爲閉。因二者均是小便方面的疾病，故臨床上常把小便不通統稱之爲癃閉。

癃閉作爲疾病來討論治療，在中國已有數千年歷史，《黃帝內經》一書中即早有「膀胱不利爲癃閉」的記載。歷代醫家，又代有補充發明，如明代張景岳說：「小水不通是爲癃閉」。清代張石頑說：「閉癃合而言之，一病也，分而言之，有暴久之殊，蓋閉者，暴病，爲溺點滴不出，俗名小便不通是也……癃者久病，溺癃淋瀝點滴而出。」所以說，中醫對本病的治療，是有豐富經驗的。

二、病因病機

一、驟受驚嚇　驚嚇傷心，心爲君主之官，與腎、膀胱有上下交濟之關係，驚嚇傷心則上焦氣化失利，不能與下焦交通和濟。中醫學認爲膀胱與小腸關係甚爲密切，小腸泌別清濁，心與小腸相表裡，驚嚇傷心，也影響小腸的泌別與通利，而致小便排泄失常，發生癃閉之病。

二、忍尿入房　強忍小便而入房，因而傷及腎與膀胱，致腎氣失司，膀胱不利而癃閉。

三、憋尿時間太長　膀胱已滿而強憋不尿，致膀胱氣化紊亂而成癃閉。

四、寒天涉水　腎主寒，寒能傷腎，寒天本已寒冷，腎氣應之，又涉涼水，內外寒邪傷及膀胱與腎，可致排尿困難。

五、跌打停瘀　跌打損傷則產生瘀血，尤其是腰腹部受到跌打外傷後，瘀血停瘀於腎與膀胱二經，而氣化不利，排尿也失利。

六、暴怒氣滯　暴怒則傷肝，氣滯不行，肝腎同源，肝爲腎之子，可影響到腎氣不利，致腎臟失於司二便之職，小便排出不利而癃閉。

七、心肺熱結　心肺熱邪鬱結，而致上焦氣滯，氣化失常而致癃閉。

八、妊娠　妊娠與下焦肝腎氣血有關，妊娠期間，有時發生癃閉，但此非疾病，俟產褥後症狀自會消除。

癃閉的病因病機雖有以上多種，但形成癃閉的關鍵，是三焦氣化不能正常運行，並不專責於膀胱。氣化之樞，系於三焦，正如《內經》所說：「三焦者，決瀆之官，水道出焉。」如上焦氣化失常，則肺氣不能通調水道下輸膀胱，即所謂之上竅閉而下竅亦塞；中焦氣化不利則脾胃不能升清降濁；下焦氣化不利，則膀胱啓閉失司而溺道不利。由此觀之，癃閉之病，實系於三焦氣化，故三焦氣化失利是癃閉病因之關鍵。

三、辨證論治

本病多治以清利之法。如兼見以下證情者，可依法治療。

一、兼肺熱者，可見口舌乾燥，呼吸短促，咳嗽，舌苔少津，寸脈洪數。治宜結合清肺熱之法。常用方如黃芩清肺飲等，隨證加減。

黃芩清肺飲：黃芩、茯苓、桑白皮、麥冬、車前子、梔子、川木通。

二、兼心熱者，可見舌尖紅，口渴，口瘡，舌靡，睡眠不安，舌尖紅，舌苔微黃，寸脈數而有力。治宜結合清心熱之法，清心利水。常用方如加味導赤散、清心四苓散。

(一) 加味導赤散：生地、川木通、甘草梢、連翹、黃連、竹葉、梔子。

(二) 清心四苓散：黃連、連翹、黃芩、豬苓、茯苓、澤瀉、生薏苡仁、車前子、陳皮。

三、兼脾胃濕熱者，可見脘腹脹滿，食欲不振，身倦懶動，大便溏軟，舌苔厚膩，脈象滑數。治宜結合清中焦濕熱之法，用清胃利濕法。常用方有加減胃苓湯、清熱胃苓湯等。

(一) 加減胃苓湯：陳皮、厚朴、蒼朮、甘草、茯苓、豬苓、澤瀉、黃芩、黃連、扁豆。

（二）清熱胃苓湯：茯苓、澤瀉、豬苓、陳皮、滑石、黃芩、車前子、青皮、香附、萹蓄。

四、兼膀胱濕熱者，兼見小腹脹滿疼痛，小便色赤，舌苔薄白或白膩，關脈滑數。治宜結合清利下焦之法，用堅腎利濕法。常用方有加味金匱腎氣丸、清熱利濕腎氣丸。

（一）加味金匱腎氣丸：生地、山萸肉、茯苓、澤瀉、丹皮、製附子、車前子、黃柏、知母。

（二）清熱利濕腎氣丸：黃芩、萹蓄、燈心草、黃柏、竹葉、生地、山萸肉、茯苓、澤瀉、丹皮、香附、懷牛膝。

五、兼有瘀血者，或有跌打損傷史，或身帶重傷，尿道微有刺痛，尿色紅赤或黑濁。治宜結合活血化瘀之法，用活瘀利水之法。常用方如加味牛膝湯。

加味牛膝湯：牛膝、當歸、黃芩、琥珀末（布包）、茯苓、澤瀉、川木通、茜草、生薏苡仁。

六、無兼夾證候，惟有小便不利者，一般可用清熱利濕之法。常用清熱五苓散，隨證加減。

清熱五苓散：茯苓、澤瀉、豬苓、滑石、黃柏、萹蓄、瞿麥、川木通、車前子、厚朴、陳皮、甘草。

以上諸治法方藥之外，尚有提壺揭蓋法，適用於上焦肺氣失宣而氣化失常所致的小便不下。藥用：麻黃、生石膏、桔梗、茯苓、豬苓、桑白皮、陳皮、澤瀉、車前子。旨在通過宣通上焦的氣機而使三焦通暢，則小便自會通利。

再有年老腎氣虛弱而致小便淋瀝甚至不通者，要用溫腎利水之法。常用方如金匱腎氣丸、加味濟生腎氣丸等，隨證加減，均可有效。

（一）金匱腎氣丸方：生地、山萸肉、炒山藥、茯苓、澤瀉、丹皮、紫肉桂、製附片。

（二）加味濟生腎氣丸：生地、熟地、山萸肉、炒山藥、茯苓、澤瀉、丹皮、懷牛膝、車前子、紫肉桂、製附片、川木通、苦桔梗。

四、外治法

一、探吐法　用鑷子夾棉花或用鵝翎等軟物，刺激咽部，令其作嘔，甚或致吐，氣之上逆可使小便通下。

二、取嚏法　用紙撚刺激鼻孔，或聞以通關散（藥店有售），使人打噴嚏，隨著肺氣開通而使小便通下。

三、誘導法　讓病人仰臥於床沿，去褲，用壺盛溫水，從恥骨上倒下，如沖洗狀，使水流入床邊所接之盆中嘩啦有聲，不停地如此沖洗倒水，往往患者聽了一陣水聲嘩啦後，尿液得以排出。

四、導尿法　可請病人到醫院泌尿科導尿。

總之，本病在臨床上不甚多見，如病人突然小便不通，不能排尿，無其他兼症時，可用以上外治諸法給予通尿；對有明顯的兼夾症者，可按本篇辨證論治。

本篇所介紹的外治法，均爲我國民間常用的經驗療法，可以選用，方法簡便而有效。

老年癃證，可用補腎通關，強壯身體法治療，常常有效。

五、名醫要論

膀胱不利爲癃，不約爲遺溺。（《素問・宣明五氣》）

二便齊閉，最爲惡候，乃陰陽關格，天地不交，《內經》謂之三焦約是也。（《醫學匯海》）

小便癃閉，亦有因於膀胱陽氣無權一證，以桂枝通太陽之陽，則其溺立下。（《臟腑藥式補正》）

關無出之謂，皆邪熱爲病也，分在氣在血而治之，以渴不渴而辨之。如渴而小便不利者，是熱在上焦肺之分，故渴而小便不利也……如不渴而小便不通者，熱在下焦血分，故不渴而大便燥，小便不通也。（《蘭室秘藏》）

氣道調，江河決，上竅通，下竅泄，外竅開，水源鑿。分利多，醫便錯。（《醫學三字經》）

六、驗案

耿某某，男，八十二歲。初診日期：一九九九年五月三十日。

近兩周來小便不暢，甚至小便不通，即住某高幹醫院。診斷爲老年性前列腺肥大，囑須手術治療。患者不願手術，而請余治療。患者自從醫院導尿後，現症爲小便時點滴而下，排一次尿需要很長時間，因而感到很痛苦。舌苔無大變化，兩脈尺略無力。證屬腎氣不足，膀胱啓閉失司，而成癃閉之病。治以溫腎助陽利水之法。處方如下：

生熟地各十克，山萸肉十二克，山藥十二克，茯苓三十克，丹皮十克，澤瀉二十克，懷牛膝十二克，車前子十二克（布包），紫肉桂六克，川木通三克。水煎服，七付。

二診（六月六日）：小便已能排出，不再點滴而下。再投上方加製附片六克。

三診（六月十三日）：小便已排尿正常。囑年老腎氣不足，需服丸藥一段時間以扶助正氣。處方如下：

生熟地各三十克，山萸肉三十克，茯苓九十克，澤瀉六十克，丹皮二十克，懷牛膝三十克，車前子三十五克（布包），紫肉桂二十克，製附片十八克，川木通十克。

上方共爲細末，煉蜜爲丸，每丸重九克。每日二次，每次一～二丸，溫開水送下。

追訪（二〇〇〇年二月）：自服上藥後小便一直正常，無痛苦，所以藥丸服完後即再配一料，繼續服用。

二〇〇一年春節再追訪，小便正常，身體健壯。

七、與西醫學的聯繫

西醫學沒有關於癃閉的專篇論述，只有在泌尿系統疾病的症狀中有尿瀦留和少尿、無尿的論述。

對尿瀦留，又有完全性和部分性之分，也有按急性和慢性區分者。尿瀦留是指尿排出障礙，瀦留在膀胱內而言。

診斷時應注意尿道有無狹窄、畸形、炎症、外傷、結石以及腫瘤壓迫阻塞、膀胱炎症、手術後、藥物障礙（如阿托品、氯丙嗪等可使排尿障礙）和神經性膀胱等。確定診斷後，應清除其尿瀦留，以保護泌尿系及腎臟。

導尿：如診斷確系膀胱排尿困難，可用導尿管導尿。

如患者願請中醫治療，可按本篇論述進行辨證論治。

八、體會

癃閉之病雖不多見，但遇之，宜從全身考慮進行辨證論治，有因火邪結聚膀胱者；有因熱居肝腎者；也有妊娠七八個月胎胞壓迫膀胱者；有須調三焦之氣閉的；有須開上竅（提壺揭蓋），開宣肺氣的；有肺中積痰而致小便不通者，可用吐法或化痰開竅之法等。老年癃證，又需注意補養扶正，助腎氣，不可專用滲利之品而竭其源泉。醫者，必須注意辨證論治。

遺尿

一、簡介

遺尿又名遺溺。人不知不覺而尿自出，謂之遺尿；知道尿出而又不能自禁，謂之小便失禁。人到十多歲時，在睡眠中排尿而不自知，尿濕被褥者，俗稱之「尿床」，亦屬於遺尿之類。還有的人在清醒狀態下尿自排出，尿濕褲子後才知道自己已排尿，這種病證也謂之遺尿。

睡中尿床者，病情較輕，服中藥治療效果很好；不知不覺而遺尿者，病情較重，但辨證論治效果亦較好。

對於遺尿，我國很早就有所研究，積累了豐富的治療經驗。例如《素問．宣明五氣》中就有「膀胱不利爲癃，不約爲遺溺」的記載，同書《骨空論》中有「督脈爲病，癃痔遺溺」的論述。

另外，如中風、癲癇、昏迷等疾病或酒醉等情況下，也可伴發遺尿。但這種遺尿，只要治好其本病，則遺尿自止，如中風、癲癇時的遺尿，只要治好中風、癲癇，遺尿自然會痊癒；如酒醉後發生的遺尿，清醒後其遺尿自會消失，故均不在本篇論述。

二、病因病機

一、脬氣不固　脬，古代指膀胱，俗稱尿脬。脬氣不固即指年幼腎氣尚未發育成熟，或年老氣衰，腎失固攝，膀胱失約而發生遺尿。

二、腎督虛衰　腎脈和督脈之經絡都絡屬陰器，腎主膀胱之開合，故腎督二經正氣不足時，則膀胱啓閉失常，開多合少，而發生遺溺。

三、肺氣不足　肺主敷布津液，通調水道，下輸膀胱，如果肺氣不足，失去氣化的功能，上虛不能制下，也可發生遺尿。

四、中焦氣陷　勞役過度，飲食失節，思慮傷脾等，使中氣受傷，中焦之氣不能正常升降，如《黃帝內經》所說「中氣不足，溲便爲之變」。故中氣下陷也可致遺尿。

總的看來，遺尿或尿失禁多爲脬氣不固所致，脬氣不固又與肺、腎有密切關係。因爲腎與膀胱相表裡，司膀胱的啓閉開合，腎虛則膀胱的開合失司，而導致遺尿或尿失禁；肺主治節，敷布津液，通調水道，下輸膀胱，氣化則出，如肺氣不足，則正如《金匱要略》所說「上虛不能制下」，故致遺尿或尿失禁。但還要注意腎督的虛衰，因督脈之經脈絡陰器入廷孔（尿道口），督脈又與腎貫脊相合，故《內經》也說：「督脈爲病，癃痔遺溺」。所以在補腎時常常腎督同治。

三、辨證論治

一、脬氣不足　此證多見於兒童，常在夜間睡眠中或有夢或無夢而排尿，醒後才知已經尿床，一般無其他症狀，即使是已到七八歲或十餘歲仍常常睡中尿床。此證多由於腎氣虛而脬（膀胱）氣不固所致。常用治法是補腎固脬。常用方有固脬丸、桑螵蛸散、桂枝加龍骨牡蠣湯等。

（一）固脬丸方：熟地、枸杞子、山萸肉、五味子、龍骨、牡蠣、覆盆子、川斷、雞腸（可用雞內金代）、豬尿脬（即豬膀胱）。

（二）桑螵蛸散：桑螵蛸、龍骨、牡蠣、茯苓、龜甲、遠志、菖蒲、人參、當歸。

（三）桂枝加龍骨牡蠣湯：桂枝、白芍、炙甘草、生薑、大棗、龍骨、牡蠣。還可再加桑螵蛸、雞內金。此方治療夢中尿床。

二、在辨治小便失禁時，常以如下三焦證候加以介紹。

（一）上焦虛證：有久咳或形寒飲冷傷肺的病史，或有肺痿吐涎沫的病史，症見咳嗽、遺尿。本證治法宜用益肺固腎法，常用方如加味阿膠散、加味茯菟湯等隨證加減。

①加味阿膠散：阿膠、鹿茸、桑螵蛸、川貝母、五味子、沙參、牡蠣。

②加味茯菟湯：茯苓、菟絲子、杜仲、補骨脂、當歸、貝母、橘紅、半夏、杏仁、白朮、胡桃肉。

（二）中焦氣陷證：可兼見食欲不振，飯後遲消，脘腹飽脹，四肢無力，舌苔白，口唇色淡，脈象濡弱虛緩等。治以補氣升陽法爲主。常用方如補中益氣湯、加味理中湯等隨證加減。

①補中益氣湯：炙黃耆、人參、白朮、當歸、茯苓、升麻、柴胡、炙甘草、陳皮。

②加味理中湯：炒白朮、乾薑、人參、茯苓。可加用桑螵蛸、炒雞內金、益智仁、覆盆子等。

（三）下焦虛衰證：可兼見腰膝酸軟無力，或腰痛腿酸，耳鳴足冷，尺脈沈弱等。治宜溫補下元之法。常用方如鞏堤丸、雞腸丸、固脬湯等，隨證加減。

①鞏堤丸：熟地、菟絲子、五味子、益智仁、補骨脂、製附片、白朮、茯苓、韭菜子、炒山藥。

②雞腸丸：雞腸（若不易找，可用雞內金代之）、羊腎、赤石脂、龍骨、肉蓯蓉、川黃連、肉桂。

③固脬湯：黃耆、潼蒺藜、桑螵蛸。

若督脈及肝經均衰弱者，還可兼有陽痿、腰部無力、易怒等症，可在上述諸方藥中加狗脊、鹿角膠、炒杜仲、白芍等益腎強督養肝之品。

若有跌打損傷史或兼見瘀血症（如舌上瘀斑，有固定之疼痛等）者，可再適當加用桃仁、紅花、赤芍、丹參、澤蘭等活血化瘀之品。

如果兒童因尿床而求醫者，可用桑螵蛸，一歲一個，二歲二個，三歲三個，依此類推，再適當加用一些烏藥、益智仁、焦三仙等，煮水服之，有效。

治療時要注意，選用溫補腎陽藥時，不可過熱，可適當加用生地、玄參、黃柏等，以免又生熱病，要謹記陰中求陽、陽中求陰的精神。

四、名醫要論

下焦蓄血，與虛勞內損，則便尿自遺而不知。（《仁齋指直方》）

小便不禁，當固腎以益氣，然後補中可也。（《醫林繩墨》）

上焦虛者，宜補肺氣；下焦虛者，宜固膀胱；夾寒者，壯命門陽氣，兼以固澀之劑；夾熱者，補腎膀陰血，佐以瀉火之品。（《證治滙補》）

人之旋溺，賴心腎二氣所傳送，蓋心與小腸爲表裡，腎與膀胱爲表裡。若心腎氣虧，傳送失度，故有此證。（《萬病回春》）

人睡中尿出者，是其素稟陰氣偏盛，陽氣偏虛，膀胱與腎氣俱冷，而夜臥陽氣衰伏不能制陰，陰氣獨盛則小便多而或不禁。（《醫學金針》）

五、驗案

樓某某，男，二十二歲，司機。初診日期：一九七五年三月七日（××醫院會診病例）。

主訴夜間尿床已近二十年。二十年來，每夜於睡眠中遺尿，甚至一夜尿兩次。因每天在院中曬被褥，故被鄰居取笑，爲了不尿濕被褥，常年睡在木板上。多年來，曾多次服用中西藥物及針灸治療等，均未見療效。現在除每夜尿床一兩次外，並感到腰部酸痛、惡風、喜暖。發育正常，言語清晰，呼吸正常，頭面、腹部、四肢均未見異常，神經系統檢查無特殊發現，膝、跟腱反射存在，肛門反射存在，臀部無感覺障礙。脈象左尺略沈，右尺較弱，面色及舌質、舌苔均未見異常。

辨證：尿液貯於膀胱，腎與膀胱相爲表裡，腎司二便之開合，腎虛無權，則膀胱開合失司，故睡中尿自遺出。觀其脈象左尺沈，右尺弱，再結合腰部怕風、喜暖畏冷等症，診爲腎經虛寒，膀胱開合失司之證。

治法：溫補腎陽，固攝下元。

方劑：桂附地黃丸合縮泉丸加減。

藥用：熟地黃二十五克，桑螵蛸十二克，製附片六克，紫肉桂五克，淫羊藿十二克，益智仁九克，烏藥十二克，覆盆子十二克，川斷十二克，鎖陽十二克，桑寄生三十克，雞內金十二克。

二診（三月三一日）：因故未及時服藥，已服六劑，遺尿次數有所減少，現每周尚有一兩次夜間尿床。腰部仍酸痛，舌、脈同前。仍投上方，囑其可按方多服幾劑。

三診（七月三日）：上方共服四十八劑，現已近三個月未尿床，腰痛已減輕，只有在陰天及負重時才有一些痛感，過度勞累時偶有夜間尿床。現在精神健旺，信心十足（過去其父母及本人因經過很多治療均未見效，故對治療此病已失去信心），現在病已近愈，全家十分高興。現已鋪被而睡，睡眠已好，但有時多夢。胃亦較前舒適，飲食很好。舌尖微紅，脈象略弦，左手較右手明顯些。根據其多年受尿濕浸漬，故在上方基礎上加白朮、威靈仙以祛濕邪。處方如下：熟地黃二十五克，桑螵蛸十二克，製附片六克，紫肉桂五克，淫羊藿十二克，川斷十五克，覆盆子十二克，烏藥十二克，鎖陽十二克，益智仁九克，桑寄生三十克，雞內金十二克，白朮六克，威靈仙九克。囑服十～二十劑。

追訪（一九七五年十月）：上方又服十餘劑，病即痊癒。身體健壯，正常上班，未再復發。

六、與西醫學的聯繫

正常人的排尿功能是受大腦和骶髓排尿中樞調節的。若某些原因，尿液不受控制地流出，稱爲尿失禁。由於病因和發病原理不同，故臨床上分爲以下幾種情況。

一、眞性尿失禁　常由膀胱及尿道病變、上尿路阻塞、神經性膀胱、尿道括約肌鬆弛、手術或尿道損傷等造成。

二、假性尿失禁　常由尿道狹窄、前列腺肥大、膀胱神經功能障礙、腫瘤、炎症性病變、橫斷性脊髓病變等造成。

三、應力性尿失禁　如妊娠、分娩、難產、絕經期婦女會陰部肌肉和組織鬆弛，子宮、卵巢的過大囊腫擠壓膀胱等可造成尿失禁，但這些尿失禁常在自然生產或囊腫摘除後自愈。

四、先天性尿失禁　由先天性尿道畸形、膀胱外翻、輸尿管異位開口等所致。一般須手術治療，畸形矯正後，尿失禁可愈。

五、尿瘻所致尿失禁　如膀胱瘻、尿道陰道瘻、膀胱陰道瘻、膀胱子宮頸瘻、膀胱子宮瘻、輸尿管陰道瘻等造成尿失禁。

治療尿失禁主要是治療其原發病，如手術等矯正其畸形等。

如無尿道、膀胱等的畸形，只是尿失禁，經檢查無明顯致病原因的患者，往往尋求中醫治療，可按本篇討論的辨證論治，可以收到滿意的療效。

七、體會

治療遺尿與尿失禁，以補腎固脬法爲主，但是肺爲水之上源，脾爲上下之關門，腎與督脈、肝經關係密切，故此還要隨時想到益腎調肝、宣肺、補督諸法，則較全面。遺尿則以補腎固脬爲主，尿失禁則要溫補下元，兼用固澀。

遺精

一、簡介

遺是指失或泄，精是指男子的精液，遺精病包括夢遺、滑精兩種情況。夢遺即是在睡眠中做夢發生性交而泄精；滑精是在睡眠中並無夢境而醒後發現已泄精，或在清醒狀態下精液自出者。一般說來有夢而遺精者，多是相火旺而多實證；滑精者，則多爲正氣不足，不能攝固精氣，故多爲虛證。但是夢遺者，久久不愈，也有變成虛證者，滑精者也有因濕熱之邪內蓄蘊熱轉爲濕熱實證者。

如在身體壯實的青壯年，或婚後夫妻在兩地工作者，偶有發生遺精者，每月偶有一兩次，並不出現頭暈、腰酸、腿軟、精神不振等症狀，屬於生理現象，不必治療。

只有遺精次數較多，每月四五次或更多，並且兼有頭暈、疲乏、精神不振等症狀，才屬病態，可請醫師進行治療。

二、病因病機

一、相火妄動　勞心太過，心陰暗耗，君火偏亢，相火妄動；思色不遂，相火妄動。相思過度，幻而成夢，夢交遺精，心陰不足，君火偏旺，君火偏旺則相火妄動，因而睡中遺精。

二、腎虛不固　青年早婚，或恣情縱欲，斫傷太過，腎虛不固，腎不攝精而成滑精。

三、濕熱內蘊　嗜酒過度，肥甘太過，中焦濕熱，土壅木鬱，肝脾濕熱流注下焦，擾動精室，而致遺精。

對遺精的辨證，一般說，有夢而遺者，多是相火妄動；無夢而遺者，多屬腎虛。二者雖在病機上有所不同，但都與心、腎有關。因爲腎屬水，主蟄藏，受五臟六腑之精而藏之，若腎虛不能藏精，屢屢泄精，則五臟六腑精氣受損，可漸成虛勞之證。如思想過度，心火一動，相火隨之，幻而成夢，因夢交失精，如不及早治療，時間一久，亦可漸成難治之證。

三、辨證論治

一、相火妄動　夢遺失精，頭暈煩躁，口渴盜汗，大便偏乾，夜寐不寧，五心煩熱，性情急躁。舌質偏紅，脈象細數。此證治宜滋陰清火法。常用方如知柏地黃丸、三才封髓丹等，隨證加減。

（一）知柏地黃丸：生地、山萸肉、茯苓、懷山藥、澤瀉、丹皮、知母、黃柏。

（二）三才封髓丹：天冬、生地黃、人參、黃柏、砂仁、甘草。

（三）清心蓮子飲：石蓮肉、人參、地骨皮、柴胡、茯苓、黃耆、麥冬、甘草、車前子。

二、腎虛不固遺精，無夢而遺，甚或滑精，頭暈目黯，精神不振，腰酸腿軟，頭痛耳鳴，舌質偏淡，脈象沈細尺弱。此證治宜補腎固精法。常用方有六味地黃丸、金鎖固精丸、水陸二仙丹、金鎖玉關丸等，隨證加減。

（一）六味地黃丸：生地、山萸肉、山藥、茯苓、澤瀉、丹皮。

（二）金鎖固精丸：金櫻子、鎖陽、芡實、蓮須、龍骨、牡蠣、潼蒺藜、蓮子粉（布包）。

（三）水陸二仙丹：金櫻子（一半生用，一半炒熟，熬膏），芡實（蒸熟爲粉），二藥和爲丸，淡鹽湯送下，每次六克，每日二次。

（四）金鎖玉關丸：芡實、蓮子肉、藕節、茯苓、山藥、五味子、菖蒲、生地、金櫻子。

三、濕熱下注　遺精次數較多，排尿時有似精液之物滴流，小便熱赤，尿意頻而排尿不爽，小腹或有重脹之感，心煩少寐。舌苔黃膩，脈象滑數或濡數。此證治宜清化濕熱法。常用方如程氏萆薢分清飲、龍膽瀉肝湯、八正散等，隨證加減。

（一）程氏萆薢分清飲：萆薢、車前子、茯苓、蓮子心、菖蒲、黃柏、丹參、白朮。
（二）龍膽瀉肝湯：龍膽草、黃芩、澤瀉、柴胡、車前子、細木通、生地、當歸。
（三）八正散：川木通、車前子、萹蓄、大黃、滑石、甘草梢、瞿麥、梔子、燈心草。

治療遺精，不可單用、早用固澀之劑。一般患病不久者，多用平相火兼養精之方藥；患病日久，或滑精重證，才用補法，以補腎生精之品組方，兼用固攝之品；如果應用補腎固澀之品而不見療效，可加用一些升提中焦脾氣之品，因中焦脾虛時，下焦固攝之權亦可不足；清利下焦濕熱時，常加些瀉肝之品，因爲肝可影響中焦，致中濕不化而流入下焦。所以，臨床時要隨證權變，詳細辨證，不可拘泥於一方一藥。

四、名醫要論

醫經曰：男子二八，腎氣盛，天癸至，天癸者精也，精者身之本也。腎藏精，藏精者不可傷。皆由不善衛生，喜怒勞逸，憂愁思慮，嗜欲過度，起居不常，遂致心火炎上而不息，腎水散漫而無歸，上下不得交養。心受病者，令人遺精白濁；腎受病者，亦令人遺精白濁。此皆心腎不交，關鍵不牢之所致也。腎病者，此當禁固之，心病者當安寧之。（《濟生方》）

凡十六七歲童子而夢遺者，慎不可補，清心自安。（《國醫宗旨》）

夢遺未必腎陽不虛，滑精亦能引動心肝之火。（《中醫臨證備要》）

遺精一證……不越乎有夢、無夢、濕熱三者之範圍而已。（《臨證指南醫案》）

不夢而遺心腎弱，夢而後遺火之強，過欲精滑清氣陷，久曠溢泄味醇傷。（《醫宗金鑒》）

五、驗案

許某某，男，二十九歲。初診日期：一九六二年四月二日。

主訴失眠、頭痛、遺精一年餘。一年多來失眠，每晚只睡一兩個小時，常有徹夜不眠。右前額部疼痛，白天有時頭暈，精神欠佳，晚間倦怠嗜臥而不得眠，入睡則盜汗、多夢、遺精（每周三四次），手足有時發麻，夜間尿頻，一夜三四次，不痛不黃，有時心悸、鼻衄，大便正常。胸、腹、四肢未見異常。舌苔薄白，舌質微紅，脈象兩手均細。

辨證：據其失眠、遺精年餘，伴有盜汗、脈細，知為陰虛，心腎不交。腎陰不足而不能濟心，心血不足而不能下濟腎精，心腎不能相濟，故失眠、心悸、遺精、尿頻。腎陰虛不能養肝，則肝陽易動而上擾，故右前額疼痛，並有頭暈。陰虛生內熱，內熱迫血故有時鼻衄。四診合參，診為陰虛陽旺，心腎不交而致遺精、失眠。

治法：滋陰益腎，平肝潛陽，安心神，固下元。

處方：生地黃十二克，生白芍九克，生石決明二十四克（先煎），酸棗仁十二克，生牡蠣十五克（先煎），香附六克，朱遠志六克，首烏藤十二克，磁朱丸六克（布包煎），芡實九克，蓮鬚六克。水煎服，三劑。

二診（四月五日）：藥後頭痛已大減，頭暈、周身乏力、四肢發麻之症消失，失眠和夜尿頻仍同前。口唇發乾，咽乾不欲多飲，舌苔薄白，舌質略紅，脈象細。前方去香附，以防香燥傷陰，加知母九克，以清心胃之熱，並能滋腎。加合歡花九克，以加強交通心腎之力。改首烏藤爲十五克，改酸棗仁爲十八克，並且生熟各半入煎，以加強和合陰陽而安神的作用。服四劑。

三診（四月九日）：藥後效果明顯，已能睡三小時以上，夢亦減少，頭痛已止，盜汗已停，本周沒有發生遺精，有時尚感頭暈，易疲勞。諸症均有改善，說明藥證合宜，故效不更方，仍守原法，處方如下：

生地黃九克，生石決明三十克（先煎），生白芍九克，酸棗仁十八克（先熟各半），朱遠志六克，首烏藤十五克，合歡花九克，生牡蠣十八克（先煎），知母九克，磁朱丸六克（布包）。三劑。

此後，諸症漸消，仍守此法，以上方稍事出入，又治療三次即獲痊癒。

六、與西醫學的聯繫

西醫學中把「遺精」作爲專篇論述者至今尚未見到。對「精」的看法，西醫學與中醫學有很大的不同。西醫學的「遺精」只是一個症狀，過去曾在神經衰弱、失眠等的臨床表現中提到過。遺精患者往往會找中醫治療。

七、體會

遺精一病，有夢而遺者，多用清心降（相）火法治療，無夢而遺者，多用補腎固精法治療，而平肝潛陽法、清熱利濕法、補腎兼安神法、安神佐以補腎法等，皆爲臨床常用之法，有時也佐用升中焦清陽法以提高療效。所以不可拘泥死板，還是要本於前人所囑：「圓機活法，存乎其人。」

陽痿

一、簡介

陽痿，是指男子的陰莖不能勃起，因而不能進行性交的疾病。因為男子的生殖器在過去一般被稱為「陽器」，所以古代醫書中又把此病稱為「陽痿」，因為有些人把男子的生殖器稱作「陰器」，所以有的醫籍中稱此病為「陰痿」者。

最早關於本病的論述，在我國已有三千多年，《黃帝內經》中就有「足厥陰之筋，……其病……陰器不用，傷於內則不起，傷於寒則陰縮入」的論述。

由於工作太累，勞神過度，有時也會出現陽痿，但只要好好休息就會好的，偶有一兩次陽痿，就認為是患了陽痿病，心中害怕驚恐，是完全不必要的，休息幾天，待身體恢復，精力充足了就會好的。只有多次不能過夫妻性生活，雖經休息仍不能恢復者，才需要請醫生診治。

中國醫學數千年來有豐富的治療經驗，此病是可以治癒的，患者不必過分恐慌。醫者要深入詢問病情，注意解除患者對此病的不必要的害怕，作耐心細緻的思想工作，對病情恢復是很有好處的。

二、病因病機

一、精神刺激　許多人對本病不理解，在工作過度勞累時，偶爾發生一次陽痿，即精神恐慌、害怕，由於精神緊張，心裡非常害怕，而致陽痿者，爲數不少。這種情況，只要夫妻雙方都互相理解，相互安慰，靜養休息幾天就會好的，不必要服藥治療。但是，如果互不理解，而夫婦互相埋怨，急於求成，則會造成精神緊張，而出現心理性陽痿。

二、命門火衰　此即腎陽不足之證。腎爲先天之本，內寄陰陽二氣，俗稱腎氣、元氣，腎中陰陽相互資生而源源無窮，主宰著人體的發育和生殖。如因早婚，房事過度，或年輕無知，誤犯手淫，以致精氣損傷，腎氣腎陽不足，則不能溫助興陽之功能，可致陽痿。

三、驚恐傷腎　驚傷心，恐傷腎。如果突受驚恐，腎氣受傷，則腎中陰陽精氣俱不充，而致陽痿。

四、心脾受損　身體極度勞累及思慮過度，則損傷心脾，脾爲氣血化生之源，氣血不足則精氣失養，血不生精，精血不充，則腎氣虛衰，精血生化溫運之功能不足，漸致宗筋失養，而成陽痿。

五、濕熱下注　嗜酒過度，喜食肥甘，過度勞累，均可傷損脾胃，脾胃受傷則中焦運化失司，中濕不化，漸蘊生熱，中焦濕熱過盛，則下注肝腎，宗筋失養，腎氣不足，而漸致陽痿。

三、辨證論治

一、精神刺激，心理畏懼　心細善慮，易受刺激，常在身體勞累時發生一兩次陽痿，因疑慮、恐懼而造成心理性陽痿。對此除給予一些藥物幫助外，首先是解除其心理恐懼，要多做思想工作，必要時請其妻子參加診治，解除思想顧慮。常用方有加味六味地黃丸、七味都氣丸等。

（一）加味六味地黃丸：生地、山萸肉、茯苓、山藥、丹皮、澤瀉、香附、厚朴、紫肉桂。

（二）七味都氣丸：熟地、山萸肉、山藥、茯苓、澤瀉、丹皮、紫肉桂。可再加生龍骨三十克（先煎）、生牡蠣三十克（先煎）。

二、腎陽虛　工作不能持久，易疲勞，腰腿酸軟乏力，下腹部喜暖，陰莖臨事不舉，或雖勃起但不能堅硬。舌苔薄白，脈象兩尺沈細，或右尺較無力。此證多是命門火衰，故常治以溫補命門，益腎填精之法。常用方有大造回真丹、歸腎丸等隨證加減。

（一）大造回眞丹：補骨脂、枸杞子、山藥、菟絲子、金櫻子、胡桃肉、山萸肉、巴戟天、肉蓯蓉、人參、鹿茸、五味子、小茴香、熟地黃、炒白朮、紫河車。

（二）歸腎丸：熟地、懷山藥、山萸肉、茯苓、枸杞子、當歸、杜仲、菟絲子。

三、心腎不足　精神不振，無性欲要求，面色不華，心悸易驚，膽小善恐，睡眠不甯，舌苔薄白，脈象沈細少力。此證治療，多用培補心腎，益精安神之法。常用方如歸脾湯、補心益腎湯、加味荊公妙香散、麥味地黃丸等，隨證加減。

（一）歸脾湯：炙黃耆、人參、當歸、白朮、茯苓、廣木香、遠志、炒棗仁、龍眼肉、炙甘草、生薑、大棗。

（二）補心益腎湯：人參、玄參、丹參、茯苓、五味子、遠志、生地、熟地、山萸肉、枸杞子、巴戟天、淫羊藿。

（三）加味荊公妙香散：懷山藥、人參、黃耆、茯苓、遠志、朱砂、麝香、淫羊藿、巴戟天、杜仲、潼蒺藜。

（四）麥味地黃丸：麥冬、五味子、生地、山萸肉、懷山藥、茯苓、澤瀉、丹皮。

四、心脾兩虛　多因操勞過度而致。面色萎黃不澤，失眠，多夢，心慌心悸，四肢倦怠，陽具不舉，舉而不堅，舌苔薄白，脈象多見左手沈細，右手濡細。此證治宜養心健脾，佐以益腎之法。常用方如加味健脾丸等。

加味健脾丸：遠志、丹參、杜仲、補骨脂、淫羊藿、茯苓、仙茅、巴戟天、白朮、蓮子肉、懷山藥、神麴、山楂、炙甘草。

五、濕熱下注　下肢沈軟，陽痿，陰囊潮濕，小便少而色重，食欲不振，舌苔白厚或厚膩，脈象滑數。此證常治以清利濕熱，補腎壯陽法。常用方有二妙補腎湯、龍膽瀉肝湯合斑龍丸、固眞湯等，隨證加減。

（一）二妙補腎湯：蒼朮、炒黃柏、茯苓、杜仲、補骨脂、淫羊藿、巴戟天、山萸肉、枸杞子、菟絲子。

（二）龍膽瀉肝湯合斑龍丸：龍膽草、黃芩、澤瀉、川木通、車前子、當歸、柴胡、甘草、鹿角霜、茯苓、柏子仁、菟絲子、補骨脂、熟地。

（三）固眞湯：炒知母、炒黃柏、龍膽草、澤瀉、炙甘草、升麻、柴胡、羌活。可酌加枸杞子、淫羊藿。

陽痿的治療，首先要解除思想顧慮，還必須詳查脈證，細審病因，治其根本。千萬不可一味蠻補，妄用壯陽助火之品。

四、名醫要論

凡思慮焦勞，憂鬱太過，多致陽痿。（《景岳全書》）

陽痿治療，必須在壯水之中加入補火。（《臨證備要》）

早泄、陽痿要愼用壯陽藥。（《名老中醫醫話》）

其奪火者，多從奪精而來。然亦有多服寒藥，以致命火衰弱，陽痿不起者。（《理虛元鑒》）

少年陽痿，有因於失志者，但宜舒鬱，不宜補陽。經曰：腎爲作強之官，伎巧出焉，藏精與志者也。夫志字從士從心，主決定，心主思維，此作強之驗也。苟志意不遂，則陽氣不舒，陽氣者，即眞火也。譬諸極盛之火，置於密器之中，閉悶其氣，不得發越，則立死而寒矣。此非眞火衰，乃悶鬱之故也。宜其抑鬱，通其志意，則陽氣舒而痿自起。（《醫述》）

五、驗案

楊某某，男，四十歲。初診日期：一九六九年六月二十日。

主訴近一兩個月來，陽痿，心情不悅，食欲亦減退，二便、睡眠均正常，惟陽痿近二個多月，夫妻不能過性生活，而心情不愉快。診其脈象左手正常，右手尺脈較弱。首先告知其本病與長期心情不悅有關，關鍵是要有信心，保持心情舒暢，再加上藥物治療病必痊癒。據此脈症及心情，採用舒肝補腎之法。處方如下：

生地二十五克，山萸肉十克，茯苓十五克，澤瀉十二克，丹皮十克，香附十克，遠志十克，厚朴十二克，淫羊藿十二克，陽起石三十克（先煎），製附片六克。七劑，水煎服。

二診（六月三十日）：自上次診後，信心強固，心情較前好轉，服藥七劑後，陽痿亦見好轉，信心更強。舌苔薄白，脈象同前。再投上方加陳皮十克，七劑。

三診（七月九日）：陽痿明顯好轉，飲食見增，精神好轉，心情較前愉悅。舌苔正常，脈象右手尺脈漸現有力。再投上方十劑。

一九六九年十月追訪：國慶節到其家中做客，詢之陽痿已痊癒，夫妻性生活和諧。

六、與西醫學的聯繫

西醫學的內科學中尚無「陽痿」一病的專篇論述。但據我們所知，西醫學對「遺精」患者，主要是檢查引起陽痿的原發病，確診以後，首先是在精神方面作些思想工作，其次是治其原發病，認爲原發病治癒後，陽痿也就自然痊癒了，也不主張一見陽痿即投以「偉哥」之類的壯陽藥，以治療原發病爲主。所以，不少陽痿病人常來中醫處治療。中醫治療此病，主要強調治本，不要單治其標，更不要驟然投予壯陽藥物，必須辨證論治。

七、體會

陽痿也屬「痿證」範疇，古人有「治痿獨取陽明」之論。所以，調理飲食也是非常重要的，清代名醫葉天士在《臨證指南醫案》一書中就有：「又有陽明虛則宗筋縱。蓋胃為水穀之海，納食不旺，精氣必虛，況男子外腎（指陰莖），其名為勢，若穀氣不充，欲其勢雄壯堅舉，不亦難乎？治惟通補陽明而已」的議論。可見，治療陽痿，在辨證論治時，亦應考慮到調理脾胃之法，不可一味地蠻補腎陽。

奔豚氣

一、簡介

奔豚氣亦名奔豚，奔豚氣病名，為漢代以後的稱謂。奔，疾走也；豚，小豬也。奔豚是指發病時，自覺腹內有氣上衝，好像有小豬奔走之狀，故名奔豚。

奔豚作為病名，最早見於《靈樞．邪氣臟腑病形》，篇中說：「腎脈，急甚為骨癲疾；急為沈厥（下焦厥冷），奔豚」，指出腎主骨，腎為人體元氣生發之處，如腎氣虛，寒不太甚時則發為沈厥，虛氣反逆，則發為奔豚。至秦漢時代的醫書《難經．五十六難》中又說：「腎之積，名曰賁豚，發於少腹，上至心下，若豚狀，或上或下無時，久不已，令人喘逆，骨痿，少氣……」。漢代張仲景先生的《金匱要略》中則有奔豚氣病的專篇論述。因奔豚氣之病，在腹中有氣上下攻竄，發作時則出現，不發作時則腹中摸不到有形的積塊，知病在氣分，所以自《金匱要略》以後則稱「奔豚氣」病。

張仲景先師，在《金匱要略》奔豚氣篇中提出了治療奔豚的藥方，如奔豚湯、桂枝加桂湯等。這些藥方至今仍爲臨床常用，並且效果顯著的藥方。此篇爲後世治療奔豚奠定了基礎，後世多遵其說。

本病的特點是：「發作欲死，復還止」，「或上或下無時」；《諸病源候論》還說：「休作有時，乍瘥乍極」。總之，是一種發作性疾病，發病時「發作欲死」，不發病時檢查不到有何器質性疾病。

所以本病患者，到西醫醫院進行檢查，往往查不到陽性結果，我的體會是，此病服用中藥效果很好，可請中醫治療。

二、病因病機

引起奔豚氣病的病因雖然可有多種，但臨床常見的因素又多以七情內傷和寒水上逆而致病者較爲多見，現分述於後。

一、七情內傷　《金匱要略》論奔豚氣時認爲奔豚病是「從驚恐得之」，《內經》曾說：「恐則精卻，卻則上焦閉，閉則氣還，還則下焦脹，故氣不行矣」。另外，七情之中還有「思則氣結」、「驚則氣亂」、「恐則氣下」等，這些「氣結」、「氣亂」、「氣下」等情志怫鬱，氣道失常，皆可導致正氣流行失暢而導致發病，由於本病以腎爲主，所以驚恐傷於心腎，正氣失常，邪氣上逆而致發病。

二、腎寒上逆　腎爲寒水之經，腎氣不足者，下焦素有寒邪水飲之氣，如遇發汗太過，再損傷陽氣，寒邪、水飲之邪即可乘虛上逆，直衝心下而發病。

三、辨證論治

治療本病應針對氣、寒、水爲主，這三者之中又以「氣」爲主，所以理氣降逆，平肝降逆，溫腎降逆常爲主要治療法則，但也要根據證候的不同，進行加減化裁，有的要結合溫經通陽，有的要結合逐寒行水等。

一、肝腎氣逆　發病時，自覺有氣從少腹（或小腹）上衝至心下或咽喉，非常難受，不可名狀，甚至發作欲死。也有的病人自覺有氣從下腹部一直上衝到心下，則驚悸心慌，或腹痛，或胸悶氣短，或嘔吐，或煩渴，或頭痛、乍寒乍熱，惡聞人聲，發作欲死，自覺上衝之氣漸漸復還回原來之處則痛止，氣平如故。常常反復發作，一日可有數次。舌苔或白或黃，脈象或弦或滑，發病時或略數。治療此證常以平肝溫腎，調氣降逆爲主要治法。常用方有奔豚湯、桂枝加桂湯、旋覆代赭湯等，隨證加減。

（一）奔豚湯：甘草、川芎、當歸、黃芩、白芍、半夏、生薑、生葛根、甘李根白皮（現多用桑白皮代）。

（二）桂枝加桂湯：桂枝（桂枝湯原方中桂枝加至二兩）、白芍、生薑、甘草、大棗。

（按：後世有的醫家認爲應在桂枝湯中加入肉桂）。我常在桂枝湯中加紫肉桂三～六克。

（三）旋覆代赭湯：旋覆花（布包）、生赭石（先煎）、半夏、人參、生薑、大棗、甘草。

二、肝腎寒逆　此證較前一證少見。病人素體陽虛，內伏有寒水之邪，在疾病中，又傷及陽氣（如發汗太過等），或感受寒邪，內外合邪，寒邪乘正虛而上逆，引致奔豚氣病發作。例如《傷寒論．辨太陽病脈證並治》第六十五條有：「發汗後，其人臍下悸者，欲作奔豚，茯苓桂枝甘草大棗湯主之。」《金匱要略》奔豚氣病篇中也有：「發汗後，燒針令其汗，針處被寒，核起而赤，必發奔豚，氣從少腹上衝心，灸其核上各一壯，與桂枝加桂湯主之。」由此可見，大汗傷陽，汗多心虛，下焦寒邪乘虛上逆則更易引發奔豚。舌苔白膩或白，脈象可見弦緊或沈弦等象。此證治宜溫陽調肝，理氣降逆之法。常用方有苓桂甘棗湯和桂枝加桂湯，隨證加減。

（一）茯苓桂枝甘草大棗湯：茯苓、桂枝、甘草、大棗。

（二）桂枝加桂湯：桂枝十五克，白芍九克，生薑三片，大棗四枚，甘草六克。

按：本方即桂枝湯原方加重桂枝（由九克加至十五克），所以名曰「桂枝加桂湯」。但後世醫家也有說「加桂」應爲加肉桂六克左右（因有腎寒）以溫腎陽，此理亦通。作者曾用加肉桂法治療奔豚，確有良效。但也有一例女性患者患奔豚，每次發病自覺有氣自左少腹向上衝至頭部左側，旋即頭痛心悸，心中難受不可名狀，我先用桂枝湯加肉桂治療，能取得一定效果，但每月仍發作一兩次，後來改用桂枝湯加重桂枝之法，剛開始用十八克，漸漸增加，直至增加到每劑三十克，疾病才完全治癒。所以對古人的方劑加減法，需要深入思考。用加肉桂者也能取得一定療效。另外，《醫學心悟》中還有奔豚丸，也可隨證加減應用。

四、名醫要論

奔豚氣有三，犯肺之奔豚屬心火；犯心之奔豚屬腎寒；臍下悸，欲作奔豚，屬水邪。（《傷寒指掌》）

奔豚者，腎邪也，腎邪一動，勢必自少腹上逆而衝心，狀若豕突，以北方亥位屬豬故也。（《尚論篇》）

奔豚，氣上衝胸，往來寒熱，奔豚湯主之。（《金匱要略》）

仲景所謂奔豚氣，與《難經》腎積，其證不同，……要在學者分別之焉。蓋其擴充仲景者，則寥寥罕聞爾。（《雜病廣要》）

按：清代名醫徐靈胎也有這種看法，認為此病與《難經》的「腎之積，名曰奔豚」「病形同而病因異也」，希同道細心參閱體悟之。

五、驗案

張某某，男，四十五歲，遵化縣醫院會診病人。初診日期：一九七一年六月三日。

主訴病由生氣而得，自覺有一股熱氣從小腹上衝至心下、胸中、咽喉等處，則煩熱而渴，氣上逆，胸滿，脘堵，不能吃飯，只能吃冰棍、冰塊，一天要吃幾十根冰棍，會診時已數日未進飲食，晝夜只能蹲著，不能躺臥，臥則加重痛苦欲死，腹部喜暖，曾到幾個醫院診治均未獲效。觀其舌質未見異常，診其脈象沈弦尺弱，右尺弱明顯。診為奔豚氣病，辨證為肝陽上逆，火不歸元之證。治以平肝降逆，引火歸元，佐以開胃之法。處方如下：

桂枝十克，白芍十克，炙甘草三克，生薑三片，大棗四枚，紫肉桂五克，旋覆花十克（布包），生赭石十八克（先煎），半夏十克，製香附十克，青皮六克，陳皮十克，厚朴十克，炒黃芩十克。水煎服，三劑。

二診（六月六日）：上方進二劑後，即能進些飲食，夜間能躺下睡一會兒，食冰棍能減少幾根，全家都很高興，昨日服最後一劑藥後情緒較前又有好轉，舌無大變化，脈象尺部仍弱。再守前方加減。上方改紫肉桂爲六克，加吳茱萸五克，仍投三劑。

三診（六月十日）：上方服後，病情大見好轉，已能吃飯，小腹熱氣上衝之狀，發生次數已較前明顯減少，有時一晝夜也未發生，不發生上衝則不發病。此後一直用此方稍事加減，共服藥約三十劑而痊癒。

藥方分析：本例以桂枝加桂（肉桂）湯合旋覆代赭湯隨證加減而治癒。本方在桂枝湯中加入紫肉桂五～六克。紫肉桂有溫腎、助腎陽的功效，並能引火歸元（肉桂助腎陽，守而不走，並能把散逆出去的腎氣引納回來，使腎陽守在下焦，臨床上稱此爲「引火歸元」）。此病人自覺小腹的熱一上衝至胸中、咽喉就犯病，所以在桂枝加桂湯中，沒有加桂枝，而加了肉桂以引火歸元，又合用了旋覆花降上逆之氣，生赭石平肝火、降逆氣，青皮平肝，陳皮開胃，製香附舒肝理氣，以防氣鬱生熱（氣有餘便是火），黃芩瀉已成之肝熱，與香附同用，既能清瀉肝熱，又能防止氣鬱生火。本病人發病時只能吃冰棍，知是肝經鬱而生熱，不是胃熱，所以未用生石膏、知母等清胃熱之品，而是用香附、黃芩，又配以厚朴理氣平肝和胃。所以，本病人服二劑藥就可以稍進飲食。按「效不更方」的原則，此病人一直守住此方未大變化而至痊癒。可見，桂枝加桂湯確是治療奔豚氣病的有效方劑。我曾用此方多次隨證加減治療奔豚氣，均取得了良好效果。

六、與西醫學的聯繫

本病在西醫學中尙未見到專篇論述。但我在六十餘年的臨床中確實診治過多例此類病，患者常常是經過西醫學暫時診斷爲神經官能症，或胃腸功能紊亂，或胃腸神經官能症等，還有的診斷爲神經衰弱等。中醫應抓住其主訴「自覺下腹部有氣上衝」即發病的特點，給予辨證論治，常可治癒。所以不一定與西醫的某病對號入座，而是應按本篇所述進行辨證論治。

七、體會

本病的最大特點是有氣（或寒或熱）自少腹或小腹上衝至心下、胸中、咽喉，甚至可上頭部，即發病，發作欲死，一日數次發生，或二三日發生一次。抓住這個特點，就可以診爲「奔豚氣病」。

本病以七情內傷而患病者爲多，七情之中又以驚恐憂思所致者爲多，雖也有下焦寒邪上逆者，但較七情內傷發病者少。

本病治療時，以桂枝加桂湯應用最多，奔豚湯次之。

消渴

一、簡介

消渴又名三消，即上消、中消、下消。如口渴多飲爲上消，消穀善飲爲中消，口渴多尿爲下消。若多飲、多食、多尿俱見者，稱爲三消，也名消渴。「消」是指內消而言，例如：雖然能吃能喝，而人卻消瘦得很快，所以稱「消」。「渴」是指口渴、多飲而言。故此，中醫學對口渴，喝水多，善饑、消瘦很快。這種病稱爲消渴病。本病在《內經》中已有明確的記載，例如「二陽結謂之消」，並且記有「消渴」這一病名。例如「膈以上津液耗渴，故爲消渴」。

至隋代《外台秘要》書中並有「每發即小便至甜」的記載。宋代醫書的消渴中，還有「尿味甜如蜜」的記載。

由以上諸記載來看，消渴病中包括了「糖尿病」。但是關於消渴病中，又有「果爲實火，致耗津液者，但去其火，則津液自生而消渴自止」的記載。結合臨床實際情況來看，消渴中確實包括「糖尿病」在內，但不能說消渴就是糖尿病。因爲「消渴」中還包括「尿崩症」、「甲亢」等病，這些病的某個階段，在症狀上也會出現「消渴」。所以只能說「消渴」可以包括糖尿病，但不能對號入座地說消渴病即是糖尿病。

二、病因病機

常見的病因病機可有以下幾種：

一、過食肥甘　由於過多的服食厚味肥甘，恣食炙煿，飲酒無度等，造成中焦胃熱，消耗津液而成消渴。

二、體質虛弱，內臟脆弱之人，精津不足，陰虛則產生內熱，內灼津液而成消渴。

三、精神刺激　精神情緒的波動，過度的喜怒哀悲，都可引致肝氣鬱結，氣鬱則生內熱，所以情緒波動與本病的發生，有很密切的關係。

四、房勞精虧　恣意縱情，房室過度，可致陰精不足，腎氣耗散，水不能制火，火熱灼津而致「消渴」。

綜合以上諸種病因病機，可用兩個字來概括之，即「虛」和「熱」。虛指陰津的不足，熱指內熱的煎灼，其中，陰虛是本，內熱是標，陰虛可助內熱的增長，內熱耗傷陰津更可促成虛的加重。所以，二者又是互爲因果的，所以在辨證論治時，要相互聯繫進行分析。

三、辨證論治

總則要注意分辨內熱是氣分熱還是血分熱。氣分熱者，口渴喜飲冰水，血分熱者，則口渴喜飲，下午較重，常伴有五心煩熱。

一、上消　主要是以明顯口渴爲主，喝大量的水後，隨即又渴，口舌乾燥，小便因飲多而頻，大便正常，食納正常，體重消減不甚快。舌苔黃，舌質紅，脈象數較細。此證的病本在上焦，以肺熱津傷爲主。治病的方法是清熱生津法，急治其標，佐以益腎以顧其本。常用方有天花粉散、玉女煎、二冬湯加人參生石膏。

（一）天花粉散：天花粉、生地、麥冬、葛根、五味子、甘草、粳米。

（二）玉女煎：生地、生石膏、知母、麥冬、懷牛膝。

（三）二冬湯加人參生石膏：天冬、麥冬、天花粉、黃芩、知母、甘草、人參、生石膏。

二、中消　主要症狀是能食善飲，雖然飲食倍增，但身體消瘦卻較快，體重很快減輕。除了易餓、飲食倍增外，還有渴而能飲，小便數、味甜，大便乾，舌苔黃，舌質紅，脈象滑數或細數。此病主要在中焦，胃熱津傷，甚則與脾有一定關係。此證治療方法，主要是清熱保津以治標熱，結合益腎、生精、壯水、治火以治其本。常用方如白虎湯加人參生地、增液承氣湯等。

（一）白虎湯加人參生地：生石膏（先煎）、知母、生甘草、粳米、人參（或黨參）、生地黃。

（二）增液承氣湯：玄參、麥冬、生地、生大黃、芒硝。

三、下消　主要症狀是口渴飲水，飲水雖然比正常人增加一兩倍，但排尿的次數與量則比正常人增加二～四倍。（故稱此曰「飲一溲二」），甚至尿中如有膏油而混濁。舌質嫩紅，脈象沈細數。尺脈可見弱小之象。此病主在下焦，乃腎水不足，生化失常，不能升清降濁，內熱傷津所致。其治療方法是補腎清熱以治本，益氣生津以治標，而標本同治。常用方如六味地黃湯，隨證加減。

六味地黃湯：生地、山萸肉、茯苓、澤瀉、丹皮、山藥。可少加肉桂，以免一派陰霾，不利氣化；也可加天花粉、麥冬。

以上是三消的辨證論治。臨床上往往有的病人是口渴而多飲，又食量猛增還容易餓，小便也明顯增多，即上消、中消、下消三消的症狀一齊出現。

四、消渴　即上述的三消症狀全有者。此病往往舌苔微黃，脈象沈滑，重按少力。對此治宜根據「壯水之主，以制陽光」的法則處方用藥。筆者遇此證往往用六味地黃湯加減治療，茲介紹如下，供同道參考。

生地黃三十五克　山萸肉十克　茯苓二十克　澤瀉十二克　丹皮十克

紫肉桂三～五克　天花粉二十克　麥冬十二克　玄參十五克　水煎服

另用上方一付，煎水五〇〇～一五〇〇毫升（病人一天喝多少水就煎成多少），每口渴發作時就喝此水，隨著病情的好轉，口渴減輕，飲水減少，煎水量也可以漸漸減少（但要夠一日飲用之量），漸漸不渴後，即只服湯藥，不再煎飲此藥水。

筆者治療尿崩症也常用此法取效，僅供同道參考，希望大家再想辦法，以治此頑疾。

甲狀腺功能亢進的病狀中，有時也會出現三消症狀中的某些症狀，只要運用本篇介紹的辨證論治，其症狀即可消退。

四、名醫要論

治上消者，宜潤其肺，兼清其胃；治中消者，宜清其胃，兼滋其腎；治下消者，宜滋其腎，兼補其肺。深得治消渴之大旨矣。（《醫學心悟》）

今醫多用醒脾生津止渴之藥，誤矣。其疾本起於腎水枯竭，不能上潤，是以心火上炎，不能既濟，煎熬而生渴。今服八味丸，降其心火，生其腎水，則渴自止矣。（《外科精要》）

益火之源以消陰翳，則便溺有節（八味丸），壯水之主以制陽光，則渴飲不思（六味丸）。（《證治準繩》）

凡治消之法最當先辨虛實，若察其脈證，果爲實火，致耗津液者，但去其火，則津液自生而消渴自止。若由眞水不足，則悉屬陰虛，無論上、中、下急宜治腎，必使陰氣漸克，精血漸複，則病自愈。若但知清火，則陰無以生而日見消敗，益以困矣。（《景岳全書》）

夫消渴者，渴不止，小便多是也……其病多發癰疽。（《諸病源候論》）

天花粉，治消渴之聖藥也。凡消渴藥中，大禁半夏，及不可發汗。（《醫學正傳》）

消渴雖是燥熱，不可大用苦寒，致使脾氣不行，結成中滿，不可久與香燥，助熱內結，發而痰喘。至要絕欲以生津，飲水多不禁。（《醫林繩墨》）

五、驗案

段某某，男，四十五歲。初診日期：一九六五年六月二日。

主訴：口渴引飲，口渴時立即飲水，否則渴欲死，故常常隨身攜帶熱水瓶兩個，一個裝熱開水，一個裝冷開水，無論開會，行路都須帶這兩個暖水瓶，以備急用。大便正常，小便量多而頻。身體漸漸消瘦，但消瘦得並不快，故而患此病數年來，工作尚可堅持。舌苔黃，脈象數大有力。查尿，尿糖（++++），查空腹血糖二〇〇mg/dl，常服西藥降血糖藥，但血糖降到正常時，仍渴，故此，爲了避免長服西藥，怕生副反應，而停服西藥。舌苔微黃，脈象數。據此脈症診斷爲上消，投以滋腎、潤肺、清胃熱之法。處方如下：

生地四十克，山萸肉十克，山藥十二克，茯苓十二克，澤瀉十克，丹皮十克，生石膏三十克（先煎），五味子十克，葛根十二克，天花粉十八克，天冬十克，紫肉桂三克。水煎服，七付。

另用：生地三十克，山萸肉十克，山藥十二克，茯苓十二克，澤瀉十克，丹皮十克，紫肉桂二克，煎水一〇〇〇毫升代水飲，每日一付，口渴時，即飲此水，不可再飲白開水。

二診（六月十日）：進上藥及喝上述藥水後，口渴減輕，在做兩小時報告中間只需飲藥水一次。再投上方，把藥方中的生地改爲五十克，藥水方中加五味子十克。

三診（六月二十日）：進上藥後，口渴大減，再也不用隨身帶兩個暖水瓶了。開會，做報告時，中間也不須再飲水，故此從昨日開始，已只服湯藥。不再煎藥水喝了。查尿糖有時陰性有時一個「+」號。查空腹血糖已基本正常。舌苔滋潤，脈已不數。囑仍服二診湯藥，再服二十付以後，如不渴，可改爲間一日服一付。血糖尿糖都能保持正常，以後，如無明顯症狀（口渴），可間二日服一付湯藥，再服半年。文化大革命中，詢問其汽車司機說早已痊癒，現在農場勞動。

六、與西醫學的聯繫

西醫學中目前尚無消渴之病名，根據本病的症狀特點口渴（多飲）、易餓（多食）、尿多（多尿）、消瘦等情況，與西醫的三個病，即糖尿病、尿崩症、甲亢有相似之處。茲分述如下：

(一) 糖尿病

糖尿病與消渴相似處有多飲、多食、多尿，但不能說糖尿病就是消渴，只是糖尿病可以出現消渴的症狀而已。

三多一少症在一型、二型糖尿病均可出現。一般說，一型者病情較重，二型者病情較輕。糖尿病在長期的病程中常可因代謝紊亂而出現慢性併發症，如糖尿病性視網膜病和糖尿病腎病，及神經病變、心腦血管病變等。

西醫學在治療方面，多採取綜合治療。以飲食治療、身體鍛練、降糖藥物（口服或注射）爲治療方面的重點。要注意治療措施的個體化，不能千篇一律。

口服降糖藥有：①磺脲素：如優降糖、糖適平等；②雙胍類：如降糖靈等。以上降糖藥，均在飯前服用。注意上述降糖藥均不可用於糖尿病孕婦及哺乳期的病人。

臨床上投與口服降糖藥和飲食控制，是必須經過周密的計算而設定的。故此應用西藥及控制飲食時，最好是請內分泌專科醫師，根據病人的具體情況，進行計算後，確定如何進飲食，如何服藥物等。還應注意適當鍛練身體。

胰島素有短效、中效、長效的不同，又有普通胰島素和高純胰島素等的不同，所以使用時要注意區分，用量及給予時間均有不同。初始劑量使用後，還要根據空腹血糖、飯後血糖及尿糖情況調整其用量，也要注意個體情況，不可大意。在胰島素的應用方面，西醫醫生積有許多經驗，隨著各國製品的進口，品種也日益繁多，最好是在內分泌專科醫師指導下應用，最爲穩妥。

中醫醫生在治療糖尿病時，要注意詳細詢問其應用降糖藥（口服或注射）以前的症狀和特點，以便深入分辨其爲何證（上消、中消、下消、消渴等證），還要注意舌苔、脈象的變化，詳細辨證。我的經驗（參看驗案）是以補腎益陰法治本，以清熱生津法治標，二法常常合用。

在服中藥以後，慢慢地血糖也可控制，有的患者能降到正常，尿糖可變陰性，對停藥後不控制飲食血糖復又升高者，再服一兩個月仍能慢慢使血糖下降。

（二）中樞性尿崩症

病人有口渴多飲、排尿多的症狀，但沒有明顯消瘦，主要是以排出大量的低比重尿爲特點。發病原因是因爲多種原因，使抗利尿激素調節機體水平衡的功能發生障礙，尿液不能被濃縮，大多與下丘腦腦垂體有病變或功能障礙有關。診斷本病須排除其他使抗利尿素調節障礙的因素，不過近些年來MRI的廣泛應用已使本病的診斷容易多了。

國產藥有尿崩靈，由鼻粘膜塗抹或吸入，缺點是長期使用會使鼻粘膜萎縮而失效，且帶來鼻粘膜萎縮的痛苦。另外還有進口藥DDAVP，但價格昂貴。

經西藥治療，一般能控制口渴多尿症狀三~四小時，進口藥最長可達十二小時，必須終生用藥。

此病服中藥治療也可以控制其口渴、多尿的症狀。我曾治療一位南斯拉夫的患者「拉達」，女，十三歲，在南斯拉夫確診爲中樞性尿崩症，口渴，多尿，尿比重很低，正在上小學，一節課不能聽完即去上廁所小便，一日數十次，聽課時要帶一暖瓶，把水涼溫，準備隨時飲用，利用暑假其母親陪同來中國請中醫治療。我爲她辨證爲上消，投以益腎滋陰，清熱生津之法，處方同驗案藥方，用量減少。

用藥兩個月後，小便即改爲一日二十次左右，尿比重也略上升，即回國上課準備寒假再來，帶了中藥五劑，丸藥（用湯藥方配成水丸）一料，估計能服兩個多月。當年寒假又來北京，訴說現在上課時不用再帶暖水瓶了，已能在課間休息時上廁所，體重有些增加。其母非常高興，再陪女兒來中國治療。

這次來治療，仍投前方，已不用再熬藥水，帶著隨時喝用。到寒假末時症狀基本控制，尿比重已達到〇．〇六有時可到〇．〇八，月經已來潮，即帶著用湯藥方配製的丸藥和湯藥五十付回國，囑回去後先服湯藥，每日一付，服十劑後改爲隔日一付，如病狀不出現，服十劑後，再改爲隔兩日服一付，湯藥服完即繼服丸藥。母女高興地回國去了，以後再未聯繫，但南斯拉夫駐華使館告知南斯拉夫一家報紙，特別對本例做了報導。

（三）甲狀腺功能亢進

是由多種原因引起的甲狀腺激素增多，導致機體的神經、循環、消化等系統興奮性增高和代謝亢進爲主要表現的疾病。此病多見於女性，臨床常見易餓，多食，多汗，腸蠕動增快，而大便次數多或腹瀉，心跳加快，容易急躁發怒，轟然汗出等症狀。由於易餓、多食、消瘦，患者常找中醫診治，中醫據其症狀也有時診斷爲中消進行治療。

西醫診斷除檢查甲狀腺外，主要檢查血清T_3、T_4以及基礎代謝以及血糖等，確診還需要做許多鑒別工作，最好請內分泌專科醫師詳查。

在治療方面：目前主要應用他巴唑口服，但有時需要摸索很長時間才能找到比較合適的用量。其他還有手術治療、放射性治療等，這些治療方案均須請內分泌科醫生確定。中醫師還是應用辨證論治比較好。

中醫學根據辨證而採用針灸或中藥治療本病，常能取得較好療效，比中醫治療糖尿病、尿崩症的療效要好。

七、體會

本病雖有上、中、下三消之分，但在臨床上分辨起來並不是那麼絕對清楚，更多的是上、中、下三消都有，所以醫家仍以「消渴」作爲病名，本文也特別把三消俱有，難以分辨上、中、下三消者增列爲「消渴」證，這樣是爲了臨床上容易掌握，但對上、中、下三消還是要辨別的，以便在遣方用藥上有所側重。

根據筆者數十年所見，用中藥治療糖尿病，多數病人服湯藥，達到血糖不高，尿糖陰性後，病人即停服中藥，並且飲食也不注意了，以致糖尿病又復發。《內經》中在數千年前即說「富貴之人，形樂而志苦，華食而縱淫，夫四體不勞則氣血留滯，心志煩苦，則中氣內傷，膏粱華食則脾胃有虧，放縱淫欲則精血耗竭，是以熱中、消中多生於富貴之人。」可見此病富貴人得之者較多，並且如不注意飲食，則容易復發，如金代醫家張子和先生曾說：「消渴者不減滋味，不戒嗜欲，不節喜怒，病已而復作。」

對尿崩症，筆者治療了多例，但不知多數患者是否復發，南斯拉夫女孩拉達一例，不但制止了口渴多尿之症狀，而且體重有增，更重要的是月經也於寒假期間正常來潮，這將對其發育有極大幫助，惜其爲外國人，未再繼續聯繫。

至於「甲亢」，我曾治癒多例，多數不再復發，但在用藥時要注意婦女的特點，應用益陰制陽佐以調氣的方劑，常取得優異的效果。

關於消渴的治法，清代名醫陳修園先生在《醫學三字經》消渴篇中有一句話很重要，宜深深理會之，在書中曾有「消渴症，津液乾，七味飲，一服安……」之句，關於「七味飲」陳先生解釋說：「趙養葵先生治消症先分上、中、下，但見大渴大燥，須用六味丸料一斤，肉桂一兩，五味子一兩，水煎六七碗，恣意冷飲之，睡熟，而渴如失矣。白虎，承氣皆非所治也。」

觀此段文字，我深受啓發，數十年臨床治消渴皆本此意，用之多效，實是抓住了治消渴的眞諦也，請同道們深思之，並希望對此病深研之。

瘧疾

一、簡介

瘧疾的特點是病人發冷、發熱的發作有一定的時間，到時即發，其發冷時感到全身發冷，甚至戰慄、抖齒、鼓頰，雖穿上皮衣、蓋上棉被甚至烤火，均不能解其寒；其發熱時，頭痛，發熱，脊痛，煩躁，雖脫衣、飲冷水，亦不能解其熱。一般常先寒後熱，發作時令人十分難受，不發作時則如常人，故有言：瘧者虐也，對人有凌虐之意，故稱瘧疾。有的一日一發，有的隔日一發，還有的三日一發。也有的地方把本病稱爲「打擺子」。

關於本病早在春秋戰國時代成書的《黃帝內經》中即有專篇記載，至漢張仲景所著《金匱要略》中也有專門論述。後代醫家又有一定的補充發揮，積累了豐富的治療經驗，並且認識到本病有一定的季節性、地區性和傳染性，在臨床分類上，有正瘧、溫瘧、癉瘧等。

二、病因病機

一、夏季炎熱傷於暑邪，腠理開泄，或當風浴水，寒濕之氣內留，至秋受秋涼之氣侵襲，邪氣不得發越與榮衛之氣交爭而發病。
二、夏季貪吃生冷瓜果，脾胃正氣受遏，至秋又感風寒，邪氣與正氣相爭而發病。
三、感受穢濁不正之氣，鬱蒸於內，舍於臟腑募原之間，濁氣與正氣相爭而發病。
四、體質素虛，不能適應時令氣候的變化，如再加飲食不節，以致榮衛紊亂而發病。
本病一般多見於夏末秋初，正如《內經》所說：「夏傷於暑，秋必痎瘧」。

三、辨證論治

一、正瘧　以定時的發冷、發熱爲主症。發病之時先見凜凜惡寒，渾身怕冷，雖穿厚衣、蓋厚被不能解其寒，發一陣寒後感到周身發熱，口渴飲水，頭痛，身困，雖處冰窟不能解其熱，經過一定時間後，即大汗淋漓，熱退神安，體倦神疲，睡一會兒即恢復正常。這種發作，明日仍在今日發作之時而發，所以說發作有定時。每日一發者病較輕，間日一發者稍重，三日一發者，邪入三陰故病重。發冷時脈象可見弦緊，發熱時或不發作時脈略弦。
正瘧的治法以和解少陽爲主，常用方有小柴胡湯、清脾飲、草果厚朴湯等，隨證加減。
(一)小柴胡湯：柴胡、黃芩、半夏、人參、甘草、生薑、大棗。
和解少陽法和小柴胡湯爲治瘧疾的主要方法。中醫認爲瘧邪一般均在半表半裡，邪出與陽爭則發熱煩躁，邪入與陰爭則惡寒戰慄。邪正交爭停止，則病情緩解。所以治法以和解少陽爲主，當然還要隨證加減以提高療效。此方用於發於冬春者較好，如發於夏末秋初，還可加草果、常山之類的藥物，以加強和解兼抗瘧之力。

（二）清脾飲：柴胡、黃芩、半夏、生薑、甘草、青皮、厚朴、白朮、茯苓。

此方適用於瘧疾兼有脾濕生痰，舌苔厚膩，脈弦滑，發於夏秋濕熱之季者。

（三）草果厚朴湯：草果、蒼朮、檳榔、厚朴、陳皮、甘草。

本方適用於夏秋之季者。清脾飲重在和解少陽，本方重在除濕燥痰，可據證採用。

二、牝瘧　雖也有定時寒熱，但寒多熱少，（如同八二之分），或但發冷不發熱，如《金匱要略》所說：「瘧多寒者，名曰牡瘧」（按：「牡」，也應改爲「牝」）。《醫門法律》說：「瘧多寒者，寒多於熱，如三七、二八之分，非純寒無熱也。」此證治法爲和解驅痰，常用方如蜀漆散、柴胡桂薑湯等，隨證加減。

（一）蜀漆散：蜀漆、雲母、龍骨等分爲散，未發前，漿水服半錢（○．一～○．二克）。

（二）柴胡桂薑湯：柴胡、桂枝、乾薑、黃芩、牡蠣、甘草。但寒不熱者可用蜀漆散，寒多熱少者可用本方。

三、溫瘧　特點是發作時熱甚寒微，如《金匱要略》所說：「溫瘧者，脈如平，身無寒，但熱，骨節疼煩，時嘔。」《黃帝內經》也說：「先傷於風，而後傷於寒，故先熱後寒也，亦以時作，名曰溫瘧」。本證先熱後寒，寒微熱甚，或但熱不寒，故其治法是清熱解肌爲主，少佐辛溫以宣解其所伏風寒。常用方如白虎加桂枝湯、人參白虎湯、五汁飲等，隨證加減。

（一）白虎加桂枝湯：生石膏、知母、粳米、甘草、桂枝。

（二）人參白虎湯：人參、生石膏、知母、粳米、甘草。

（三）五汁飲：梨汁、荸薺汁、鮮蘆根汁、麥冬汁、藕汁。

四、癉瘧　本證的特點是發作時但熱不寒，發熱的時間也較長，手足煩熱，形體消瘦，舌絳，脈象細數。本證熱邪熾盛，所以治法是清熱解肌，和解少陽。常用方如柴胡白虎湯、白虎加人參湯等，隨證加減。

（一）柴胡白虎湯：柴胡、黃芩、天花粉、人參、生石膏、知母、粳米、甘草。

（二）白虎加人參湯：生石膏、知母、粳米、甘草、人參。

五、疫瘧　疫瘧是指傳染流行甚廣者，沿門闔戶，交相傳染，所發症狀，男女老幼，基本相同，寒熱交作，定時而發，或者頭痛、口渴等。治療須以辟穢、和解、清熱爲主。常用方如治疫清涼飲、太乙紫金錠、達原飲等，隨證加減。

（一）治疫清涼飲：秦艽、赤芍、知母、貝母、連翹、荷葉、丹參、柴胡、人中黃。

（二）太乙紫金錠：文蛤、山慈菇、朱砂、牛黃、大戟、千金子霜、蘇合香、冰片、麝香。共爲小錠或藥粉，隨證選用。

（三）達原飲：厚朴、常山、草果、檳榔、黃芩、知母、菖蒲、青皮、甘草。

六、瘴瘧　瘴瘧與感受山嵐瘴氣有關，主發於嶺南，多雨多濕，熱難消散，濕熱交蒸，發爲山嵐瘴氣。因濕熱穢濁之氣較重，故除寒熱交作外，還可見嘔吐、腹痛、頭痛、頭昏等症。治宜芳香辟穢，除濕化濁之法。常用方有藿香正氣散、達原飲等，隨證加減。

（一）藿香正氣散：藿香、紫蘇、陳皮、白芷、大腹皮、茯苓、蒼朮、厚朴、半夏、甘草、桔梗、生薑、大棗。可適加常山、草果。

（二）達原飲：見疫瘧。

還可用上二方送服太乙紫金錠二～三克。

瘴瘧細分可有熱瘴、冷瘴之別。

①熱瘴：熱多寒少，熱甚時可致神昏譫語，舌絳或舌苔焦黑，脈弦數或洪數。治宜祛穢解毒，和解清熱法。常用方爲清瘴湯，隨證加減。

清瘴湯：青蒿、柴胡、茯苓、知母、陳皮、半夏、黃芩、黃連、枳實、常山、竹茹、益元散。

②冷瘴：發作時寒多熱少，舌苔白膩，脈弦。治宜芳香化濁，和解祛穢法。常用方如加味不換金正氣散，隨證加減。

加味不換金正氣散：厚朴、蒼朮、陳皮、甘草、藿香、佩蘭、草果、半夏、檳榔、菖蒲、荷葉。可加青蒿、柴胡等。

瘴瘧出現神昏等症時，也可應用三寶（即安宮牛黃丸、局方至寶丹、紫雪丹）。

七、瘧母　患瘧久久不治，或治不得法，而致久久不愈者，痰、食、氣、血、積滯鬱結，成爲腹中病塊，在左脅下可觸及，稍有脹痛，或消化不好，此名瘧母。治療此證用《金匱要略》的鱉甲煎丸，常服有效。

鱉甲煎丸方：鱉甲、烏扇、黃芩、柴胡、鼠婦、乾薑、大黃、芍藥、桂枝、葶藶子、石韋、厚朴、牡丹皮、瞿麥、紫葳、半夏、人參、䗪蟲、阿膠、蜂窠、赤硝、蜣螂、桃仁。如法製成丸藥如梧子大，空腹服七～十丸，每日三次。此丸製做工藝複雜，一般藥店有售。近幾年，不易購到，聽病人講，杭州胡慶餘堂藥店有售。

八、截瘧法　所謂「截瘧」即趕快制止瘧疾發作的方法。中醫學講究辨證論治，「治病必求其本」。所以對「截瘧」法的運用很少。所以元代醫家孫允賢曾說：「治療之法，當先散寒邪，不可驟用截、補之藥，若截早則補住邪氣，其證變異，不能即愈，致成癆瘵者有之。」（《南北經驗醫方大成》）截瘧藥方有：截瘧七寶飲、小柴胡加常山湯、截瘧常山飲。

（一）截瘧七寶飲：常山、陳皮、青皮、檳榔、草果仁、炙甘草。

（二）小柴胡加常山湯：柴胡、黃芩、半夏、人參、甘草、常山、生薑、大棗。

（三）截瘧常山飲：柴胡、草果、常山、知母、檳榔。

截瘧藥在病人發作數次後才可用。

所謂截瘧藥即常山、草果、烏梅、檳榔、青蒿之類。如係瘧疾已發作數次而就醫者，可在辨證論治方藥中，加用上述截瘧藥類中的一二味，亦可提高療效。但不可病剛發作，即用截法。

九、簡易治瘧法

（一）針刺大椎穴，然後在穴位處放胡椒麵約〇・二克，用橡皮膏貼住。此法在瘧發作前三小時用，行之有效。

（二）用竹筷（或柳枝）截成約三公分長短之小棍，壓在診脈的寸關尺處，男左女右，然後用帶緊縛住。也須在瘧發前三小時如法縛置，壓力須估計摸不到脈搏爲好。

以上兩法，我在帶領北京中醫學院學生，在河南抗瘧工作中使用過。

四、名醫要論

夫人四體安然，外邪得以入而瘧之，每伏藏於半表半裡，入而與陰爭則寒，出而與陽爭則熱，半表半裡者少陽也，所以寒熱往來，亦少陽所主。（《醫門法律》）

或一日一發，或間日一發，或三日一發。一日一發者易治，間日一發者難愈，三日一發者，尤難愈。（《濟生方》）

瘧之始發也，先起於毫毛，伸欠乃作，寒栗鼓頷，腰脊俱痛，寒去則內外皆熱，頭痛如破，渴欲冷飲。（《素問．瘧論》）

先熱而後寒也，亦以時作，名曰溫瘧，其但熱不寒者，陰氣先絕，陽氣獨發，則少氣煩冤，手足熱而欲嘔，名曰癉瘧。（《素問．瘧論》）

瘴瘧之作，多因伏暑，傷冷所致……大抵伏暑淺而寒多者易治，伏暑深而熱多者難治。（《嶺南衛生方》）

久病新病皆用柴胡，但久病用少，新病用多，以瘧乃少陽經之病居多，而柴胡又爲少陽經引藥，且治寒熱有功也。（《醫鏡》）

五、驗案

李某某，男，六十三歲。初診日期：一九七四年四月十五日。

問診：主訴反復發作性高燒已二年多。

兩年多來，每隔三～七天即發高燒一次，體溫達三十八．五～四十℃。每次發燒持續三～四天，漸漸自行緩解退燒。在發燒期間曾使用過多種藥物，均不能改變其發燒規律。偶爾也有發燒幾小時而自退或隔二十天左右發燒一次者，但這種情況很少，總以每隔一周左右即發作一次爲最多。發燒之前先發冷，隨之發燒，有時嘔吐。此次從湖南來京，住在北京××醫院一月余，曾用多種抗生素、退熱劑及服中藥治療，未能制止其發作。在醫院除做過多種化驗檢查外，也做過放射性核素掃描、超聲波、胃鏡、膽囊造影等檢查，均未能確定診斷。最近醫院建議做腹腔鏡檢查，因本人不同意而出院，遂來我院門診。

目前發作過去已有四五天，又將發燒，現感右脅及膽囊區堵滿不適，噁心，口苦，口渴，納差，鼻塞，咳嗽，咳出較多的黃白粘痰，腰酸乏力，精神不振。

望診：發育正常，較瘦，久、重病容，面色不華，舌苔薄而微黃。

聞診：說話聲音較低，呼吸有時氣短，時有咳嗽，咳聲清亮。

切診：頭頸胸腹未見異常。脈象：左手沈細，右手弦細。

辨證：據其寒熱交作，定期而發，口苦，噁心，有時嘔吐，右脅發滿，舌苔薄，脈見弦象來看，知病邪在少陽半表半裡之分。此患者發病已二年之久，知病屬痎瘧。根據其發作時熱多寒少的特點，可診為表裡不和，營衛失調，病久內熱之痎瘧證。

治法：和解少陽，清熱達邪。

處方：小柴胡湯合白虎加桂枝湯加減：

柴胡二十五克，黃芩十二克，黨參十五克，炙甘草三克，生石膏三十克（先煎），赤白芍各十二克，桂枝六克，生薑三片，大棗四個，陳皮九克，茯苓十二克，牛膝九克。水煎服，四～六劑。

方義：本方以柴胡和解少陽半表半裡之邪熱為主藥。黃芩清瀉少陽火熱，生石膏清解氣分邪熱，為輔藥。更以黨參、甘草、大棗甘緩和中，補益正氣，以助抗邪之力；桂枝辛而甘溫、解肌達表、調和營衛而助驅邪外出之力，共為佐藥。赤白芍益陰和營，活血清熱；陳皮、茯苓化痰除濕治咳；生薑辛散，通行表裡，並防黃芩、石膏之寒凝傷中；牛膝利腰膝，共為使藥。總之，取小柴胡湯之和解轉樞，白虎加桂枝湯之清熱達邪，共成和解少陽、清熱達邪之劑。

二診（四月十九日）：上藥已服四劑，自服藥以來，距上次發燒後已七～八天，未再發燒，精神略有好轉，已不口渴，餘症大致同前。再加減上方治之。

柴胡二十五克，黃芩十二克，半夏九克，黨參十五克，生石膏三十克（先煎），赤白芍各十二克，桂枝六克，陳皮九克，杏仁九克，茯苓十二克，檳榔九克，草果九克，常山九克。四劑。

三診（四月二十二日）：自服藥以來已十多天未發燒，脅部不適已除，未嘔惡，口苦減輕，舌脈仍同前。再投十九日方三劑。

四診（五月三日）：上方共進十劑，一直未再發燒，體力也較前好轉。舌苔較厚，尚有些咳嗽。乃在上方中把黨參增到十八克，去常山，加厚朴九克。三～六劑，效可繼服。

五診（五月十七日）：上方進十四劑，一直未再發燒，食納已增，咳嗽、吐痰已減少。舌苔同前，脈細之象漸退。仍守上方，將桂枝減爲四．五克，加白蒺藜九克。六劑，效可繼服。

六診（五月三十一日）：上藥共進十多劑。患者精神振作，體力已恢復，面色已紅潤，自覺症狀已不明顯，舌苔化薄，脈象略弦滑，已無細象。仍以五月十七日方把黨參加到三十克，去白蒺藜，加何首烏十二克。三～六劑，效可繼服。

七診（六月八日）：精神、面色、體力又比上次轉佳，飲食基本正常，二便調勻，舌苔尚薄黃，脈象略滑，已見緩象。患者追訴：上次診後，自認爲服藥已四十餘劑，已五十天未發燒，故擬停藥一周，觀察情況，但在停藥期間，曾有一天發燒一次（三十九℃），立即服所取的中藥，當日即退燒，此後未再停藥，亦未再發燒。據此情況，四診合參，知患者正氣雖已恢復，但尚未十分健壯，邪氣亦尚未徹底解清，故仍在祛邪的同時加強扶正，以利康復。處方如下：

柴胡二十五克，黃芩十二克，半夏九克，黨參三十克，何首烏十五克，生石膏三十克（先煎），赤白芍各十二克，桂枝六克，陳皮九克，草果九克，茵陳十二克，澤瀉九克，檳榔九克，厚朴九克，杏仁九克。六劑。

八診（六月十五日）：上藥進七劑，自覺精神、體力恢復得更好，未再發燒，除有輕微咳嗽外已無其他自覺症狀。舌苔已不黃，脈象亦漸和緩。故減少柴胡、黃芩的用量，並去掉生石膏、茵陳、澤瀉祛邪之品而轉入扶正為主。處方如下：

柴胡十八克，黃芩九克，半夏九克，黨參三十克，何首烏十五克，桂枝四．五克，赤白芍各九克，草果九克，檳榔九克，厚朴九克，杏仁九克，紫菀十二克。六劑。

九診（六月二十二日）：精神、體力均佳，一直未再發燒，自覺病已痊癒，又曾停藥一周，也未發燒。故準備回原籍休養，要求改服丸藥，以鞏固療效。查其氣色、舌脈均無大異常，同意患者意見，並囑其在等候配製丸藥的期間，再服幾劑湯藥，以後即接服丸藥。處方如下：

（一）湯藥方：上方去厚朴加茯苓十二克。六劑。

（二）丸藥方：柴胡四十六克，黃芩二十五克，半夏二十五克，黨參七十八克，何首烏四十六克，桂枝十二克，赤白芍各十二克，草果二十四克，檳榔二十四克，紫菀三十克，茯苓三十克，厚朴三十克，白朮十五克，茵陳十五克，香附二十一克，元胡二十一克，澤瀉十五克。共為細末，煉蜜為丸，每丸重九克，每次服一～二丸，每日二次，溫開水送服。

六、與西醫學的聯繫

西醫學認為瘧疾是瘧原蟲經按蚊叮咬人體傳播的寄生蟲病。

瘧疾的臨床表現，其典型者，與中醫學所說的正瘧基本一致，由於瘧原蟲裂殖體成熟的時間不一，間日瘧、三日瘧、惡性瘧的發作時間也隨之而異。

瘧原蟲感染後都有一定的潛伏期：間日瘧多為十～十五天，但有的可達六個月以上；三日瘧二十四～三十四天，惡性瘧七～十二天。

本病多次發作後，可致貧血逐漸明顯，也有的出現黃疸，瘧疾病人一般都有脾腫大，初發病人，常於第二周即可捫及，隨著瘧疾的反復發作，脾也日漸腫大加重，甚至可達到臍下。體檢時注意不可用力觸按，以免發生脾破裂。

腦型瘧疾發作：多見於惡性瘧疾中，約占百分之二，多有高熱神昏、譫語、劇烈頭痛、抽搐、精神失常。

過高熱型：體溫急劇升高可達四十二℃，伴譫妄、抽搐、昏迷等，可於數小時內死亡。

瘧疾多次發作，可致流產、早產或死胎。

診斷：瘧疾的診斷，目前仍以在血塗片中找到瘧原蟲為確診。

對症狀典型，但多次未找到瘧原蟲者，也可用氯喹作診斷性治療。一般在服藥後二十四

～四十八小時後發熱被控制而未再發作者，可能爲瘧疾。

治療：西醫學多採用氯喹、氨酚喹及派喹進行治療。氯喹是控制臨床發作的最常用和最有效的藥物。服藥後二十四～四十八小時退熱，四十八～七十二小時血中瘧原蟲消失。一般常用雙磷酸氯喹，首劑一·〇克，第二、三天各〇·五克，老年人或有心臟病者慎用。

其他藥還有瘧乃停，第一天口服二次，每次〇·四克，第二天服一次〇·四克，治兇險型瘧疾，可靜脈滴注。

近幾年常用青蒿素，療效與氯喹相似，毒副作用小。但治療後，近期復發率高，若與伯喹合用，可使復發率降低。青蒿素有多種製劑和劑型。片劑每片〇·三克，每日三次，每次一片，連用五天。

七、體會

瘧疾的病機爲「邪據少陽，陰陽相移，虛實更作，邪正交爭」，邪淺者每日一發，邪較深者，兩日一發。邪氣更深者，可三日一發。瘧疾的治法，正瘧以和解少陽爲主；牝瘧以和陰陽，祛頑痰爲法；溫瘧清熱解肌；癉瘧生津解熱；瘴瘧應冷熱分治，冷者，芳香解穢，熱者和解清熱；瘧母則用鱉甲煎丸久服，同時也可佐以湯劑，以小柴胡湯稍加三稜、莪朮、炙山甲之類。瘧疾新起者，邪氣正盛，宜祛邪爲主；久病者，正氣已虛，宜扶正爲先。瘧疾初起不宜過早地使用截瘧藥物。最後介紹一個治瘧疾的個人經驗方，供同道參考。

柴胡十五克　黃芩十二克　半夏九克　常山九～十二克　草果九克　檳榔十二克　烏梅五克　水煎服。

常山和烏梅，最好在發作幾次後再加用。脅痛加青皮六克，正虛加黨參九～十二克，熱多加秦艽十二克、青蒿十五克，寒多加桂枝十克、乾薑九克。

使用任何經驗方，也別忘掉辨證論治。

癲、狂、癇

一、簡介

癲、狂、癇，是三種神志失常的疾病。癲是逐漸形成的一種，如癡如呆，瘋瘋癲癲，語無倫次，多疑少決（俗稱文瘋子）。狂，則是剛暴多怒，狂言妄語，罵詈不避親疏，甚則踰垣上屋，打人罵人（俗稱武瘋子）。癇，是平時如常人，但可突然昏倒，不省人事，手足抽搐，口吐白沫，或口角流涎，約兩三分鐘後慢慢甦醒，自己不知曾發病，醒後又如常人，可以正常工作，有的五七天發作一次，有的一兩個月發作一次，甚至有的數月或一年發作一次。因每次發作之中有一定的間隔，所以過去曾以證命名，言其發作有間隔。自從二十世紀八十年代以後，醫界又都把此病改稱癇病。

中國在《黃帝內經》中即有關於癲狂癇的記載，歷代醫書有分開論述者，也有把三病合爲一篇論述者。

癲、狂、癇雖然都是神志失常的疾病，但在病因、證候、治療諸方面又都各有一定的不同，故本書把癲病、狂病、癇病之病因病機與辨證論治分開論述，以便臨床容易掌握。

（一）癲病

一、簡介

癲病俗稱文瘋子，即病人瘋瘋癲癲如呆如傻，胡言亂語，神識不清，多疑少決，或自己獨坐空室，自言自語，睡眠不穩，不能學習，但不打人，不摔碗杯等，故俗稱文瘋子。《黃帝內經》中即有「衣被不斂，言語善惡，不避親疏，此神明之亂也。」（《脈要精微論》），說明此病的歷史已經很久，歷代醫家又代有發明，尤其是在治療方藥方面，代有積累，治療可謂豐富多彩。前人經驗認為精神治療效果較好。

二、病因病機

（一）情志怫鬱：由於情志不遂，精神不得舒暢，抑鬱少歡，日久陽氣被遏，不得泄越，或鬱而化熱，或液化為痰，痰迷清竅，而致神識失常。

（二）心虛神耗：用心過度，神志耗傷，又忽受精神打擊，則神識不清而漸成癲病。

三、辨證論治

（一）痰氣迷心：心主神明，如因生氣，情志不舒，漸漸影響水穀精微的運化，而致液化成痰，痰濁隨氣鬱上泛，迷亂清竅，會使人神識不清，如癡如呆，其症整日悒悒不樂，自言自語，或笑或泣，如醉如夢，言語失序，無自知力，舌苔白厚，脈象弦細或滑弦而沈。此證治療多用滌痰醒神，佐以開竅之法。常用方如安神導痰湯等，隨證加減。

安神導痰湯：南星、半夏、枳實、橘紅、甘草、遠志、菖蒲、黃連、朱砂。

（二）心衰神耗：勞心過度，心衰神耗，突受驚嚇或喜怒過度，神情失守而致寡言少語，如癡如呆，獨自言笑，喜獨處，少歡樂，飲食基本如常，舌苔白滑，脈象沈細而滑，或虛大少力。此證治法宜養心省神，佐以開竅之法。常用方如益心醒神湯等，隨證加減。

益心醒神湯：珍珠母、川連、遠志、茯苓、菖蒲、生赭石、半夏、陳皮、竹茹、枳實、天竺黃、鬱金、香附、當歸。

（二）狂病

一、簡介

俗稱武瘋子，病人多妄言妄動，罵人動武，爬牆上屋，如見鬼狀，罵詈不避親疏，甚則登高上房，歌號不休，棄衣狂走，不懼水火，手執刀斧，人不敢近，故稱武瘋子。舌苔薄黃或黃厚，脈象多滑數或洪數。

《黃帝內經》中黃帝問曰：「病甚則棄衣而走，登高而歌，或至不食數日，逾垣上屋，所上之處，皆非其素所能，病反能者，何也？岐伯曰：四肢者，諸陽之本也，陽盛則四支實，實則能登高也。帝曰：其棄衣而走者何也？岐伯曰：熱盛於身，故棄衣欲走也。帝曰：

其妄言罵詈不避親疏而歌者何也？岐伯曰：陽盛則使人妄言罵詈不避親疏，而不欲食，不欲食故妄走也。」從這段文字記載來看，第一，當時已有狂病，第二，岐伯所答也論述了狂病的病機，此病機臨床上至今仍應用有效。

從這裡也可以看出癲屬陰，狂屬陽，雖然都是神志不清，但證候與治法卻各異。

二、病因病機

（一）暴怒傷肝：暴怒陽亢，邪氣上逆，亂於頭腦，清陽受擾，精神失常。

（二）精神創傷：如受怒、驚、恐、悲所傷，久久不解，久鬱生熱，痰熱上擾，清陽錯亂，精神失常。

（三）痰濁蒙心：心主神明，如氣血失常，津液化生痰濁，痰濁上擾，蒙蔽心竅，則神明失守，精神失常。

三、辨證論治

（一）肝陽亢旺：精神錯亂妄言亂語，大聲叫罵，煩躁不寧，或打人罵人，上房登牆，摔毀器物，易怒，舌苔發黃或黃厚，脈象弦滑數。此證治宜清火化痰，鎮肝安神之法。常用方有生鐵落飲、珍珠母丸等，隨證加減。

①生鐵落飲：生鐵落一〇〇〇克（煎湯代水）生石膏六十～九十克　龍齒四十五克　防風三十克　茯苓四十五克　玄參三十克　秦艽三十克

以上六藥共研粗末，放入生鐵落湯中煮取兩碗，去渣加入竹瀝汁約二〇〇～五〇〇毫升和勻，溫服一碗，每日三次。

②珍珠母丸：珍珠母九十克（先煎） 水牛角片六克 川黃連六克 天竺黃六克 遠志六克 菖蒲六克 膽南星九克 生大黃六～九克 枳實九克 生赭石三十克（先煎） 龍齒二十五克（先煎） 香附九克 水煎服

（二）痰濁蒙心：身體偏胖，舌苔厚膩而黃，精神失常，胡言亂語，言語聲濁，不甚清楚，喜笑無常，脈象滑數。此證治宜化痰清心，健脾安神之法。常用方有寧神導痰湯、安神定志丸、化痰清神湯等，隨證加減。

①寧神導痰湯：膽南星、半夏、化橘紅、茯苓、枳實、甘草、遠志、菖蒲、黃芩、黃連、朱砂。

②安神定志丸：茯苓、人參、遠志、菖蒲、龍齒（先煎）、朱砂。可加半夏、膽南星、竹茹。

③化痰清神湯：川黃連、茯苓、炒棗仁、柏子仁、遠志、甘草、半夏、橘紅、膽南星、焦檳榔。可適加生赭石、龍齒。水煎服。

（三）癇病

一、簡介

癇病，亦稱癲癇，它的特點是發病有間歇期，有的一周一次，有的數周一次，還有的數月或一年發一次者。

此病一般有兩種，一種是先天性的，是由胎兒在母腹時，妊婦受驚恐所致，一種爲後天性的，即生後感受各種致病因素所致，後天性者，治療效果較好，先天性者，須長期服藥，或可取效。

二、病因病機

（一）肝膽受傷：驚恐傷膽，肝與膽相表裡，膽傷蘊痰肝傷蘊熱，痰熱內擾神明，外閉經絡，而致發病，不僅神明失守，而且手足抽搐。痰有聚散，故發病有作止。

（二）水不制火：心火過盛，腎水不足，水火不濟，液化生痰，若受驚觸動，痰濁蒙心，腎虛不能制火，則發癇病。

（三）情志不遂：氣鬱傷肝，氣鬱生火，灼液爲痰，痰蒙清竅，若遇情志不遂，則可引發癇病。

（四）中運不健：飲食不節，或脾胃素弱，中焦運化失常，水穀不能正化，釀生痰涎，若遇情志怫鬱，氣鬱經絡，痰涎積聚，經絡不暢，影響思緒，亦可發生本病。綜上所述，可概括爲痰、氣、驚、風四字。

三、辨證論治

本病發作沒有固定時間，或一日數發，或數日一發，亦有逾月或半年一年一發者。發作時，突然昏倒，不擇其地，口吐涎沫，牙關緊閉，瘛瘲作聲，聲如羊鳴，故俗稱「羊風」，兩目上視發作約一～三分鐘，即漸清醒，恢復如常人。以脈象辨證，一般以沈細而弦者爲陰癇，浮滑細數者爲陽癇，浮滑洪數爲風癇，虛弦爲驚癇，沈數有力爲實證，細緩沈而無力爲虛癇。治法也可分數種，介紹以下數方，供臨證時選用：

（一）追風化痰法：適用於風驚，即風痰偏盛者。

①追風化痰丸：半夏、南星、防風、天麻、白僵蠶、全蠍、白附子、皂角、枯礬。

②息風化痰湯：防風、荊芥、菊花、半夏、橘紅、茯苓、膽南星、鬱金、明礬、全蠍、蜈蚣、竹茹、枳實、木香、薑汁。

（二）清心安神法：適用於陽癇，痰火內擾者。

①安神丸：人參、茯苓、當歸、棗仁、生地、黃連、橘紅、南星、天竺黃、牛黃、琥珀、珍珠、朱砂。原方還有雄黃，因現在禁用故去之。（方中的人參須仔細斟酌，或用或不用。）

②清火化痰湯：川黃連、生梔子、黃芩、玄參、半夏、天竺黃、鬱金、明礬、膽南星、遠志、菖蒲、茯苓。

（三）舒氣解鬱法：適用於肝氣鬱結而動風的風癇。

①丹梔逍遙丸：當歸、生白芍、柴胡、茯苓、白朮、甘草、生薑、薄荷、丹皮、梔子。

可酌加天竺黃、防風。

②加味四七湯：人參、肉桂、半夏、甘草、青皮、橘紅、茯苓、厚朴、香附、防風。此方中的人參，也要隨證加減。

（四）消食化痰法：適用於中運不健，化生痰涎，痰熱生風者。

①瓜蔞丸：瓜蔞、半夏、南星、山楂、神麴。

②定癇丸：天麻、川貝母、南星、半夏、陳皮、茯苓、丹參、麥冬、菖蒲、遠志、白僵蠶、全蠍、琥珀、朱砂、竹瀝、薑汁、甘草。

以上諸方，須要隨證再進行加減。

二、名醫要論

癲狂由七情所鬱，遂生痰涎，迷塞心竅，不省人事，目瞪不瞬，妄言叫罵，甚則逾垣上屋，裸體打人，當治痰寧心。（《證治要訣》）

癲者，語言不分次序，處境不辨穢潔，時如醉人，常作歎息，或歌或笑，或悲或哭，或不語，或不食。（《顧松園醫鏡》）

夫三陽並三陰，則陽實而陰虛，故癲，三陰並三陽，則陰虛而陽實，故狂。（《三因方》）

大抵狂為痰火實盛，癲為心血不足，多為求望高遠不得志者有之。（《醫學正傳》）

癇證……其實不越痰、火、驚三字之範圍。（《醫家四要》）

三、驗案

于某某，男，二十八歲。初診日期：一九七〇年五月三十日。

患者於本年四月八日因煤氣中毒昏迷不省人事達四十八小時之久，經人送醫院搶救，採用換血等方法，神識稍清，但仍舌蹇語塞，周身肌肉緊張，手不能握，足不能步，後來，以上諸症加重，故於五月三十日來我院住院治療（距煤氣中毒已經五十二天）。當時症狀，面部表情緊張，神志癡呆，煩躁，手舞足蹈，循衣摸床，動作不能自主，時欲翻跌床下，而須一二人按持，牙關緊，口難張，舌不能伸展，言語聲低不清，肢體肌肉僵直，兩手顫抖不能持物，兩腿不能站立，二便不能自主，大便燥結，四五天一行，舌體卷短，舌質紅，苔白而少，脈象緩滑有力。據此脈症，四診合參，診為毒氣深入血分，神明受擾，發為癲疾。治宜清血敗毒，開竅息風法。處方如下：

川黃連二．五克，天竺黃六克，羚羊角粉一．二克（分沖），生大黃六克，全瓜蔞三十克，帶心連翹九克，玄參九克，炒枳實六克，綠豆衣六克，紫雪丹一．八克（分二次沖服），沈香粉三克，全蠍粉〇．六～一克（分二次沖服）。水煎服，一付。

二診（六月一日）：藥後，大便得通，證情轉穩。此因毒氣得泄而內竅通利。故在上方中減去通利、辛燥之品，改方如下：

連翹十二克，金銀花十二克，赤芍九克，丹皮九克，玄參九克，鮮生地二十四克，綠豆衣十八克，川黃連二．四克，天竺黃三克，石菖蒲三克，瓜蔞皮九克，羚羊角粉一克，犀角粉一克（分二次沖服）（此藥現已禁用）。水煎服，三付。

三診（六月二日）：藥後神志轉清，二便通利，飲食基本正常，能安然入睡，舌質仍紅，伸展欠利，言語不清，手足尚有時抽搐，但脈象已和緩稍滑。上方去其犀羚昂貴之品，改方如下：

連翹九克，生地九克，紫草根九克，綠豆衣三十克，鮮蘆根三十克，青黛一克（布包），六一散九克（布包）。水煎服，三付。

四診（六月四日）：進上方後，神志更爲清楚，言語正常，手足亦較前便利自如，自己能端碗吃飯，二便均正常，舌質尚紅，脈象滑中略帶弦意。再進上方三付。病人基本恢復正常。

住院共二十八天，服中藥二十七付，即痊癒出院。

分析：本病人曾在多家醫院（中西醫院）診治，皆認爲中毒太深，神經受損且不能恢復，病情日趨惡化，故皆曰「不治」。我們則根據《內經》記載「人之所有者，皆氣與血」；《難經》記載「氣以煦之，血以濡之」的精神，從清血解毒醒神入手，遵內經「諸暴強直」、「諸熱瞀瘛」「皆屬於熱」之旨，兼瀉陽明，服藥三付，神識轉清能安然入睡，故去掉犀羚價昂之品，因舌紅改用涼血養陰、解毒清心之品，藥後言語清楚，行動自如。按照效不更方的精神，又服藥二十余付，神志清楚，行動、舌、脈均轉為正常而痊癒出院。《難經》曾說「重陰則癲」。本證屬癲，我們抓住了其「舌體卷短舌質鮮紅」、「神昏」，知其毒邪已深入血分，心主血，舌為心苗，所以方藥，以解毒涼血，清心醒神為法，神清後，重用生地、玄參、青黛等涼血佐以銀、翹解毒，始終沒有忘掉清解陽明，先用大黃，後用蘆根、六一散，取得了良效。我們在「重陰」的「陰」字上，加強理解，認為陰即血，本例邪毒深入，舌蹇而紅，神識不清，有血毒化熱，漸入陽明之勢，採用了兼清陽明邪熱之法，而取效，最後涼血養陰而收功。所以對古人書要深入理解，靈活掌握，運用得法才能取得令人理想之效。由此可見，讀古人書實非易事呀！

我們沒有被「神經受損，不易恢復」的說法而嚇倒，而是按照中醫自身理論，認識發病、傳變、轉歸的規律，並運用中醫理論而治癒，所以，我們認為，中西醫確有互補之處，應當從大量實踐中觀察、總結，為中醫現代化積累資料，不可生搬硬套。

四、與西醫學的聯繫

西醫內科學中無「癲病」、「狂病」之病名，只有「癲癇」一病，基本與中醫學的「癇病」相同。但在西醫學的精神病中有「精神分裂症」、「偏執狂」等疾病，其臨床表現與中醫學所說的「癲病」、「狂病」相似，今與西醫學上述三病，做些聯繫，以供參考。

（一）精神分裂症

本病的病因，目前尚未完全明瞭，一般認爲是遺傳因素與環境因素相互作用的產物。據國外報導，單卵孿生子一方有精神分裂症而另一方也患此病者達百分之七十七左右，由此可見遺傳因素在本病的病因中起重要作用。關於環境因素，半數以上的本病患者在發病以前都可找到一些「精神刺激」（環境因素），所以不能單從遺傳一個方面去說明病因，當然環境因素不是一個決定性的因素，即使是一個誘因，也只是在本病發病中起一定的作用。此外還有「自身中毒」學說等等。臨床表現：本病任何年齡都可發病，但多數在青壯年，在二十～三十歲的患者約占半數。本病的發病率在百分之二，城市居民略高於農村居民。其臨床表現多種多樣，幾乎所有的精神症狀都可出現。有的不但影響自己，而且要干擾他人。最多見的是思維障礙、知覺障礙和性格改變，而意識障礙多不明顯。

一、性格改變：表現爲膽小，不喜與人交往，喜孤獨，好妄想，喜鑽牛角尖等。這種性格改變往往是緩慢進行的，早期不易被發現。

二、思維障礙：主要表現爲思維散漫和妄想。檢查思維障礙的方法，是與病人進行交談。思維散漫的表現就是談話缺乏邏輯性、連貫性、「東拉西扯」不能說明問題。輕度的思維散漫，可能是表達能力的問題，不一定是精神症狀。

病人對抽象概念和具體概念混淆不清，也是本病常見的思維障礙。例如問病人「你感到心情沈重嗎？」病人答：「對，鐵是沈重的。」

再一個表現就是妄想，最常見的是被迫害、鍾情、疑病、誇大等等，如懷疑有人要暗害自己誹謗自己，感到自己被跟蹤、被監視，食物中被放了毒等，甚或自己產生被控制感或被洞悉感，但這些感覺，是怎麼樣產生的，自己也說不清楚。

三、情感障礙：本病的情感障礙主要表現爲情感反應與思維活動不協調（即所謂的「分裂」現象）。有的病人可以熱衷於去實現某種毫無根據的幻想；有的病人表現爲「情感淡漠」。但也有的病人，在早期看不出有情感障礙，即使有情感障礙，也不是經常出現。

四、知覺障礙：在意識清楚的情況下常常有聽幻覺，主要是聽到說話的聲音，「聲音」來自窗外、鄰室或更遠的地方，「聲音」的內容往往是議論他、辱罵他、恐嚇他或通知他、指使他去做什麼事，而且常無條件地接受。病人有無幻聽的症狀，可通過詢問發現，或觀察到他有無「對空說話」、喃喃自語或側耳傾聽等來判斷。精神分裂症病人的幻聽有時不是用耳朵聽到，而是「感到有聲音」，例如「感到肚子裡有人在說話」等。

幻視則在兒童患者中較多見，幻見的形覺多不完整，例如看到「牆上有只眼睛在眨動」等。

觸幻覺的內容常常是不愉快的，例如「感到身上被通電」，被打、被強姦等。

五、行爲障礙：行爲障礙往往是上述幾種障礙的後果。例如病人可以在別人面前喋喋不休地訴述其病態思維內容，別人不聽或不要他說，他仍訴述不止，本病按症狀又可以分爲以下四型：①單純型：多發生於青少年期。②青春型：多發於青年期，症狀明顯，較易得到早期治療，預後較好。③緊張型：也多見於青少年期，本期如能及時治療，療效較好。④偏執型（或稱妄想型）：多發生在三十歲前後，主要症狀爲妄想、幻覺及相應地行爲障礙。急性發病者，經治療後預後較好，緩慢發病者預後較差。

也有按急性、慢性分型者。

診斷：須靠精神科醫師做出。

治療：西醫學過去對本病採用的電休克、胰島素休克等方法，現在已很少用。目前採用精神藥物治療已成爲常用的方法。臨床常用的藥物可分爲抗精神病藥、抗狂躁藥、抗憂鬱藥、抗焦慮藥和鎮靜安眠藥五類。這些藥物，最好是請精神病專科醫師，精心選用較爲妥當。

中藥治療本病療效較好，請詳看本篇的辨證論治。

（二）偏執狂

本病屬於偏執性精神病的一種。本病的病因遺傳因素不明顯，但與個性特點有很大關係。

本病患者常因精神刺激、環境矛盾或情緒受打擊而起病，繼之產生不安全感與不信任感，對周圍現象妄加推測、牽強附會，從而形成妄想，有的形成被迫害妄想，有的發生系統性的誇大妄想，甚至出現暴力行爲進行「反擊」等等。

本病的診斷須依靠精神科醫師，進行周密調查和經過一段時期的隨訪，方能做出。

在治療方面，西醫學尚無良好的治療方法，我認為採用中醫治療，尚可起到較好的療效，可試用。

（三）癲癇

癲癇屬於西醫學中神經系統疾病。認為是腦細胞異常放電引起的一種急性的反復發作的一時性腦功能障礙。或可有意識、運動、感覺、自主神經功能和精神的障礙。可以發生於任何年齡，但以兒童和青少年發病率最高。病因有原發的和繼發的。原發性癲癇病人的神經系統檢查無異常，病情為非進展性，可能由遺傳性腦功能過度興奮或抽搐閾低導致癲癇發作。

西醫學對癲癇的臨床觀察比較細緻，將其發作分為部分性發作、全身性發作、不能分類的發作、在某些特定情況性發作等。在部分發作中又分單純性部分發作、複雜性部分發作等。

在診斷本病時，要先注意與暈厥、癔病、短暫性腦缺血等進行鑒別。

多種儀器可作為幫助分析的手段，但是腦電圖仍是診斷癲癇最有用的手段。

西醫治療本病有不少抗癲癇的藥物，但有的需要終身服藥。故此，採用中醫治療仍不失為良好的選擇。

五、體會

中醫學有「怪病皆生於痰」之說，所以癲、狂、癇的治法，雖有寒、熱、降氣、降火等法，但都不能離開消痰、化痰之原則。大家可仔細分析本篇所用之藥方及驗案所用之方，自然明白。

西醫學對癲、狂之病，往往要與精神疾病作鑒別，因爲嚴重的神經系統疾病，如神經官能症、癔病等，有時也出現突然昏倒、言語失常等症情，所以作爲一位內科醫師，應能把精神疾病與嚴重的神經系統疾病鑒別清楚，以免延誤病情。現把筆者所知道的精神病人所具備的不正常情況介紹如下，供參考。

一、不能從事正常社會生活；

二、無自知力（不能認識自己有精神疾病）；

三、對環境的認識有質的改變（不可理解的改變）；

四、有人格的破壞；

五、有自傷或傷人的行爲；

六、有明顯的精神障礙（可參看精神分裂症的臨床表現）。

如病人有上述情況，就可建議其到精神科去診查。

癲癇（即癇證）病，有陰、陽、虛、實之別，暴病多實，宜豁痰順氣，清火鎮肝，久病多虛，治宜養心安神，佐以化痰清熱。本病發病來勢很快，並有手足抽搐、口吐痰涎等症，所以遵循《內經》「風者，善行而數變」的認識，臨床處方時常兼用祛風豁痰之品。

虛勞

一、簡介

虛勞之病，多爲精氣虛極而成，如《素問．通評虛實論》說：「精氣奪則虛」。如果久虛不復，漸漸累及臟腑、皮毛、筋骨、肌肉等，則稱之爲「損」，《難經．十四難》曰：一損損於皮毛，皮聚而毛落；二損損於血脈，血脈虛少，不能榮於五臟六腑也；三損，損於肌肉，肌肉消瘦，飲食不能爲肌膚；四損損於筋，筋緩不能自收持；五損，損於骨，骨痿不能起於床。久損不復則謂之勞，故有「虛勞」之名稱。

本病範圍很廣，單就病名來說，就有五勞、七傷、六極等名稱，還有「勞極曰瘵」之說，故又有「癆瘵」之病名，例如張景岳說：「凡在經在臟，但傷元氣，則無非虛損病也。若勞瘵之有不同者，則以骨蒸、或以乾嗽、甚至吐，營血俱敗，尪羸日甚，此其積漸有日，本末俱竭而然。」（癆瘵另有一篇專論之）。

五勞，一般即指五臟的勞損，例如盡力謀慮成爲肝勞，曲運心機成爲心勞，意外過思成爲脾勞，預事而憂成爲肺勞，矜持志節、房室過度成爲腎勞。

六極，多與六腑受損相連。但也有另立名目者，如《諸病源候論》中說：「一曰氣極，令人內虛，五臟不足，邪氣多，正氣少，不欲言；二曰血極，令人無顏色，眉髮墮落，忽忽喜忘；三曰筋極，令人數轉筋，十指爪甲皆痛，苦倦不能久立；四曰骨極，令人酸削，齒苦極，手足煩痛，不可以立，不欲行動；五曰骨極，令人羸瘦無潤澤，飲食不生肌膚；六曰精極，令人少氣，噏噏然內虛，五臟氣不足，髮毛落，悲傷喜忘。」

七傷，在《金匱要略》中有食傷、憂傷、飲傷、房室傷、肌傷、勞傷、經絡營衛氣傷之名，請參閱之。

總之，五勞、七傷、六極等病名，後世更有巧立名目者，實在是繁瑣，不易記憶。蓋虛勞一病，皆是精氣虛極之病，辨其虛在何臟腑，是在陰是在陽，依法治之即可，何必巧立名目，令人不易掌握，實有捨本逐末之嫌。正如明代《病機沙篆》中所說：「古稱五勞、七傷、六極、二十三蒸，證狀繁多，令人眩惑，但能明先天、後天二種根本之治，無不痊安，蓋簡而不繁，約而無漏者也。夫人之虛，非氣即血，五臟六腑，莫能外焉，而血之源頭，則在乎腎，蓋水爲天一之元，而人資之以爲始者也。而血之源頭，則在乎脾，蓋土爲萬物之母，而人資之以生者也。故曰二臟安和，則百脈受調；二臟虛傷，則百痾競起，至哉斯言，可爲後學指南也。」

本篇綜合仲景以及後世諸法，芟煩存要，以辨證論治爲要領，以臨床實用爲依據，敘述如下。

二、病因病機

若論虛勞之因，屬於不內外因，或大病未復便合陰陽；或疲極筋力，飲飽過度，極度憂思，叫呼走氣，日漸損及臟、腑、氣、血、筋、骨，總由精氣受損，日漸成疾。如細分起來，可從以下諸因考慮：

一、勞倦傷脾　或由後天營養不足，或由飲食失節，以致脾胃受損，中氣虛弱而土不生金，金不生水，五臟皆無所稟受，漸致虛勞成病。

二、房勞傷腎　大病後病體未復，便合陰陽（性交），或由先天腎氣不足，眞精不能庇蔭肝木，以致木火刑金，肺虛則咳，久久不愈，漸成虛勞。

三、眞陽不足　眞陽不足則陽虛外寒，衛外無權，而漸致畏寒，或自汗、氣短、食少、倦怠、少神等陽氣虛衰之證，而漸成虛勞。

四、眞陰不足　或體虛稟賦，或大病傷陰，陰虛則熱自內生，津血消耗，相火內燔，漸致骨蒸、勞熱、乾咳、盜汗等症，漸成虛勞。

虛勞之病，總不外由精、氣、血虛乏所致，但總與先後天脾腎之虛弱有關。

三、辨證論治

虛勞之病爲久虛漸積而成，其病頭旋眼暈，身疼腳弱，心怯氣短，自汗盜汗，或發寒熱，或五心煩熱，或往來寒熱，或骨蒸作熱，夜多惡夢，晝少精神，耳內蟬鳴，口苦無味，飲食減少等。以上爲《證治要訣》對虛勞的描述。《金匱要略》虛勞篇描述曰：「勞之爲病，其脈浮大，手足煩，春夏劇，秋冬瘥，陰寒精自出，酸削不能行。」「男子脈虛沈弦，無寒熱，短氣，裡急，小便不利，面色白，時目瞑，兼衄，少腹滿，此爲勞使之然。」「人年五六十，其病脈大者，痹俠背行，苦腸鳴，馬刀俠癭，皆爲勞得之。」

可見，虛勞之病臨床表現多樣，不易盡述。總括虛勞的證候，總不外陽虛、陰虛兩類證候，今結合陽虛、陰虛的虛證特點和治療法則以及注意事項，敘述如下：

(一) 陽虛證

一、胃陽虛　食欲不振，精神倦怠，胃脘痞悶，口苦無味，飲食減少，氣虛自汗，四肢乏力，大便溏軟，舌淡，脈象虛大等。胃陽本喜升發，虛則陷下，故治療時不可再行斂降以免遏抑中陽。治療宜用補中益氣，和胃強脾之法，常用方如：

(一) 補中益氣湯：炙黃耆、人參、炒白朮、炙甘草、陳皮、當歸、升麻、柴胡。

(二) 參苓白朮散：人參、茯苓、炒白朮、桔梗、蓮子肉、陳皮、山藥、炙甘草、白扁豆、炒薏苡仁、砂仁。

（三）小建中湯：桂枝、白芍、炙甘草、生薑、大棗、飴糖。

（四）黃耆建中湯：即上方加炙黃耆。

二、腎陽虛　頭暈目眩，腰膝無力，小便不利，下腹部喜暖，兩腿酸軟無力，工作不能持久，容易疲乏，心悸氣短，遺精，陰莖發涼，耳鳴，小便不利，自汗，少神，舌苔薄白，脈象尺小於寸，或見尺脈虛而無力。腎陽本喜凝降，守而不走，腎陽虛損時反浮游於上，若誤用升陽藥，則真陽會消亡立至，故治療腎陽虛證貴用凝重補腎之品以溫補腎陽，正如《素問・至眞要大論》所說：「陽不足者溫之以氣」，治腎陽虛常用的法則是溫腎助陽，補腎溫陽。常用方如金匱腎氣丸、右歸丸、右歸飲等。

（一）金匱腎氣丸：生地、山萸肉、山藥、茯苓、澤瀉、丹皮、製附片、紫肉桂。

（二）右歸丸：熟地、山萸肉、山藥、枸杞子、杜仲、菟絲子、製附片、肉桂、當歸、鹿角膠。

（三）右歸飲：製附片、肉桂、熟地、山萸肉、山藥、枸杞子、杜仲、茯苓、炙甘草。

（二）陰虛證

一、肺胃陰虛　口渴口燥，乾咳，氣短，盜汗，便秘，牙痛，口苦，飲食喜多湯者，或有手心發熱，煩躁，夜間多夢，白天少精神，舌質色紅，脈象弦細或右關脈弦細。

肺胃之陰主要是主人體的津液，液生於氣，故治療此證應用清潤之品，才能使津液生化。常用的治法如潤肺生津法，養胃清潤法等。常用方如沙參麥冬湯、益胃湯、玉液湯。

（一）沙參麥冬湯：沙參、玉竹、生甘草、冬桑葉、麥冬、生扁豆、天花粉。

（二）益胃湯：沙參、麥冬、冰糖、玉竹、生地、生甘草。

（三）玉液湯：生山藥、生黃耆、知母、雞內金、葛根、天花粉、五味子。

二、心脾陰虛　心脾主血脈，心脾陰虛，實爲血脈不足證。如心悸怔忡，飯後遲消，四肢倦怠，面白少神，氣短乏力，手心熱，煩躁失眠，低熱，骨蒸勞熱，自汗，盜汗，胸悶乾咳，耳鳴，夢遺，小便不利，春夏病重，秋冬較輕，舌苔微黃，舌質偏紅，脈象沈弦或弦細。

本證非補中州不能化血以養脈。常用治法如補中養血、溫補心脾等。常用方如歸脾湯、拯陽理勞湯、酸棗仁湯。

（一）歸脾湯：人參、白朮、當歸身、黃耆、茯苓、遠志、酸棗仁、廣木香、炙甘草、生薑、大棗。

（二）拯陽理勞湯：人參、黃耆、肉桂、當歸、白朮、橘紅、五味子、生薑、大棗。

（三）酸棗仁湯：酸棗仁、炙甘草、知母、茯苓、川芎。可以加生地。（可適當加些熟地）。

三、肝腎陰虛　雖然精血是相互轉化的，但本證中眞精虛是主要的。本證是虛勞病中最重的證候，已接近於癆瘵之病，可以參看勞瘵病，可見頭暈耳鳴，兩目昏花，骨蒸盜汗，夢遺，五心煩熱，潮熱顴紅，咳嗽，痰絲帶血，咽乾口渴，性情急躁等症。舌苔略黃，舌質嫩紅，脈象沈細弦數。由於精生於味，故須用厚味滋腎之品以塡補之，常用治法爲滋腎塡精，滋補眞陰等。常用方如加味地黃湯、左歸飲、麥味地黃丸。

（一）加味地黃湯：生地、山萸肉、山藥、茯苓、澤瀉、丹皮、天冬、玄參、知母、地骨皮。

（二）左歸飲：山萸肉、杜仲、熟地、枸杞子、麥冬、龜甲、炙甘草。

（三）麥味地黃湯：生地、山萸肉、山藥、茯苓、澤瀉、丹皮、麥冬、五味子。

《金匱要略》所載治療虛證的方藥：

一、虛勞裡急，悸，衄，腹中痛，夢失精，四肢酸痛，手足煩熱，咽中乾燥，小建中湯主之。

二、虛勞裡急，諸不足，黃耆建中湯主之。

三、虛勞腰痛，少腹拘急，小便不利者，八味腎氣丸主之。

四、虛勞諸不足，風氣百疾，薯蕷丸主之。

五、虛勞虛煩不得眠，酸棗仁湯主之。

六、五勞虛極，羸瘦，腹滿，不能飲食，食傷，憂傷，飲傷，房室傷，饑傷，勞傷，經絡榮衛氣傷，內有乾血，肌膚甲錯，兩目黯黑，緩中補虛，大黃䗪蟲丸主之。

《難經》對虛損的治療大法：「一損，損於皮毛，皮聚而毛落。二損，損於血脈，血脈虛少，不能榮於五臟六腑也。三損，損於肌肉，肌肉消瘦，飲食不爲肌膚。四損，損於筋，筋緩不能自收持。五損，損於骨，骨痿不能起於床。」「治損之法奈何？損於肺者，益其氣；損其心者，調其榮衛；損其脾者，調其飲食，適寒溫；損其肝者，緩其中；損其腎者，益其精。此治損之法也。」

虛勞與癆瘵之異同：虛勞與癆瘵均爲虛損之病，虛乃損之由，損乃虛之漸。虛勞之虛，有在陰分，有在陽分，然病在未深，多宜溫補，正如《內經》所說：「勞者溫之」也。癆瘵之虛，則深在陰中之陰分，多有不宜溫補者。故前人經驗認爲：凡治虛證宜溫補者病多易治；不宜溫補者，病多難治。

張景岳先生曾說：「蓋虛損之謂，或有發現於一證，或有困憊於暫時，凡在經在臟，但傷元氣，則無非虛損病也。至若癆瘵，則有不同者，則或以骨蒸，或以乾嗽，甚至吐血吐痰，營衛俱敗，尪羸日甚，此積漸有日，本末俱竭而然。」

四、名醫要論

精脫者，耳聾，氣脫者，目不明，津脫者，腠理開，汗大泄，液脫者，骨屬屈伸不利，色夭，腦髓消，脛酸，耳數鳴，血脫者色白，夭然不澤，脈脫者，其脈空虛，此其候也。（《靈樞．決氣》）

肺勞者，短氣而面腫，鼻不聞香臭。乾勞者，面目乾黑，口苦，精神不守，恐畏不能獨臥，目視不明。心勞者，忽忽喜忘，大便苦難，或時鴨溏，口內生瘡。脾勞者，舌本苦直，不但咽唾。腎勞者，背難以俯仰，小便不利，色赤黃而有餘瀝，莖內痛，陰濕囊生瘡，小腹

滿急。（《諸病源候論》）

夫人之虛，不屬於氣，即屬於血，五臟六腑，莫能外焉，而獨主脾、腎者，水為萬物之元，土為萬物之母，二臟安和，一身皆治，百疾不生。（《醫宗必讀》）

「虛勞」二字聯繫起來加以認識，就是指「虛」由「勞」起，亦即指機體由於過度勞乏而致生理調節代償功能以及適應性抵抗力降低所致的一類疾病。（《醫學三字經淺說》）

救腎者，必本陰血，血主濡之，血屬陰，主下降，虛則上升，當斂而抑，六味丸是也。救脾者，必本於陽氣，氣主煦之，氣為陽，主上升，虛則下降，當升而舉，補中益氣湯是也。（《醫宗必讀》）

五、驗案

張某某，女，五十一歲，記者。初診日期：一九六五年七月二日。

該女士由於工作勞累，用腦過度，而致全身疲倦，食思缺乏，一日僅吃糧一〇〇～一五〇克，飯後腹部不適，大便溏軟，每日二次，面色萎黃無澤，失眠，心慌，健忘，身本瘦弱，並且時有浮腫，舌質淡，舌苔薄白，脈象濡細。西醫按神經衰弱、胃腸功能紊亂、胃腸神經官能症等治療，均未見效，也曾服用過中醫開的健脾、補氣、養心、安神、雙補氣血等中藥，而且也用過針灸治療，均未獲效。又因是「虛不受補」的體質，每服補藥後，反而腹脹，不能食，不能睡。如此遷延不愈，已經半年多，不能上班工作。我據此脈症，診爲心脾兩虛漸成虛勞之證。我採用了「虛則補其母」和「隔一隔二」的治療法則，採用歸脾湯的精神，結合小建中湯治虛勞的精神，組方如下：

太子參五克（易人參），黃精五克（易黃耆），野於朮五克（以易炒白朮），茯苓十克，炒棗仁九克（先煎），遠志六克，龍眼肉九克，丹參十二克（以易當歸），木香二．五克，生薑二片，大棗三枚，桂枝五克，白芍十克，蓮子肉五克，陳皮六克，飴糖二十克（分沖）。

此方服七劑後，諸症均有好轉，以後即按此方，稍事加減。服用兩個月後，漸漸把太子參換爲黨參，黃精改爲黃耆，把丹參易爲土炒當歸，並且把每味藥的用量由三～五克加重到六～十克，並根據證候的出入，稍稍進行加減，原方意不變，共服藥四～五個月，其人身體漸壯，能食能睡，體重增加二～三公斤，精神旺盛，體力增強，已能上班工作。

一九七〇年追訪：身體一直很好，尤其是在五七幹校勞動時，各種重活都能幹。現回報社，雖年老，但仍能幹些工作。

六、與西醫學的聯繫

目前西醫學中尚無關於「虛勞」症狀的專門論述，有時在神經衰弱、神經官能症中提到失眠、疲乏等症狀，但與「虛勞」不能對應，有時在胃腸功能紊亂、胃神經官能症中提到過食欲不振、消化不良。

中醫對待一些「內科雜症」，不論西醫診斷爲何病（或幾種病），只要符合中醫「虛勞」之證者，即可按照「虛勞」辨證論治。本篇驗案之例即屬這種情況，治療結果非常滿意。

對一些不易診斷、慢性、反反復復、身體虛弱久治不愈的「內科雜病」，都可考慮按「虛勞」治療。但是必須認準它確實屬於中醫「虛勞」病範疇，不可亂套，以免耽誤病情。

七、體會

中醫治療「虛勞」病，具有自己的特色，要深入學習，細心體悟。

筆者在臨床上遇到「虛勞」病，往往採用《金匱要略》「虛勞」篇所論述的診治精神與原則，常常運用小建中湯治療，每獲良效。有的患者需比較長時間地服用大山藥丸（北京同仁堂丸藥名，即《金匱要略》薯蕷丸）。今特將應用二方的經驗體會略述於下，供參考。

一、小建中湯：桂枝、白芍、炙甘草、生薑、大棗、飴糖。

本方乃仲景先師常用之方，今用之治療虛勞，筆者常想起我在青年時期跟隨外祖父學醫時，外祖父曾囑我曰：《黃帝內經》所云「陰陽俱不足，補陽則陰竭，瀉陰則陽脫，如是者，可將以甘藥」此是仲景大法所體現，故可以用小建中湯，味甘養脾，陰陽俱補，芍藥之酸得到甘助，酸甘合化可以生陰，飴糖、甘草之甘得桂枝、生薑之辛，辛甘合化可以生陽，所以陰陽俱補，並能達到「緩中補虛」之效果。其方桂枝、芍藥一陰一陽，調和營衛，甘草、飴糖一陰一陽，補和營衛，薑棗一陰一陽宣和營衛。囑我在這種情況下，首先要考慮使用小建中湯。

本篇驗案，即結合了這一治療大法。筆者還治療過再障、胃腸功能吸收不良、肺結核、神經衰弱等西醫病而表現爲中醫「虛勞」者，也常常運用中醫學「虛勞」的理論來辨證論治，常能取得良好效果。

再一點體會是，因爲本病常爲慢性發作，往往反反復復數年才愈，所以，有的病人需要長期服用丸藥。我常用的丸藥，就是《金匱要略》虛勞篇中所說的薯蕷丸。

二、薯蕷丸：薯蕷（懷山藥）三十分，當歸、桂枝、焦麴、生地、豆黃卷各十分，甘草二十八分，人參七分，川芎、白芍、白朮、麥冬、杏仁各六分，柴胡、桔梗、茯苓各五分，阿膠七分，乾薑三分，白蘞二分，防風六分，大棗百枚爲膏。

以上二十一味，末之，煉蜜和丸，如彈子大，空腹酒服一丸。一百丸爲劑。

癆瘵

一、簡介

癆瘵之疾，實爲虛勞中的重證。「瘵」，古稱重病，曾有「疾病尪瘵」之句。所以，虛勞中的「骨蒸」，《金匱要略》中所說的「內有乾血」、「肺痿」，《內經》中的寒、熱，以及後世的「傳屍」等等，均與「癆瘵」有關。因此，本病須與虛勞病互相參看。

原北京中醫學院（現北京中醫藥大學）主編的院內參考教材《內科學講義》中曾有「癆瘵」專篇介紹，後全國統編教材中將其歸入「肺癆」中，不作爲「癆瘵」加以討論。因爲「癆瘵」、「虛勞」、「肺痿」，三病在辨證論治方面，同中有異，異中有同，雖然都是虛證，但還是有一定的區別，故本書還是按照以往的傳統，將「癆瘵」獨立一篇進行論述，希望讀者能進一步體悟之。

二、病因病機

一、情思鬱結　人到青年，情竇已開，與情密者忽然離別，念念不忘，情思不遂，鬱結日久，漸成疾病。至於失眠忘餐，更致容顏憔悴，沈痾在身，日久不愈，漸成虛勞，若再加上日久失治，或治不得法，陰陽失調，陰虛陽衰，漸成癆瘵。

二、虛勞日久不愈　男子五勞七傷，婦女產後虛勞，寒熱汗出，身體虛弱，易染時行雜病，再受感冒外疾，餘熱不除，更加重虛勞之病，陰陽日漸乖錯，漸漸出現骨蒸內熱，夜間盜汗潮熱，形瘦體瘁，漸變癆瘵。所以有「感冒失治可成癆」之說，臨床確應注意之。

三、抑鬱久病　平日憂思沈想，默默無言，面容黯慘，眉宇不舒，人皆以爲老實忠厚，不知胸中殺機日盛，漸致性情暴躁，煩躁易怒，即使身處歡樂之所，亦無悅色。此即抑鬱成癆、久鬱成癆之謂。

總之，癆瘵之病多與情思久鬱有關，平日應心情開朗，多嬉戲歡暢，有病早治，不留餘邪，也是預防癆瘵之一途也。

三、辨證論治

一、陰虛陽旺證　心胸悶倦，四肢煩痛而無力，腰膝酸軟，多臥少動，上午精神尙好，午後則低熱煩躁，性情易怒，四肢微熱，夜臥盜汗，惡夢紛紜，或見先亡，或多驚悸，夢遺失精，容易激動，轟然汗出，舌質微紅，舌苔薄白，脈象沈細略弦數。此爲陰虛陽旺之證，也即肝腎陰虛、肝陽偏旺之證。此證治法宜養陰潛陽，常用方如六味地黃丸、天王補心丹、滋陰降火湯等，隨證加減。

（一）六味地黃丸：生地、山萸肉、炒山藥、茯苓、澤瀉、丹皮。可加生龍、牡各十五克（先煎）。

（二）天王補心丹：人參、丹參、玄參、茯苓、遠志、桔梗、當歸、天冬、麥冬、柏子仁、生地、辰砂（爲衣）。

（三）滋陰降火湯：生地、白芍、炙甘草、熟地、川芎、陳皮、當歸、白朮、黃柏、知母、天冬、麥冬、五味子。

（四）挹神湯（自擬經驗方）：生石決明三十克（先煎），生龍、牡各二十克（先煎），生地十五克，生白芍十二克，炒黃芩十克，製香附十克，遠志十二克，炒棗仁二十克（先煎），茯苓二十克，夜交藤十五克，杭菊花十克，白蒺藜十克。水煎服。

二、眞陰不足證　下午低熱，盜汗濕發，日漸消瘦，兩顴發紅，面色黃白，女子月經閉止，男子則有夢遺失精，手足心熱，腰痛腿軟，性情急躁，舌質紅，舌苔微黃，脈象沈細而數。此證爲腎陰不足之證，因水不制火故性情急躁，下午及夜間低熱（體溫大多在三十七·五～三十八·五℃），盜汗較甚故頭髮如水洗狀。此證宜用拯陰理癆湯、秦艽鱉甲散、滋陰湯等方隨證加減。

（一）拯陰理癆湯：丹皮、當歸身、麥冬、炙甘草、薏苡仁、白芍、五味子、人參、蓮子、生地。

（二）秦艽鱉甲散：銀柴胡、鱉甲、秦艽、當歸、知母、地骨皮。共爲細末，每用十五克，加青蒿五克、烏梅一枚，水一盅，煎至七分，去滓溫服。

（三）滋陰湯：熟地、炒山藥、麥冬、當歸、白芍、炙甘草、阿膠、茯苓、杜仲、丹參。低熱明顯者可加秦艽、鱉甲、地骨皮、青蒿等以加強養陰清熱之力。

三、虛火灼肺證　咳嗽，咯吐少許黃痰，痰少而粘，或帶血絲，咽喉乾澀，聲音嘶啞，下午及夜間低熱，五心煩熱，形體消瘦，下午顴紅，舌紅絳少津，脈象細數。此證爲肝、心、腎之虛火上炎，煎灼肺陰，肺陰受損，清肅失職而致咳嗽少痰且痰粘難咯，陰虛火旺故下午低熱、痰中帶血、五心煩熱。治法宜用清金降火之法。常用方有百合固金湯、紫菀散、地骨皮湯等，隨證加減。

（一）百合固金湯：百合、生地、熟地、麥冬、白芍、當歸、川貝母、生甘草、玄參、桔梗。

（二）紫菀散：紫菀、柴胡、鱉甲、知母、桑白皮、生甘草、款冬花、生地。共爲細末，每次用九克，水一碗，入生薑一片，煎至六分，去滓溫服。

（三）地骨皮湯：地骨皮、鱉甲、當歸、秦艽、銀柴胡、知母、川貝母。共爲細末，每次用九克，水一盅，加烏梅半個，同煎至七分，去滓溫服。

四、乾血癆瘵　此證多見於青年女子，素日體虛，沈默寡言，性情抑鬱，漸致月經不潮，經閉數月後，即性情急躁易怒，善悲傷，下午低熱，治不及時或治療失誤，漸出現下午發熱（常三十八℃以上），夜間盜汗，甚則髮如水洗，兩顴發紅，脈象細數。此證乃腎陰不足，肝血虧虛所致。因本病患者面色黃白，兩顴發紅如妝，口唇發紅如塗丹，頭髮黑潤（因常出盜汗所致），所以民間俗稱「俊花癆」或「細證」。治法應養陰清熱，活瘀通經。常用方有秦艽鱉甲散、滋陰降火湯、四烏賊一蘆茹丸、加味四物湯等隨證加減。

（一）秦艽鱉甲散：方見本病「眞陰不足證」。

（二）滋陰降火湯：方見本病「陰虛陽旺證」。

（三）四烏賊一蘆茹丸：此爲《內經》所載十三方之一。烏賊骨一〇〇克，蘆茹（茜草）二十五克。共爲細末，用痲雀卵和合爲丸，如黃豆大小，每次五丸，飯前用鮑魚汁送服。

（四）加味四物湯：當歸、熟地、生地、白芍、川芎、南紅花、桃仁、香附、秦艽、地骨皮、茜草、玄參、鱉甲。水煎服。

四、名醫要論

夫蒸病有五，一曰骨蒸，其根在腎，旦起體涼，日晚即熱，煩躁，寢不能安，食無味，小便赤黃，忽忽煩亂，細喘無力，腰痛，兩足逆冷，手心常熱，蒸盛過傷，內則變爲疳，食人五臟。二曰脈蒸，其根在心，日增煩悶，擲手出足，翕翕思水，口唾白沫，睡即浪言，或驚恐不安，脈數，若蒸盛之時，或變爲疳，臍下悶，或暴利不止。三曰皮蒸，其根在肺，必大喘鼻乾，口中無水，舌上白，小便赤如血，蒸盛之時，胸滿，或自稱得注熱，兩脅下脹，大嗽徹背連胛疼，眠寐不安，或蒸毒傷臟，口內唾血。四曰肉蒸，其根在脾，體熱如火，煩躁無汗，心腹鼓脹，食即欲嘔，小便如血，大便秘澀，蒸盛之時，身腫目赤，寢臥不安。五曰內蒸，亦曰血蒸，所以名內蒸者，必外寒而內熱，把手附骨而內熱甚，其根在五臟六腑，其人必因患後得之，骨內自消，飲食無味，或皮燥而無光，蒸盛之時，四肢漸細，足趺腫起。（《諸病源候論》）

夫證有二，其火衝乎上焦者，發熱之中，則兼淋濁結燥、遺精盜汗、腹痛驚悸等證。（《丹溪心法·附餘》）

痰之黃厚者，爲有氣，可治；狀如魚涎白沫者，爲無元氣，難愈。（《壽世保元》）

童男室女，臟腑脆嫩，熱蒸易以傳變，如頭面四肢稍有浮腫，其勢已成，即有神丹，莫可救也。（《醫學要則》）

左右者，陰陽之道路，其有不得左右眠，而認邊難轉者，此其陰陽之氣有所偏竭而然，多不可治。（《醫統》）

五、驗案

鄧某，女，十六歲，學生。初診日期：一九五〇年二月十日。

問診：約一年以來，月經閉止不潮。其母告知，該女學習成績很好，平時不愛說話，整日悶頭讀書。患者自述頭昏倦怠，形體漸瘦，飲食無味，下午低熱，體溫三十七·五～三十八℃，夜間盜汗。近一月來，夜間有時體溫達三十八℃以上，盜汗很多，白天睡眠時也出汗，經常髮濕如洗，大便兩日一行，手足心熱，易急躁，微有咳嗽。平素月經正常，近一年來月經先是量少、延後，逐漸不能來潮，大約已十個月未來月經。

望診：面色淺黃，兩顴微紅，兩肩微聳，舌質紅，無苔。

聞診：言語清楚，神識正常，活動自如，語聲略低。

切診：頭面、胸腹未見異常。脈象細數。

辨證：青年女子，月經十個月未潮，夜間盜汗，潮熱少眠，盜汗濕髮，兩顴微紅，舌紅，脈細數，知爲肝腎陰虛，陰虛生內熱，欲作癆瘵之證。因其已在北京幾家大醫院系統檢查，未發現結核病等。即投予養陰退熱之秦艽鱉甲散加減。藥用：

炙鱉甲十五克（先煎），生地二十克，青蒿十五克，地骨皮十五克，丹皮十克，草紅花十克，桃仁十克，香附十克，生白芍十二克，當歸十克，秦艽十二克，焦三仙各十克，浮小麥三十克。六劑。

二診（二月十七日）：藥後無不良反應，睡眠稍有好轉，上方增炙鱉甲爲二十克，加玄參十五克，白芍改爲十五克。續進七劑。

三診（二月二十五日）：服上藥後，下午低熱略有降低，盜汗也似有減少，舌脈無大變化，湯藥照舊。並囑其母請人掏麻雀卵，以備下次來診時爲其女配製丸藥長期服用。

半月後，其母送來麻雀卵十餘枚，請我配丸藥。我即按照《內經》四烏賊一藘茹丸方，自製了丸藥約五十粒，囑每日除服用湯藥外，每晨空腹用魚湯送服五粒丸藥，不可隨便停藥。

四診（四月十日）按上述方法服用湯藥約二十餘劑，丸藥也已服完。現低熱未作，盜汗減少，食納見增。更可喜的是昨日來月經，但量很少，色黑如瀝青。患者精神轉佳，舌紅見退，脈象仍沈細，已無數象。再投以養血通經之劑。處方：

當歸十克，生熟地各十五克，白芍十二克，川芎十克，香附十克，草紅花十克，桃仁十克，茜草十五克。七劑，水煎，於下午一時半和晚上七時半左右分二次服。另配服大黃䗪蟲丸，每晨空腹用溫開水送服一丸。

五診（五月十日）：服湯藥十餘劑，丸藥遵上囑服用。患者形體已漸胖，身高較前增長，精神健旺活潑，與初診時判若兩人。其母告知兩天前已來月經，色鮮紅，量基本正常。已無發熱，盜汗已止，飲食、睡眠均正常。其母喜形於色，並謂女兒患病日久，久治未愈，此次痊癒，日後定讓其學醫來服務於病患者（患者中學畢業後，考入北京衛生學校，現在北京某印刷廠醫務室從事醫務工作）。

數月後，到患者家中追訪，告知病已痊癒，生活、學習均好。

六、與西醫學的聯繫

在肺癆晚期，可能出現與此病相似之證候。

其餘西醫病，很少與此相類似者。所以本病與西醫學不易聯繫。

七、體會

本病與虛勞之不同之處，是虛勞尚有陽虛、陰虛之別，本病則無陽虛之證，大多是陰虛（比血虛還要深）證，所以治療也多是用養陰清熱之方藥。還要注意必要時應加活瘀通經絡之品，同時服用。可細細體悟驗案例中所用之方藥。

再者，「癆瘵」之病，實爲中醫治療之優勢，如遇此病，要有充足的信心，細心進行辨證論治，實能活人濟世。

黃疸

一、簡介

黃疸是指眼的白睛、全身皮膚以及小便都發黃的疾病。《黃帝內經》中即有記載，如「溺黃赤，安臥者黃疸」，「目黃者，曰黃疸」（《素問．平人氣象論》）；又如「身痛而色微黃，齒垢黃，爪甲上黃，黃疸也」（《靈樞．論疾診尺》）。漢代《傷寒論》、《金匱要略》中又有關於黃疸病因、證候、方藥的記載，這些方藥至今用之仍有良效；仲景先師曾把黃疸分爲穀疸、酒疸、女勞疸、黑疸等。隨著歷史的發展、醫家經驗的積累，到明、清時代對本病則分爲陽黃、陰黃、急黃（或稱瘟黃）論治。西醫學的肝炎、膽囊疾患等病中，也可出現黃疸，這些黃疸運用中醫對黃疸的論述進行辨證論治，療效也很好。

二、病因病機

一、飲食過多　如果飲酒不知節制，飲食過多，則濕熱蘊結，濕鬱熱蒸，因而發黃。

二、飲食過於油膩　過食膏粱厚味、瓜果生冷或香甜食品等，使中焦滋膩不運，傷害脾胃，中濕鬱滯，蘊而化熱，濕熱交蒸，鬱而發黃。

三、脾虛濕重，濕邪不化，久鬱不解，鬱而發黃。

四、肝鬱不解，木鬱犯脾，氣滯濕鬱，鬱結發黃。

三、辨證論治

診治黃疸，首先要分辨是陽黃，還是陰黃；認清陽黃、陰黃後，再結合其他特點，即可論治。現將陽黃、陰黃分別介紹如下。

一、陽黃　病程較短，正氣不虛，黃疸的顏色鮮明，金黃如橘子色，兼有濕熱證候，如舌苔黃膩、尿色深黃等。治療大法爲清熱利濕。常用方爲梔子柏皮湯和茵陳蒿湯。

（一）梔子柏皮湯：生梔子六克，炙甘草三克，黃柏六克。

（二）茵陳蒿湯：茵陳蒿、生梔子、生大黃。

一般治療陽黃，均以茵陳蒿湯隨證加減，茵陳蒿一般用量爲十～二十克（有時會更多些），療效可靠。治療陽黃時，還應隨時注意如下兼證：

兼表證者，發熱多，惡寒少，身熱較高（一般在三十八～三十九℃），全身酸痛，倦怠，身上無汗。茵陳蒿湯可減大黃（即減量使用），加荊芥十克、薄荷六克（後下）、金銀花十克；如惡寒多，身熱無汗，身體酸痛者，可去大黃，加炙麻黃六克、杏仁十克、車前子十克（布包）。

兼半表半裡證者，胸脅苦悶，往來寒熱，食欲不振，脈象弦。可減大黃，加柴胡十克、黃芩十克、半夏六克。

濕邪偏盛者，舌苔白膩，小便不利，身倦嗜臥，脈象滑。可減大黃（減到最小量），加蒼朮十克、草豆蔻六克、澤瀉十克、陳皮十克、厚朴十克、佩蘭十克。

熱邪偏盛者，茵陳蒿湯重用大黃，加生石膏二十～三十克（先煎）、知母十克、枳實十克、元明粉六克（分沖）。

皮膚瘙癢者，茵陳蒿湯加防風十二克、白鮮皮十二克。

二、陰黃　黃疸的顏色黯無光澤，如煙熏，病程一般較長，往往身倦懶動，舌苔白厚膩，脈象遲緩而滑。治法爲溫脾利濕。常用方爲茵陳五苓散隨證加減。

茵陳五苓散：茵陳蒿、白朮、茯苓、豬苓、澤瀉、桂枝。

一般來說，陰黃以茵陳五苓散隨證加減效果比較好，但也要注意以下兼證。

兼寒邪偏重者，舌苔白厚膩，腹部喜暖，喜熱飲食，手足畏冷，脈象遲滑。可在上方中加製附子五～六克、乾薑六～九克。

兼肝氣鬱結者，兩脅（或右脅）隱痛，長吁暫舒，急躁易怒，黃疸顏色青黯，舌苔白膩，脈象弦滑。可在茵陳五苓散中加柴胡十克、香附十克、白芍十二克、木香九克、厚朴十克。

兼肝脾腫大者，可加三棱五克、莪朮六克、炙鱉甲十克（先煎）、生牡蠣二十～三十克（先煎）、山楂核九克、桃仁十克，水煎服。

兼有腹水者，可加大腹皮十克、冬瓜皮三十克、抽葫蘆三十克、水紅花子十克、炒萊菔子十克、陳皮十克、車前子十二克（布包）。

三、急黃　這是一個比較險惡的證候，起病急驟，或原有的黃疸突然很快加深，身黃如金，高熱煩渴，嘔吐頻頻，煩躁不安，脘腹脹滿，兩脅隱痛，大便乾，小便少，舌苔黃燥少津，脈象弦滑或數。此證屬於濕熱化毒所致，證多毒熱兼濕。治法以清熱解毒爲主，佐以利濕退黃。常用方有黃連解毒湯加茵陳蒿三十克。

患慢性肝炎或肝硬化的病人有時也會突然出現急黃，發病快速，來勢急驟，心慌心跳，或伴有吐瀉、發熱、口渴等症，此時應積極抓緊治療。此證十分危重，一般常用局方至寶丹一～二丸即服，另急煎服用以下湯藥。

柴胡十克，黃芩十克，川黃連十克，生梔子六克，茵陳蒿三十克，黃柏十克，蒲公英十五克，連翹十五克，金銀花二十克，赤芍十克，蚤休十五克，野菊花十克，車前子十二克（布包），豬苓二十克，茯苓三十克。急煎服，每日一劑或一劑半（即一日服三次藥）。

局方至寶丹每日服二次，每次一丸，連服五～七日。

四、虛黃與黃汗　虛黃與黃汗這兩種病證，前人常與黃疸一起討論。實際上這兩種病都不是黃疸，但與黃疸有一定聯繫。虛黃又稱黃胖病，主要是脾虛血衰，而致全身虛胖呈黃白色，這種黃與黃疸不同。黃汗主要是外感濕邪，濕鬱皮膚間，因而汗出如黃色。最主要的是這兩種病，一是「目珠不黃」，二是檢查血液黃疸指數不高。治虛黃（黃胖病）是以健脾養血爲法，方用人參養榮湯、十全大補湯等加減；治黃汗則以除濕爲主，方用羌活勝濕湯、桂枝加黃耆湯等方加減。

四、名醫要論

黃家所得，從濕得之。（《金匱要略》）

五疸雖不同，黃則爲一，自本自根。未有非熱非濕而能致病者也。濕氣勝則如熏黃而晦，熱氣勝則如橘黃而明。（《普濟方》）

焦黃難治，淡黃易治。（《證治滙補》）

疸久不愈則補脾。（《類證治裁》）

陽黃者，濕熱證也，宜於清利；陰黃者，血氣敗也，宜於溫補。（《趙李合璧》）

五、驗案

張某某，女，三十五歲。初診日期：一九六三年五月三日。

主訴：十餘天來口苦，食納減少，飯後脘間發堵，不喜油膩，小便色黃，染在短褲上即成黃色，皮膚色黃如橘，白睛色黃如杏，頭昏皮癢，四肢重怠，身有微熱，口乾不欲多飲，右脅微有脹痛，大便乾，舌苔黃膩，脈象弦滑數，體溫三十七·六℃，黃疸指數六十單位。

辨證：濕熱內蘊，發爲陽黃。

治法：清熱利濕。

處方：茵陳蒿湯加減。藥用：

生梔子九克，川柏皮九克，茵陳蒿四十五克，黃芩九克，生大黃九克（另包後下），車前子十二克（布包），焦神麴十二克，枳殼九克，柴胡六克，豬苓九克，茯苓十二克。五劑。

二診（五月八日）：上方進四劑後，目黃已退，身黃減輕，皮膚瘙癢已止，大便已暢；右脅尚脹，脘間欠爽，舌苔垢厚，脈已不數，但仍弦滑。查黃疸指數十八單位（已近正常），再加減上方。藥用：

茵陳蒿三十克，生梔子九克，川黃柏九克，黃芩九克，車前子十二克（布包），焦神麴九克，青陳皮各五克，柴胡六克，生薏苡仁十五克，豬、茯苓各九克，香稻芽十二克，厚朴六克。五劑。

三診（五月十五日）：所有症狀已消除，現能正常上班。黃疸指數正常，苔脈均正常，爲求根治，又投上方三劑，囑隔日服一劑，服完後即可停藥。三個月以後追訪：藥後即痊癒上班工作，現一切正常。

六、與西醫學的聯繫

人體血液中的膽紅素濃度增高時，致使皮膚、鞏膜、粘膜以及某些體液出現黃色，臨床上則稱之爲「黃疸」。其成因一般都考慮爲膽汁淤滯、肝排泄功能受損、膽道阻塞等各種情況造成。所以臨床上又把黃疸分爲肝前性黃疸和肝性黃疸。現分而言之。

（一）肝前性黃疸

常見的肝前性黃疸爲溶血性黃疸。從西醫角度分析溶血性黃疸，又可分爲先天性和後天性兩種。先天性者，有嬰兒時期即有黃疸的病史；後天性者，伴有一定的貧血，或有化學中毒史、敗血症、血型不合的輸血史等。紅細胞溶解，血中的膽紅素升高，所以出現黃疸。

臨床表現：有比較輕度的黃疸，在工作緊張或勞累後加重，或在溶血發作時，可感到惡寒發熱，腹痛，背腰痛，乏力；此後黃疸即加重，脾常腫大，百分之五十的患者可有肝臟腫大，紅細胞脆性增加，血液中有溶血因素存在。

化驗檢查：可有貧血，網織紅細胞增加，不正常的紅細胞等；紅細胞脆性試驗陽性，凡登白試驗間接陽性；小便尿膽素原增加，膽紅質陰性。

治療：西醫以治療原發病（溶血性貧血或其他疾病）爲主，無治療溶血性黃疸的特效藥。中醫治療可辨證論治，療效滿意。

（二）肝性黃疸

常由於傳染性肝炎、同種血清性肝炎、中毒性肝炎、大葉性肺炎、傷寒、回歸熱、肝硬變、肝癌、充血性心衰、肝小管炎等疾病以及肝細胞受損等引起。

臨床表現：食欲減退，消化力差右脅隱痛，雖皮膚發黃，但不感皮膚瘙癢，可有輕度發熱、出血現象等；可有肝腫大、壓痛，少數患者可有脾大；面部、頸部可見到蜘蛛痣，有肝掌表現，也可有腹水。

化驗檢查：血液中膽紅質可中度或重度增加。肝功能檢查異常。小便中膽紅質陽性。大便膽尿素原陰性。

近些年來應用B超和CT後，確診率明顯提高，可適當採用。

治療：西醫治療本病，主要是治療原發病，所以確診最爲重要。

（三）阻塞性黃疸

膽囊炎、膽道炎、膽結石、胰頭結石、胰頭癌、肝癌以及淋巴結腫大壓迫、手術或炎症粘連、膽道蛔蟲等造成的膽道受壓迫，造成膽汁排泄不暢，這些因素引起的黃疸，稱肝外性阻塞性黃疸。如患肝炎，膽小管及毛細膽管炎性改變而致黃疸者，則稱肝內性阻塞性黃疸。肝外性者多見，肝內性者則少見。由於膽汁排泄障礙，致使肝內膽管壓力增高，越來越高的壓力不能緩解，最後導致毛細膽管破裂，膽汁由淋巴系統反流到血循環而發生黃疸。肝內性者主要是膽小管炎或膽小管周圍炎而致膽汁排泄不暢，發生膽汁反流而發生黃疸（但這種情況比較少見）。

臨床表現：多有膽絞痛史，食欲減退，右上腹疼痛或右脅背疼痛，嘔吐，體重減輕，寒戰，發熱，皮膚瘙癢，大便呈灰白色，黃疸色深，甚至呈綠色，肝腫大，膽囊或可觸及，如有癌腫，可摸到淋巴結腫大及腫塊。

化驗檢查：血中膽紅質、葡萄糖醛酸脂增高。膽固醇可增高。尿中尿膽素原陰性，膽紅素增加；大便中糞膽素原陰性。

治療：主要是治療其原發病（如膽結石、癌腫等），排除其膽道阻塞的原因。未找到原因之前，可先作對症處理及注意調整營養及應用維生素等。

這一時期，應用中醫辨證論治效果較好。

七、體會

中醫治療黃疸的療效很好，主要是按照中醫的理論去辨證論治。關於急黃，中醫也認爲是一種危急的重症，我曾會診過急黃，西醫的診斷是「急性黃色肝萎縮」，病情都很重，所以對此要多加重視，可急用局方至寶丹，一日二次，每次一丸；另用解毒、疏化、退黃的湯藥，中西醫合作積極搶救，也有得救者。總之，急黃屬急危重證，預後較差。

陽黃、陰黃的辨證非常重要，要仔細分辨。前人有「治疸不利小便，非其治也」的經驗，我們應當注意在臨床上靈活使用，但也不能執之過於死板，因過猶不及。

凡患黃疸而有嘔吐一症者，可投柴胡劑加減。

積聚

一、簡介

積和聚是不同的病，因爲這兩種不同的疾病在病因和發作上有一定的共同之處，故多連在一起討論，稱爲積聚。

積是腹中有積塊，用手可以摸到，有形有物，痛有定處，結而不散，推之不移，按之有物，叫做「積」。因爲積有大塊者，有小塊者，所以俗稱「積塊」。

聚是患者發病時，則可摸到痛處或脹痛處有一物，不發病時再摸其原來發病之處則空無一物，所以醫家稱其爲「聚則成形，散則無物」，可見「聚」是一種聚則有、散則無的疾病（但發作時確可摸到或長或圓或成條索狀等的有形之物）。

也有的病人既有積，也有時發生聚病。

此病在《黃帝內經》中即有記載，如《素問．刺節眞邪》曰：「腸胃之絡傷，則血溢於腸外，腸外有寒汁沫與血相薄，則併合凝聚不得散，而積成矣。」

隨著時間的推移、經驗的積累，其分類、名目也日益增多，有把積稱爲「癥」，把聚稱爲「瘕」者，認爲「癥」者「眞」也，「瘕」者「假」也，但癥瘕之名稱多用於婦女肚臍以下部分有病塊時用之，所以內科醫生知道這一分類即可。還有的書中將「積」按其發生的部位不同，而分爲痞氣、肥氣、息賁、癖、痃等名，實際上是對「積」的一種分類。

本篇以《黃帝內經》和仲景先師之論述爲主，適當吸取後世經驗，但仍以中醫內科爲主予以論述。

二、病因病機

積聚之病，有時得之於食，有時得之於水，有時得之於憂思，有時得之於風寒。總之是五臟六腑受七情內擾，或六淫外干，而致臟腑功能失調，氣血流通失暢，運化功能失職，致廢物停留，結滯成塊，而成積病。

六腑屬陽，太陽利清氣，陽明泄濁氣，少陽化精氣，主轉輸是其正常功能。如六腑失常，則邪氣聚而不散，病發則氣聚成形，上下攻衝，左右支撐，使人胸脅疼痛，所以前人有臟病爲積、腑病爲聚之論。積病屬陰，病情比較深重，亦較難治；聚病屬陽，病情比較輕淺，亦較易治。正如《難經．五十五難》說：「積者，陰氣也；聚者，陽氣也。故陰沈而伏，陽浮而動。氣之所積名曰積，氣之所聚名曰聚，故積者五臟所生，聚者六腑所成也。積者，陰氣也，其始發有常處，其痛不離其部，上下有所終始，左右有所窮處；聚者，陽氣也，其始發無根本，上下無所留止，其痛無常處，謂之聚。故以是別知積聚也。」

一、七情失調，氣滯血瘀　喜怒憂思等七情過極，傷及五臟，臟腑失和，氣機鬱滯，血行受阻，氣滯血瘀，年積月累而漸漸成積。

二、腹部受寒，胃腸受傷　過飲、過食生冷涼硬之物，而致腸胃受傷，血瘀氣阻，凝滯不散，久則成積。

三、飲食不節，損傷脾胃　飲食過飽，食積不消，中濕痰濁不得運化，滯久成積。過度飲酒，濕熱傷脾，濕、氣交阻，積滯不化，日積月累漸生積聚。

四、臟腑正虛，又遭風寒　或先天稟賦虛弱，或大病、久病之後，臟腑正氣已虛，又遭風寒邪氣所傷，而致臟腑氣血失和，氣血結滯，久而成積。

以上諸多因素往往交織在一起，互相影響，外內合邪，在一定條件下，日積月累，漸成積聚之病。綜觀諸因，以中運不健，氣滯血瘀爲最常見。所以說，積聚之成，以肝、脾二臟和腸胃之腑最爲重要。

三、辨證論治

積聚的辨證論治，既要注意積和聚的不同，又要注意其間的相互聯繫。

因積聚常是氣滯血瘀、痰濕積結而成，但在臨床辨治時，又各有其偏頗之處，有的偏於氣聚，有的偏於血結，有的偏於食積，有的偏於痰凝，需要詳細辨證。

（一）治療原則

積聚是腹內不應有而有，不應留而留，堅結不化，著而不去的疾病，故一般都遵照《黃帝內經》「堅者削之，客者除之，結者散之，留者攻之」的治則，治以攻、削為主。但要注意積聚多是由正虛而生，又為年積月累而成，所以還需要適當結合補法。歸納起來，治療積聚最常用的有攻、削、散、補四法。

積聚的時間不久，正氣尚強，邪氣尚淺，積塊堅硬，體質壯實者，可用攻、削之法，祛除積塊，以免「養癰為患」，等到病久時則難治。對患積聚病的時間已較久，邪氣已較深，正氣漸弱者，治宜攻補兼施，或六補四攻、七補三攻之法，抓緊時機，靈活運用，以冀痊癒。如果積聚病的時間已久，正氣已虛，邪氣已盛，身體漸致衰弱，如單是聚證者，可行調補，後用散結氣之法，散之而愈；如正氣已傷，宜先以健脾行氣為主，補中行氣，待身體強壯，中焦健運之後，再以散結氣為主，稍佐以活瘀之法解散之，病可漸愈。

攻、削、散、補大法定後，還要注意結合氣、血、痰、食的偏重。偏於氣結者，要行氣之中兼顧養血；偏於血瘀者，要活血化瘀之中兼顧理氣；偏於痰凝者，要化痰消積之中兼運中焦正氣；偏於食積者，要消積導滯之中兼益脾胃。

消積法中，更應該注意服一段時間湯藥後，要投以丸藥漸漸消磨之。正如明代王肯堂先生所說：「凡諸積塊不宜用煎劑，只宜用丸子。蓋塊至難消，若用煎劑，如過路之水而已，徒損正氣，於塊無益，惟丸子入胃，徐徐而化，徑至所患之處，潛消默奪，日漸損削，其塊自小。亦不宜消盡其塊，假如鵝卵大者，削至如彈丸即止，不必再服。」以後可服調理脾胃藥，健運中州，正旺積漸走，不可過於攻伐。正如《素問．至眞要大論》中所說：「大積大聚，其可犯也，衰其大半而止，過則死。」所以，在治療中要注意到「正虛積愈固，正復積自走」的道理。

治積塊還可以配合外治法，如在積處外貼阿魏膏、水紅花膏等，亦可配合灸法，如灸「痞根」穴法（具體方法可參閱針灸專書）。

(二) 辨證論治

熟悉了治療原則之後，就比較容易掌握辨證論治，今將臨床常見的證候和常用的治法簡介如下。

一、聚證

(一) 肝氣鬱滯證：發病時腹中氣聚，攻竄脹痛，能摸到或長或圓的病塊，邊緣不甚清楚，按之不甚堅硬，推之可有移動；病塊聚則有，散則無，不發病時，腹中則摸不到有病塊。常在情緒不好時發病。舌苔薄白，脈象弦。常用治法爲舒肝解鬱，溫中散聚之法。常用方如散聚湯、排氣飲等隨證加減。

①散聚湯：茯苓、半夏、陳皮、肉桂、檳榔、枳殼、厚朴、杏仁、甘草、吳茱萸。

②排氣飲：陳皮、木香、藿香、香附、枳殼、澤瀉、烏藥、厚朴、山楂、麥芽。

(二) 食滯痰阻證：發病時腹中有條索或塊，按之脹痛，不按則隱痛脹滿，兼見嘔吐泛酸等；飽食後痛脹加重，聚散無常，時發時止。舌苔厚膩，脈象弦滑。常用導滯消食，理氣化痰治法。常用方如化滯丸、導痰湯等隨證加減。

①化滯丸：木香、丁香、陳皮、青皮、黃連、莪朮、三棱、半夏、巴豆、烏梅肉。（注意：巴豆要用小量或改用巴豆霜更小量，也可改用大黃）。

②導痰湯：半夏、陳皮、茯苓、枳實、竹茹、製南星。可適當加入厚朴、莪朮、三棱等。

二、積證

（一）氣滯血瘀證：積塊在腹中某部固定不移，邊緣清楚，其質較硬，脹痛有定處，脹痛程度可隨情緒波動而增減。舌質青黯，脈象弦。常用治法為解鬱消積，和血通絡法。常用方有加味桃仁煎、膈下逐瘀湯等隨證加減。

①加味桃仁煎：桃仁、大黃、虻蟲、樸硝、厚朴、青皮、木香。

②膈下逐瘀湯：五靈脂、當歸、川芎、桃仁、丹皮、赤芍、烏藥、元胡、甘草、香附、紅花、枳殼。

（二）氣鬱血結證：積塊日漸增大，邊緣清楚，質地堅硬，按之疼痛，痛處固定，面色晦黑少澤，體倦乏力，有時發寒熱，食納減少，女子或見月經閉止。舌質黯發青，或有瘀斑，脈象弦滑或弦澀或弦細澀。此證病日較久，氣血瘀結較深，治法可用行氣通瘀，和胃消積，攻補兼施之法。常用方如膈下逐瘀湯、和中丸、鱉甲煎丸等隨證加減，鱉甲煎丸可配合湯藥同時服用。

①膈下逐瘀湯：見氣滯血瘀證。

②和中丸：炒白朮、炒扁豆、茯苓、枳實、陳皮、青皮、莪朮、三稜、半夏、巴豆（或換巴豆霜）。（注意：巴豆或巴豆霜用量不要太大，巴豆霜要沖服）。

③鱉甲煎丸：鱉甲十一分，烏扇（即射干）三分，黃芩三分，柴胡六分，鼠婦（炙）三分，乾薑、大黃、桂枝、石韋（去毛）、厚朴、紫薇（即淩霄）、阿膠各三分，白芍、牡丹（去心）、䗪蟲各五分，半夏、葶藶、人參各一分，瞿麥二分，蜂窠（炙）四分，赤消十二分，蜣螂（炙）六分，桃仁二分。上藥（鱉甲除外）爲末，取煅灶下灰，清酒一斛五斗，浸灰，待酒盡一半，著鱉於中，煮令泛爛如膠漆，絞取汁，納諸藥，煎爲丸，如梧桐子大，空心服七丸，日三服。（此段文字，錄自《金匱要略》），據病人反映，此丸杭州胡慶餘堂藥店有售。

（三）年久積塊：積塊堅硬，邊緣清楚，推之不移，按之疼痛，積塊在腹中經常隱痛，肌肉消瘦，身體衰弱，積塊越年或數年，面色萎黃無澤，或黯黑憔悴，皮膚甲錯失榮，飲食減少，舌質瘦黯，舌苔灰糙，或舌尖紅無苔，脈象沈細數或弦細。此證日久，正虛邪實，氣血積結已久，應該施用先補後攻之法。常用方如八珍湯、歸脾湯、五味異功散等先扶正，再配合丸藥如爛積丸、控涎丹、鱉甲煎丸等，或據證處方，自配丸藥，用丸藥日漸消磨治之，「正復積自走」，不可求速求急，以免傷人正氣。

①八珍湯：人參、白朮、茯苓、炙甘草、熟地、白芍、當歸、川芎。

②歸脾湯：人參、白朮、黃耆、當歸、甘草、茯苓、遠志、酸棗仁、木香、龍眼肉、生薑、大棗。

③五味異功散：人參、白朮、茯苓、炙甘草、陳皮。

④爛積丸：三棱（麩炒）四十八克，莪朮（醋炙）九十六克，炒山楂一四四克，檳榔四十八克，陳皮一四四克，黑丑（炒）二四〇克，青皮（醋炙）九十六克，枳實一四四克，大黃二四〇克。上藥共爲細末，用醋水各半，泛製爲丸，用紅麴爲衣，每一〇〇粒重三十克。每次服六克，日服二次，小兒減半。

⑤控涎丹：甘遂、大戟、白芥子、棗肉。（注意：此方體弱者不宜使用）

⑥鱉甲煎丸：見氣鬱血結。

再次叮嚀：治療積聚，其體壯者，醫者常用攻下消積之劑，往往取得一定的效果，腹中覺寬暢。但尤須注意的是還須再用調理扶正之劑以調治之，不可只顧一時之快，攻消之後不再調理。今摘錄《保命歌括》書中一段文字，以作爲醫家治療積聚的共同注意之囑。

「夫大積大聚，乃可攻之，積聚非大，則未可攻也，十去六七，即衰其半也，止者，不可復攻也。多毒之藥，以破積聚。毒有大小，大毒之性烈，其爲傷也多；小毒其性和，其爲傷也少。毒藥之攻積聚，因其勢不得已而用之也，即衰其大半，勢已去即止者，恐傷正氣也，聖人之慮深矣。凡攻其積塊者，以辛散之，以苦瀉之，以鹹軟之，以堅削之，未有不愈者也。」

上段文字即將《黃帝內經》「六元正紀大論」和「五常政大論」關於治療積聚之文的意義，綜合論之，深得經旨，醫者治積聚，可細讀此文。

後世醫書又有「癥瘕」之說，其實都屬於「積聚」之病。今摘錄古人有意義的論述，以供參考。

一、《金匱鉤玄》：「積聚癥瘕，有積聚成塊不移動者，是癥；或有或無，或上或下，或左或右，是瘕」。

二、《聖濟總錄》：「癥瘕癖結者，積聚之異名也，其證狀不一，原其病本，大略相類，但從其所得或診其證狀以立名爾。且癥者，爲隱見腹內，按之形證可驗也，瘕爲瘕聚，推之流移不定也。癖者僻側在於脅肋，結者沈伏結強於內（按：此亦積，不須另立名目）。然有得之於食，有得之於水，有得之於憂思，有得之於風寒，使氣血沈滯留結而爲病者，治須漸磨潰消，使氣血流通，則病可愈矣」。

《難經》尚有五臟之積的名稱，雖然都屬於積聚之病，但這些名稱也應該記住，且其名對治法也有一定的啓發思路的意義，有一定的參考價值。今錄於下：

《難經．五十六難》：「肝之積，名曰肥氣，在左脅下，如覆杯，有頭足，久不愈，令人發咳逆，痎瘧，連歲不已……心之積，名曰伏梁，起臍上，大如臂，上至心下，久不愈，令人病煩心……脾之積，名曰痞氣，在胃脘，覆大如盤，久不愈，令人四肢不收，發黃疸，飲食不爲肌膚……肺之積，名曰息賁，在右脅下，覆大如杯，久不已，令人灑淅寒熱，喘咳，發肺癰……腎之積，名曰賁豚，發於少腹，上至心下，若豚狀，或上或下無時，久不已，令人喘逆，骨痿，少氣……」。

附：五臟積治療方（此五種藥方，皆爲李東垣先生方）

（一）痞氣丸方：厚朴、黃連、茯苓、澤瀉、川烏頭、人參、茵陳、巴豆霜、乾薑、白朮、砂仁、川椒、肉桂。蜜丸如梧桐子大，每服三～四丸，每日二次，以大便微溏爲度。

（二）息賁丸方：厚朴、黃連、乾薑、肉桂、巴豆霜、茯苓、川烏頭、人參、川椒、桔梗、紫菀、白蔻、陳皮、青皮、三棱、天冬。蜜丸如梧桐子大，初服二丸，漸加至以大便微溏爲度。

（三）肥氣丸方：厚朴、黃連、柴胡、川椒、巴豆霜、川烏頭、乾薑、皀角子、茯苓、莪朮、人參、甘草、昆布。蜜丸，服法同上。

（四）賁豚丸方：厚朴、黃連、茯苓、川烏頭、澤瀉、苦楝、元胡、全蠍、附子、巴豆霜、菖蒲、獨活、丁香、肉桂。蜜丸如梧桐子大，初服二丸，每日二次，漸加至以大便微溏爲度。

（五）伏梁丸方：黃連、厚朴、人參、茯苓、肉桂、乾薑、巴豆霜、川烏頭、紅豆、菖蒲、丹參。蜜丸，服法同上。

四、名醫要論

積者，陰氣也；聚者，陽氣也。故陰沈而伏，陽浮而動。氣之所積名曰積，氣之所聚名曰聚，故積者五臟所生，聚者六腑所成也。積者，陰氣也，其始發有常處，其痛不離其部，上下有所終始，左右有所窮處；聚者，陽氣也，其始發無根本，上下無所留止，其痛無常

處，謂之聚。故以是別知積聚也。（《難經》）

積者臟病也，終不移。聚者，腑病也，發作有時，展轉痛移，爲可治。（《金匱要略》）

治之當察其所痛，以知其應，有餘不足，可補則補，可瀉則瀉，無逆天時。詳臟腑之高下，如寒者熱之，結者散之，留者行之，堅者削之，消之，按之，摩之，鹹以軟之，苦以瀉之，全其眞氣以補之，隨其所利而行之，節飲食，愼起居，和其中外，可使必也。不然，遽以大毒之劑攻之，積不能除，反傷正氣，終難治也，醫者不可不愼。（《試效方論》）

腸覃何如？岐伯曰：寒氣客於腸外，與衛氣相搏，氣不得榮，因有所系，癖而內著，惡氣乃起，瘜肉乃生。其始生也，大如雞卵，稍以益大，至其成如懷子之狀，久者離歲，按之則堅，推之則移，月事以時下，此其候也。石瘕何如？岐伯曰：石瘕生於胞中，寒氣客於子門，子門閉塞，氣不得通，惡血當瀉不瀉，衃以留止，日以益大，狀如懷子，月事不以時下。皆生於女子，可導而下。（《靈樞》）

焦按：以上這兩段論述，說明腸覃是生在子宮之外，雖狀如懷子，但月事仍按時而下，故知爲腸間的息肉或囊腫（西醫學稱肉瘤或息肉、囊腫等）；而石瘕之狀，亦如懷子狀，但月事不能按期來潮，故知是在子宮之內氣血留滯而形成的瘤子。

五、驗案

（一）史某，男，三十歲。初診日期：一九六二年四月五日。

病史摘要：一九五八年六月曾患肝炎。一九六一年八月因患「痢疾」住北京某醫院，發現肝大、肝功能異常，診斷爲「早期肝硬化」。同年十一月出院後，雖經治療，但肝功能一直不正常，肝大不消退。近來諸症又見加重，特來就診。

現症：胃脘發脹，兩脅脹痛，有時刺痛，左側較重。胃脘部有一大積塊，如覆盤（肝大）。腹鳴，大便溏，一日二行。兩眼眶疼痛，經常鼻衄。周身倦怠乏力，脊柱上半段疼痛，午後五心煩熱，夜難入睡，夢多，面色晦黯，舌邊尖絳紅，苔白，右手脈弦滑，左手脈弦。查體：心肺（－）；肝大，橫徑（左肋弓下緣和左胸骨旁線交點處與右肋弓下緣和右乳中線交點處）十二．五公分，直徑（劍突下正中線）八公分，質較硬，表面光滑，壓痛（±）；脾未觸及；腹水徵（－）。肝功能檢查示：血清蛋白總量72 g/L，白蛋白38.5 g/L，球蛋白33.5 g/L，麝濁二十單位，麝絮（＋＋＋），穀丙轉氨酶二九〇單位。

辨證：根據病人最突出的症狀是肝腫大，與前人「脾之積，名曰痞氣，在胃脘，覆大如盤」的論述一致，故診爲「痞氣」積塊。再據其兩脅脹痛，有時刺痛，兼見左手脈弦等，知爲肝經氣血鬱滯。肝鬱犯脾則見胃脘脹、腹鳴、便溏；脾胃受傷，氣血痰食久滯不化，而形成胃脘處積塊大如覆盤；陽明之脈行於眉骨近處，積塊留滯陽明胃脘不去，久則經氣運行失暢，故目眶疼痛、右脈弦滑、舌苔白；脾胃運化失職，氣血無以化生，再兼久病入血，瘀血不去，新血不生，致血虛內熱而常發鼻衄、午後煩熱、舌質紅絳等症。綜觀脈症，診斷爲肝鬱犯脾，久生痞氣積塊之證。

論治：本病爲年積月累漸積而成，治療也須漸漸消磨，非朝夕可去。如若攻之太急，則反傷正氣，正傷則積愈痼。所以目前不可用大毒、峻烈的藥物去大攻大瀉。應先用調肝和中，佐以軟堅化積之法，疏達氣血，使積塊漸漸消散。

處方：生石決明十五克（先煎），生牡蠣十五克（先煎），焦神麴十二克，夏枯草九克，炙鱉甲十五克（先煎），地骨皮九克，銀柴胡九克，烏賊骨九克，茜草根九克，三稜四・五克，莪朮四・五克，海藻六克。六劑，水煎服。

二診（四月十二日）：上方服六劑，症狀減輕，肝略有縮小。仍以上方稍事加減，共服用二十劑。曾加減使用過香附、枳殼、赤白芍、山楂核等。並同時加服「爛積丸」（北京有市售成藥），每日二次，每次三克，晨起及睡前各一次，白開水送服。

三診（五月五日）、四診（五月二十五日）：均以上方稍事加減（加重健脾和胃之品），自覺症狀日漸減輕，肝功能化驗各項指標均有好轉，積塊（肝大）亦見縮小，橫徑十一公分，直徑六公分。因恐爛積丸過於剋伐，不宜久服、單服，因而改用李東垣「痞氣丸」隨證加減，配製丸藥，囑其長服。藥用：川黃連十五克，厚朴九克，吳茱萸四・五克，白朮六克，黃芩六克，茵陳九克，茜草根三克，炮薑四・五克，砂仁三克，人參三克，茯苓四・五克，澤瀉三克，製川烏二・五克，川椒二・四克，巴豆霜一克，莪朮六克，三稜六克，皂角三克，海藻六克，大腹皮六克，昆布六克，生牡蠣九克，焦神麴九克，枳實七・五克。共研細末，煉蜜爲丸，每丸三克。每日二次，每次一～二丸。

五診（六月十四日）、六診（七月十六日）、七診（九月七日）：連服配製的丸藥（六診時去大腹皮、川椒、川烏，加山楂核、紅花、木通），已百餘日，食納增加，偶爾有些腹脹，精神、面色明顯好轉。鼻衄很少發生，有時背部微痛，舌苔尚白，脈略弦。肝功能好轉，血清總蛋白68 g/L，白蛋白40.6 g/L，球蛋白27.4 g/L，麝濁九單位，麝絮（+++），穀丙轉氨酶一四一單位（一三〇單位以下為正常）。肝再見縮小，橫徑九公分，直徑四公分。再以上方配服丸藥，處方如下：川黃連三十克，厚朴十五克，白朮九克，枳實三十克，人參九克，黃芩十八克，茵陳二十四克，茜草根十五克，砂仁六克，茯苓十八克，三棱二十七克，莪朮二十七克，皂角刺七．五克，生牡蠣二十四克，紅花十五克，香附二十一克，巴豆霜一．二克，山楂核十五克，烏賊骨十五克，桂枝十二克，澤瀉十二克，木通六克，炙鱉甲十五克。製法、服法仍同前。

八診（十月九日）：病容已退，食納大增，目光明亮，衄血一直未再發生。再投以上方丸藥，續服二個半月。

九診（十二月二十一日）：精神好，無病容，因尚感腰酸，故將木通改為杜仲二十一克、牛膝十二克，繼服此丸藥四個月。

十診（一九六三年四月二六日）、十一診（六月七日）、十二診（八月六日）：一直服用上述丸藥，面色光潤，舌紅轉淡，舌上白厚苔已化，已生薄白新苔，脈象已轉和緩，症狀已不明顯，一切情況均好。肝功能也好轉，肝大已明顯縮小，橫徑七．二公分，直徑三．一公分。據此證情，又遵照前人「大積大聚，衰其大半乃止」的論述，及調理中焦，健運脾胃，其所餘積塊不攻自能逐步消除的經驗，故又加服香砂養胃丸，每服六克，每日二次。另外，再按第七診丸藥方配製丸藥一料，服完後，囑其停服此丸，可單服香砂養胃丸二～三周。

十三診（九月十日）：已無明顯的自覺症狀，精神、體力均佳，肝逐漸變柔軟，較以前更加縮小。肝功化驗血清蛋白正常，麝濁五單位，麝絮（+），穀丙轉氨酶一二四單位。正在服用上次所配丸藥和香砂養胃丸，囑其服完後即可停藥。

一九六八年秋追訪：早已停藥，參加全日工作已數年，一般體力勞動皆能勝任。肝臟僅可觸及，質柔軟，無壓痛，身體健壯。

一九七一年十月、一九七五年五月兩次追訪，身體健壯，面色紅潤。十多年來一直全天工作，並以體力勞動爲主，肝病未再作，查體正常。

（二）張某，女，六十七歲。初診日期：一九六一年四月十七日。

主訴下腹劇痛已十天。十天來下腹部劇痛，下腹稍偏右處有一個大腫塊疼痛拒按。曾於四月十二日住入某醫院，診斷爲「卵巢囊腫蒂扭轉」，需要手術治療，病人拒絕手術而來我院診治。入院時見患者呈急性痛苦病容，神態疲憊，微有呻吟，言語低微，氣息較怯弱，下腹部劇痛，有腫塊，拒按，雖坐臥不寧但又不敢自由轉側，不能安睡，飲食減少，飯後脘間悶脹，口乾不能多飲，夜間五心煩熱，大便乾結。查體：體溫三十七．八℃，下腹部膨隆且脹，臍下稍偏右處有一腫塊呈茄形，大如兒頭，較硬，壓痛（+++），腹肌緊張（++），反跳痛（+）。六脈均有弦象，以關、尺較爲明顯，稍數。

辨證：觀其疼痛以小腹爲主，腫塊波及右側少腹，知病在肝、腎二經。但根據腹肌緊張中醫稱爲腹筋弦急，肝主筋，筋失和則急。《內經》說：「肝足厥陰……是動則病……丈夫癲疝，婦人少腹腫，甚則嗌乾……」，《金匱翼》說：「婦人亦有疝氣，凡血涸不月，少腹有塊等症皆是，要不離乎肝經為病」。可見，病以肝經為主。再據《證治匯補》：「凡疝久成積，盤附臍之上下左右，為癥為瘕，作痛不已」的記載，和病人腹痛來勢如此急驟來看，本病屬於癥瘕疝痛之疾。兩手脈弦既主肝經病，又主疝瘕積聚腹中急痛，《脈經》有云：「診婦人疝瘕積聚，脈弦急者生」。四診合參診為癥瘕疝痛。

治法：腹中雖有拒按的腫塊實邪，但病人年近七旬，病已十天，食睡不好，氣怯聲低，又兼長途勞累，是實中有虛之證。因此，在治療上暫施以行氣活血、調肝緩急之法，等疼痛減輕，正氣漸復之後，再予消塊除癥之劑。

處方：烏藥十二．五克，當歸十二．五克，白芍二十五克，吳茱萸三．五克，炒川楝子十二．五克，荔枝核（打）九克，炒橘核九克，葫蘆巴六克，炒小茴香九克，青皮六克，木香四．五克，乳香六克，沒藥六克，元胡末四．五克（分二次沖服）。二劑。

二診（四月十九日）：腹痛減輕，二便通暢，夜已能安睡一小時以上。腹壁已較柔軟，癥塊的壓痛也略有減輕，飲食仍不多，周身乏力，語聲低怯。舌同前，脈略弦。化驗檢查：白細胞計數19700／mm^3，中性粒細胞百分之八十二，淋巴細胞百分之十六，嗜酸性粒細胞百分之二。仍守原法，前方去吳茱萸，加西洋參四．五克（另煎兌入）、炙黃耆九克以扶助正氣。二劑。

三診（四月二十四日）：服上方後，效果很好，故又按原方服二劑才來就診。現腹痛已全部消失，夜能安睡，食納增加，精神已好，已能坐臥和扶杖行走，小便正常，大便五日未行。腹部切診：腹壁已柔軟，下腹稍偏右處可清楚地摸到一個腫塊，約兒頭大小，稍能移動，壓痛（+）。舌苔白厚，六脈略數，稍帶弦滑。化驗檢查：白細胞計數9.2×10^9/L，中性粒細胞〇．七九，淋巴細胞〇．二〇，嗜酸性粒細胞〇．〇一。尿糖（++），再詢問病史素有糖尿病。仍以前方加減，藥用：人參六克，白朮六克，茯苓六克，炙甘草四．五克，陳皮六克，川楝子九克，炒茴香六克，荔枝核九克，香附九克，炙黃耆十二克，乳香三克，沒藥三克，瓜蔞十九克（與元明粉一．五克搗拌），元胡末三．五克（分沖）。二劑。

四診（四月二十六）、五診（五月三日）：諸症減輕，大便已通，行動自如，飲食倍增，面色較前活潤，但尿糖仍爲（++）。上方去瓜蔞、元明粉，加知母、生石膏、黃芩、丹參、青皮，清氣血之熱，兼治中消。

六診（五月八日）：已無自覺症狀，面色潤，精神佳。腹部切診，下腹部稍偏右處的腫塊尚有蘋果大小，行動坐臥已無疼痛，按之亦無明顯壓痛。且其脈兩關尺仍略有弦象，舌苔薄白。據此改用扶正消積、攻補兼施之法，用丸劑常服。即在上方基礎上去黃耆加三稜、莪朮、桃仁、紅花、檳榔、烏藥、白芍、焦山楂、焦神麴、焦麥芽等，共爲細末，製爲丸藥如綠豆大，每次服三～六克，日服二次，溫開水送下。

一九六一年九月十九日追訪：面色紅潤，行動如常人，能主持家務。尿糖已陰性。腹部臍下稍偏右側，尚能摸到一個小腫物如杏大小，囑仍服所配丸藥。

一九六二年五月十七日再追訪：身體健康，尿糖仍爲陰性。腹部腫塊已無法摸到。

六、與西醫學的聯繫

西醫學中尚無關於中醫積聚的專門論述，但就積聚的臨床表現來看，可包括在西醫學中的肝大、脾大、腹部的囊腫、息肉、肉瘤等疾病中。西醫學關於上述這些疾病，首先是確診，明確診斷以後，主要是治療原發病。肉瘤、息肉、囊腫之類的疾病如果影響生命健康，可考慮手術治療。

如經西醫學確診並需手術的患者不願意手術，要求中醫治療時，可按本篇所述辨證論治。對懷疑積聚者，尚需注意除外遊走腎、遊走脾等，因這樣的情況一般不需要治療。

七、體會

本病的治療，一般在邪氣未盛、正氣未衰時，治宜攻邪爲法；若病久氣虛、脾土衰弱，則宜攻補兼施或先補後攻；俟積去其大半，則宜扶正調養，使脾土健運，則殘塊餘積不攻自消，不可一味妄攻，以防傷伐正氣。

治積塊服湯藥數十劑後，皆須配製丸藥常服，使積塊潛消默化。用藥不可太急，不可用毒性太大之品。另外，還可配合外治法，如貼膏藥、灸法等，要以提高臨床療效爲目的。不論用何法治療，醫家、病家都要有耐心，守方緩圖。

鼓脹

一、簡介

患者以腹部膨脹，其形如鼓者，名爲鼓脹。鼓脹病，往往只是腹部脹大如鼓，而四肢反而瘦弱，所以，也有以其病狀，形似蜘蛛，故也有稱爲蜘蛛蠱（鼓）者，或稱單鼓脹者。也有按其病因來分別稱謂者，如氣鼓、血鼓、水鼓等。

鼓症爲何又稱鼓脹，因爲凡是鼓症均兼有腹部脹滿，即鼓都兼脹，但嚴格地說脹與滿與鼓，皆有一定的區別，如《靈樞．脹論》說：「夫脹者，皆在於臟腑之外，排臟腑而郭胸脅，脹皮膚，故命曰脹。」也就說脹者，腹部或胸脅部確實能見到外形發脹，故中醫學又說「有形爲脹，無形爲滿」。滿是一種自覺症狀，自覺胸腹部發「滿」，但用手摸之，或用軟尺量之，均爲正常，未見到胸腹脹大。

脹、滿、鼓三者雖有區別，但又可互見。有的病人，先有腹部發滿，或失治，或治之有誤，可漸漸轉成脹滿之症，又脹又滿。脹滿未及時治療遷延時日，又漸漸形成鼓者，臨床也不少見。所以三者滿最輕，脹則較重，臌則最重，所以俗語又有「風勞鼓噎，十死九個」之說，可見鼓脹是一種危重證候。

二、病因病機

一、七情失調　思慮傷脾，恚怒傷肝，脾傷則中焦運化失職，肝傷則強暴橫逆，肝旺乘脾，土木失和，則中焦失和，再兼七情鬱結，氣道壅塞，上不得升，下不得降，則脹滿鼓脹之病漸成。

二、飲酒過度

酒能生濕、助火，膏粱厚味滋膩多濕，濕熱相蒸，脾胃之氣受，受納、運化失職，宿食內停，水濕不化，腹脹痞滿，漸成鼓脹。

三、生冷傷中　過食生冷，寒凝中州，寒濕困脾，脾失健運，漸生鼓脹。

四、脾腎陽虛　素體脾腎陽虛，中焦運化失常，水濕停留而成鼓脹。

五、疲勞過度　過度勞累，傷氣傷脾，脾陽虛弱轉輸失職，中濕不化。

六、久病精血內耗　精血內耗日久而致肝、脾、腎三臟受損，中運不健，水穀不化，漸成鼓脹。

七、寄生蟲　腹內受寄生蟲的影響，而致氣血紊亂，運化失常，漸致鼓脹。

八、氣、水、血失運　水、氣、血運化失常，不能及時轉輸運化，氣機失調，腹部水液瀦留，清氣不升，濁氣不降，腹部瘀血凝滯，瘀鬱經隧，血不歸經而發生氣鼓、水鼓、血鼓。

三、辨證論治

鼓由漸積而成，病程較長，或先有腹部脹滿，治不及時，漸漸延變成鼓。所以鼓的病程較長。也有的是由黃疸、積聚、蟲蠱等慢慢轉化而成的。從其發病過程來看，也是由輕到重的演變，故把此病的過程分爲初、中、晚三期。

（一）初期

鼓脹的初期，多是自覺腹部發滿，外觀查不到腹部脹大，只覺腹部發滿難受，特別是飯後或下午較爲明顯，面色晦黯無華，午後神疲或兼有兩脅脹滿、手心發熱等症，舌苔多膩，脈象弦滑。辨證多爲肝胃不和，木旺乘脾證。治法以疏肝、行氣、消滯、化濕等法爲主，補虛之法應用較少，如需要扶正的，也多是在疏、達、消、導之法中兼加一些補藥。常用方如中滿分消丸茵陳胃苓湯、加味逍遙散。

（一）中滿分消丸：黃連、黃芩、厚朴、枳實、半夏、茯苓、豬苓、澤瀉、人參、白朮、甘草、生薑。

本方是「除滿」方中的名方，只能在腹滿時用之，如兼有胸脅脹痛者，則藥力不足，不適用。

陳。

（二）茵陳胃苓湯：陳皮、厚朴、蒼朮、甘草、豬苓、白朮、茯苓、澤瀉、桂枝、茵陳。

如兼有兩脅（或右脅）脹滿隱痛者，可用加味逍遙散隨證加減。

（三）加味逍遙散：柴胡、當歸、白芍、薄荷、茯苓、白朮、甘草、生薑、香附、元胡。

如右脅下有積塊堅硬拒按者，可在上方中再加桃仁、紅花、鱉甲、生牡蠣。

（二）中期

初期失治，病情日漸深重，正氣漸虛，此期腹部脹滿兼見，由於氣聚瘀停，積傷脾胃而飲食難消，水濕不化，氣、血、濕、食交相阻遏，積滯難行，腹部逐漸脹大，遂成鼓脹之證。此時二便時有不暢，面色晦黯不華，舌質紅，可見白苔或黃膩苔，脈象弦等。此期的治療大法，是攻補兼施。但又宜注意氣滯、水停、血瘀之不同。

一、偏氣滯者爲「氣鼓」　多見肚腹鼓脹而滿，鼓之鼟鼟然如鼓，得矢氣或噯氣則腹脹得減。整個腹部鼓脹明顯，性情急躁，有生氣、盛怒病史，腹部雖脹大，但有增減（矢氣、噯氣則減輕，生氣、大怒則增重），小便量一般還不太少。此時常用行氣寬中之法，如寬中湯：

（一）寬中湯：陳皮、木香、蔻仁、厚朴、檳榔、青皮、大腹皮、澤瀉、鬱金。

如辨證認爲正氣較虛者，也可與香砂六君子湯交互服用。

（二）香砂六君子湯：黨參（或人參）、白朮、茯苓、炙甘草、陳皮、半夏、廣木香、砂仁。

二、偏於水停者爲「水鼓」　肚腹膨隆脹滿，腹部有沈墜感，以手叩之爲實音，腹水征陽性，小便短少，大便發墜，排解澀滯。舌質多嫩紅，舌苔膩，脈象沈。此時可用攻逐積水之法。常用方爲舟車丸，禹功散。

（一）舟車丸：黑丑、大戟、芫花、甘遂、大黃、青皮、陳皮、木香。原方有輕粉，現已禁用，故不用。上藥爲末，水泛爲丸如綠豆大。每服三～九克，晨起空腹服，溫開水送下，可先從小量開始，如服後不瀉水，再慢慢加大用量。本藥以瀉水爲主，不可久服。

（二）禹功散：黑丑一二〇克，炒茴香三十克。共爲細末。每次服三克，薑汁調下。方中或加木香三十克。可從小量開始，漸漸加大用量，以瀉水爲度。

以上二方皆爲攻逐水飲之劑。比較起來，舟車丸峻利，禹功散稍和緩，但二方皆爲瀉水峻劑，均不可常服、多服。

千金方另有治大腹水腫之方，藥性相對平穩。茲介紹如下：

（三）疏鑿飲子：檳榔、商陸（此藥有一定的毒性）椒目、赤小豆、木通、澤瀉、大腹皮、茯苓皮、生薑皮、羌活、秦艽。

三、偏血瘀者爲「血鼓」　此證肚腹鼓大，用手按之較硬，腹部皮色略帶青紫，並有許多青筋暴露和紫紅色的細細紅筋隱現，面部或有紅絲縷縷，脅下或有積塊疼痛，大便色黑，或兼有吐、衄，舌質絳紅，舌下血管青紫，舌上或有瘀斑。治法用活血袪瘀，佐以行氣利水之法。常用方如當歸活血湯、抵當湯。

（一）當歸活血湯：當歸、赤芍、生地、桃仁、紅花、香附、川芎、丹皮、元胡、青皮、莪朮、三棱。可再加茯苓、大腹皮。

（二）抵當湯：水蛭、虻蟲、桃仁、酒大黃。共爲末，水煎溫服。

本方藥味，攻逐瘀血，藥力太急，身體虛弱者愼用。如欲緩緩圖治，可改用大黃䗪蟲丸（中藥店有成品）。身體比較虛弱者，可與人參歸脾丸交替服用。每次一丸，每日二次，溫開水送服。

（三）加味澤蘭湯：澤蘭、當歸、丹皮、青木香、赤芍、桃仁、紅花。可再加茯苓、水紅花子、澤瀉。水煎服。本方較平和，既能活瘀，又有當歸寓消於補。

以上諸方，可根據病情、患者體質和證候表現等酌情選用。

氣鼓、水鼓、血鼓三鼓證中，血鼓病情最深重，故也較爲難治，須醫患互爲合作，酌情診治，才能痊癒。還有偏於食積者，多見脘腹飽滿，脹，飯後腹脹加重，因而不敢多食，舌苔垢膩，脈象弦滑有力。此爲鼓脹中病情最輕者，腹部雖脹大，但比水鼓、血鼓鼓脹程度輕，用手按之亦無積塊、水停等症。此爲平時食積害脾所致，一般採用健脾消食法，常用方如和中丸方，隨證加減。

和中丸方：白朮、扁豆、茯苓、陳皮、枳實、香附、砂仁、神麴、麥芽、山楂、半夏、丹參。

四、偏於蟲積的爲單蠱脹　此證常爲地方寄生蟲病引起，如血吸蟲病等。腹部十分膨隆，常兼有腹水，心中嘈雜，面黃有白斑，嗜食生米、泥土等，大便可檢出蟲卵，舌苔白，脈象弦滑。此證可用驅蟲除積之法，常用方有追蟲丸，可隨證加減。

追蟲丸方：雷丸、苦楝子、黑丑、檳榔、皂角、茵陳、木香。可酌加茯苓、大腹皮、冬瓜皮、車前子等。

治療此證，應記住此病時日已久，病根已深，正氣漸虛，雖有實邪（如腹水、積塊等）也不可只求一時之快，數行攻利，以免因治療不當而速其死或使病情加重。

（三）晚期

中期失治，或治療有誤，病情未減，積水不消，正氣已虛，臨床漸漸出現肉消骨露，腹水有增無減，面色晦黯無光澤，腹部十分膨脹，狀如牛腹雞頭，腹皮緊崩，光亮露筋，小便不利大便或結或溏，舌質紅絳，苔乾無津，或糙黃或垢膩，脈多弦細而數。此證正虛邪實，攻補兩難，病變至此，雖名醫，亦難回春。古稱「風癆鼓噎」之四大難證，即含此證。臨床醫生也有用消蠱湯之類攻其邪，大補陰丸、附子理中湯（丸）、三甲復脈湯之類扶其正，希望取效者。但是病至晚期，很難取得明顯效果。我們醫界還應繼續努力，深入研究，以提高療效，挽救生命。

（一）消蠱湯：半夏、炒萊菔子、炙甘草、蘇梗、蘇葉、桃仁、肉豆蔻、枳殼、青皮、陳皮、三稜、莪朮、肉桂、白蔻仁、蓽澄茄、木香、生薑、大棗。

（二）大補陰丸：黃柏、知母、熟地、龜甲、豬脊髓，和蜜為丸。每次服六～九克，每日二次空心服。

（三）附子理中湯：即附子理中丸方，酌斟用量，改爲湯劑。

（四）附子理中丸：黨參（或人參）、乾薑、白朮、甘草、製附子。

（五）三甲腹脈湯：炙甘草、生地、生白芍、麥冬、阿膠、麻仁、桂枝、生牡蠣、生鱉甲、生龜甲。

鼓脹的晚期，很難取得速效，所以，醫患都須沈住氣，安心治療，不能急躁。對此證尚無特效藥，主要是辨證論治，隨證斟酌，靈活變化。一九五八年前後，各中醫雜誌曾報道有用龍虎草治癒蠱脹（血吸蟲病）的，可查找參閱。

總之，鼓脹到了晚期，尚無特效藥方，加用西醫「放水」療法，可以減輕病人痛苦。所以有病要早治爲好。

四、名醫要論

鼓脹何如？岐伯曰：腹脹身皆大，大於膚脹等也，色蒼黃，腹筋起，此其候也。（《靈樞·水脹》）

唯腹大，動搖水聲，皮膚黑，名曰水蠱。（《肘後備急方》）

蠱與鼓同，非蠱毒之蠱也，俗謂之膨脝，又謂之蜘蛛病，所感不同，止是腹大而急，餘

處皮肉如常。（《證治要訣》）

治水鼓者，以脾胃藥爲君，肺藥爲臣，腎藥爲佐，如此調治，庶近道矣。（《湖嶽村叟醫案》）

鼓脹之病，臍滿者重，臍突者死，發熱者重，腹如牆壁堅硬者死。水腫之病，手足心平滿者死，面黑肉硬腹多青筋者死。此斷死生之大訣也。（《丹台玉案》）

五、驗案

穆某某，男，四十歲。初診日期：一九七〇年五月二十日。

病史與現在症：患慢性肝炎兩年多，近年來醫生診斷早期肝硬化，現症右脅隱痛，胃脘部堵脹，心口有一大病塊，食思不振，腹部腫脹膨大，飯後遲消，大便不爽，小便量少。查體：肝大，在劍突下四橫指，質較硬，無明顯壓痛，腹水征陽性，腹圍九十二公分，面黯不澤，舌質略紅，舌苔薄白，脈象弦細。

辨證：肝鬱害脾，中運不健，痰食濕濁，停滯不化，漸生「痞氣」之積，水濕停蓄漸成「水鼓」。脈症合參，診爲痞氣兼水鼓之證。

論治：腹中有「痞氣」積塊已數年，近幾個月又出現腹水，根據先治卒疾、後治痼疾的理論，應先治腹水（水鼓），俟水鼓愈後，再消積塊。法宜調肝舒鬱，運脾利水，稍佐消積。

處方：柴胡九克，黃芩九克，炒川楝子九克，半夏六克，皀角刺四．五克，南紅花九克，白蒺藜九克，茯苓三十克，豬苓十五克，澤瀉十五克，水紅花子九克，枳實十克，白朮六克，冬瓜皮三十克，車前子十二克（包），生牡蠣二十五克（先煎），莪朮四．五克。水煎服。

上方共服六十劑，腹水（水鼓）全消，食納增加，精神好轉，即改投丸藥，以消除「痞氣」之積塊，丸藥方按李東垣先生「痞氣丸」方，隨證加減，處方如下：

丸藥方：川黃連四十五克，厚朴三十克，吳茱萸二十四克，枳實十二克，白朮十八克，黃芩十八克，茵陳十五克，乾薑十二克，砂仁十二克，黨參三十六克，茯苓二十四克，川芎十八克，川椒（炒）十八克，桃仁十八克，香附二十四克，肉桂九克，三棱十二克，莪朮十二克，炒神麴十五克，巴豆霜六克。

上藥共爲細末，煉蜜爲丸，每丸三克。每日三次，每次服一～二丸，溫開水送下，以輕瀉爲度。

囑咐病人：剛開始服丸藥時，每周加服上面湯藥三～四劑。二三周後，可只服丸藥，服完，可再按原方配製，腹中積塊消到只剩三分之一時，可加服人參健脾丸，每日二次，每次一丸。兩種藥丸同時服用。

一九七三年追訪：服上方配製的丸藥，約三年半，病已痊癒。並說同室住的三個病友，因未堅持服中藥，已於十九七一年相繼故去。他本人堅持長期服用中藥，尤其是丸藥曾配製過多次。現已整日上班工作，在鐵工廠任領導工作。一九七五年六月又去追訪：精神健旺，身體強壯，現又調到縣百貨公司做領導。

六、與西醫學的聯繫

西醫學無鼓脹之病名，但根據鼓脹病的特殊臨床表現，以腹水最爲突出，所以從西醫學的腹水症狀進行一些聯繫：

腹腔內積聚的液體，超過二〇〇毫升時則稱爲腹水，當積液超過一〇〇〇毫升時，腹部即顯出膨隆，體檢時可以檢查出移動性濁音，這時中醫稱爲水鼓。如有小量的腹水，只有靠超聲波檢查才能查出，一般體檢尙難發現。

腹水雖然可以單獨存在，但是，也常常是全身疾病的一種表現。任何原因，使腹腔由液體產生的速度超過吸收的速度，即可以形成腹水。

引起腹水的原因很多，如血漿滲透壓降低；門脈系統毛細血管和肝竇內的靜脈壓增高；肝臟淋巴液生成增加或回流受阻；鈉水瀦留；腹膜毛細血管通透性增加及腹腔內臟器破裂；其他因素如某種病理狀態（如肝硬化）；腎素、血管緊張素、激肽系統、前列腺素、心鈉素、腎血流異常分佈等等均可能在參與某些病理變化時引起腹水。

臨床上出現腹水，有的漸漸發生，有的突然發生（如肝硬化患者在發生上消化道出血後，常常很快又出現腹水）。腹水出現前，多數先發生腹脹，而後漸漸出現腹水，臨床醫生常把這種情況稱作「先颳風後下雨」。腹水量少時，腹部可能不顯膨隆，大量腹水時，則可出現腹部膨隆、腹脹、重墜，肚臍甚至突出，移動性濁音呈陽性，腹壁可觸及波動感。

附移動性濁音檢查法，先讓患者平臥，進行腹部聽診，確定腹部濁音處，劃一記號。然後令患者向畫有記號的對側側臥，稍等片刻，再聽腹部濁音，如濁音界的水平縮退即為陽性，如濁音界仍在記號處則為陰性。

腹水應與其他原因引起的腹部膨隆相區別。大胖子的腹部雖膨大，但呈球形，肚臍不突出，無移動性濁音。胃腸脹氣產生的腹部膨大，聽之呈鼓音，無移動性濁音。巨大的卵巢囊腫時，腹部叩診多呈鼓音，婦科檢查，可以確定囊腫的原因起於卵巢。腎盂積水引起的腹部膨大，起病很慢，腹部外形不對稱，不積水一側的腹部叩診呈實音。用B超、X線鋇餐造影等，均可查出腫物的部位。結核性腹膜炎引起的腹部膨隆多在臍腹部，呈尖起的膨隆，用手揉按之，有似揉綢緞般的光滑感，心功能不全引起的腹水，多先有腳腫，漸及於小腿水腫，再嚴重時才發生腹水，但此種水腫兼有心衰症狀。

腹水穿刺，檢查時如見到腹水的顏色為淡紅色或黯紅色，應想到肝癌、卵巢癌等惡性病變。

引起腹水的疾病，常見的有心包炎、慢性克山病、肝臟病（如肝硬化、肝癌、病毒性肝炎）、結核性腹膜炎、自發性細菌性腹膜炎、腹膜腫瘤、腎源性腹水、惡性營養不良、梅格斯綜合症（盆腔腫瘤、腹水、胸水同時存在）等等。

治療：西醫學對腹水的治療，主要是治療原發疾病。

如果經過確診爲肝硬化腹水時，可應用以下方法治療腹水。

一、限制食鹽（鈉）攝入量和水的進入量　食鹽一日不超過二克，進水量以每日不超過一〇〇〇毫升爲宜。

二、利尿劑　一般是先用較溫和的利尿藥，後用較強的利尿劑；先單一用藥，後聯合用藥；先從小量開始，以後逐漸增加用量。一般是先投安體舒通，若利尿效果仍不顯著可加用速尿。利尿不可過激過多，以每日能減輕體重〇．五～一公斤爲宜；應每日監測Na+、K+、Cl-，以免引起電解質紊亂和酸鹼度不平衡，加強對肝硬化的治療；腹水接近完全消退時，利尿藥也要逐漸減量，不可驟然停用。

三、提高血漿膠質滲透壓　每周定期輸入白蛋白或鮮血。

四、腹腔穿刺排放腹水　放腹水只能臨時減輕病人的症狀。只有在重度腹水影響心肺功能時，才進行腹腔穿刺排出一部分腹水。一般一次放腹水二〇〇〇～三〇〇〇毫升。是不得已而用之的方法。不可只靠此法治療：

五、其他治法　如體育、中藥等，亦可選擇應用。

應用中藥，要遵照辨證論治的原則來應用，作爲一種治療方法，複合應用，效果尙屬不錯。還要做好防治上消化道出血的救治措施，防止肝性腦病、肝腎綜合症、繼發感染等。主要應把治療重點放在治療肝硬化上，使肝功能逐漸恢復正常才是徹底的治療方法。

七、體會

鼓脹自古就是難治病，疾病早期就堅持治療，也常有效果很好者。如果等到晚期再治療，終屬於很棘手、很難治的疾病，若醫者細心地有信心地深入鑽研病機病證，靈活變化，隨症治之，也有漸痊癒者，總之要有信心，醫家、病家要同心協力共同克服一切困難，安心治療，堅持長時間服藥，才能有希望治癒，醫者更要鑽研，要知難而上，不要知難而退，要懷抱著必勝的決心去進行治療。

本篇所附的驗案就是很好的例子，同樣比他病情稍重的例子也有，我與病家均抱必勝的信心而治好了。我們對醫學要發展，要學習古人、超過古人，要深入鑽研，進一步提高療效。

今再介紹一個實例，供同道參考。

一九五六年時我在北京市中醫醫院曾見到一例「蜘蛛鼓」病人，眞是牛腹雞首，經過許多專家治療，均未見顯效，在病房住了好幾年，最後大家還是採用了每周腹腔穿刺放水三〇〇〇～五〇〇〇毫升，放水後就用大量黃耆六十～一二〇克，水煎服，每日一付，服一周就又放水，如此這樣地放水↓吃大量黃耆↓放水↓吃大量黃耆，治療一～二個多月後，此人痊癒出院。但是又有類似病人再用此法，效果卻不理想，又用了四五個病人，都未見良效。今附在此篇末，以供有識者參考，深入研究。

痹病

一、簡介

痹有閉字的意義，例如華佗《中藏經》說：「痹者，閉也，五臟六腑感於邪氣，亂於真氣，閉而不仁，故曰痹。」所以可以說痹有閉塞、閉阻、閉著、不通暢等意思。《素問．痹論》中說：「風寒濕三氣雜至，合而為痹也。」由此我們又知道，凡身體遭受風寒濕三種邪氣合而侵入，而致氣血、營衛失利，而導致經絡、肌肉、筋骨、關節、肢體等處，發生疼痛、酸楚、痳木、重著、腫脹、屈伸不利，甚至變形等症狀者，都通稱為「痹病」。

中醫學認為隨著風寒濕三邪的盛衰、多寡、侵入的深淺及病人的正氣反應等，人們會發生不同的痹病，所以又分為行痹、痛痹、著痹、熱痹、尪痹等。

關於痹病的病因病機和治療方法，早在《內經》中即有「痹論」的專篇論述，漢．張仲景的《金匱要略》中也有關於痹病（歷節）的專篇，其所傳處方，至今行之有效。歷代醫家又有許多補充發揮，積累了豐富的有效的治療方法。

二、病因病機

風、寒、濕三邪合而侵入。但這不是說風、寒、濕三種邪氣各占三分之一，所以《素問·痹論》說：「其風氣勝者爲行痹，寒氣勝者爲痛痹，濕氣勝者爲著痹。」《素問·痹論》中又說：「其熱者，陽氣多，陰氣少，病氣勝，陽遭陰，故爲痹熱。」後世又把這種痹處發熱者，又稱爲熱痹。由此我們可知，行痹是三邪之中風氣勝；痛痹是三邪之中寒氣勝；著痹是三邪之中濕氣勝；熱痹是病氣勝，人體的陽氣亦盛，邪正鬥爭，邪從熱化而成。那麼，關節疼痛久久不愈，而致關節變形，肢體屈伸不利，甚至攣縮而不能伸者，又是何邪所致呢？這需要我們通過大量的臨床實踐總結分析後予以補充。筆者認爲三邪之中寒、濕二邪較勝，深侵入腎，（腎主骨）母不生子，影響到肝（筋），筋骨同病而致關節變形，肢體不能屈伸、骨質受損者，可稱爲尪痹。

尪字，新華字典注曰：①脛、脊或胸部彎曲的病；②瘦弱。尪痹即出現關節變形，肢體彎曲，骨質受損的痹病（本書有尪痹專篇請參閱）。

還有，過去對於《內經》所說「風、寒、濕三氣雜至，合而爲痹也」一句中的「合」字，只解釋爲風、寒、濕三邪相合，筆者認爲對這個「合」字，還應有以下的理解。①三種邪氣「合」於皮，則發生皮痹；「合」於脈，則發生脈痹，「合」於肝則發生肝痹，「合」於腎，則發生腎痹……，風、寒、濕三氣相合，「合」於五臟、六腑、皮、毛、脈、筋骨某處，即發生某痹，所以才說「風、寒、濕三氣雜至，合而爲痹也。」並且《素問·痹論》還說：「不與風寒濕三氣合，故不爲痹。」由此可見與風、寒、濕三氣「合」則爲痹，「合」於何處即爲何痹，「不與風寒濕三氣合，故不爲痹」。念這一句時，「合」字發重音才對。②合於時令。風寒濕三種邪氣相合，又合於時令，則容易使人發生痹病。例如《素問·痹論》說：「以冬遇此者爲骨痹，以春遇此者爲筋痹……」。

三、辨證論治

一、行痹　行痹即關節疼痛不固定，遊走串痛，今天膝關節痛，明天肘關節痛，後天肩關節痛，總之關節疼痛，遊走不定，或上肢或下肢，全身關節遊走串痛是其特點，舌苔多無大變化，脈象或弦或浮。

此證因風寒濕三邪之中風邪最多、最勝，因「風者善行數變」，故痛處遊走不固定。治法以祛風爲主，兼顧散寒化濕，即祛風蠲痹法。常用方有蠲痹湯、防風湯隨證加減。

(一)蠲痹湯：羌活、獨活、肉桂、秦艽、當歸、川芎、甘草、海風藤、桑枝、乳香、木香。

(二)防風湯：防風、當歸、茯苓、杏仁、黃芩、秦艽、葛根、羌活、桂枝、甘草。此方用於兼見風邪化熱，痛處發熱、口乾舌燥者。

二、痛痹　痛痹的特點是關節疼痛劇烈爲主，痛處喜暖畏寒，常常固定在某關節或幾個關節。其舌苔可能呈白色或薄白，脈象多見弦或弦緊，（弦主疼痛）。此證因寒邪勝，故治法以散寒爲主，但因痹病是風寒濕三氣所致，故應兼顧祛風、化濕。即散寒、祛風、化濕法合用，但要突出散寒。對有些日久難愈者，還要佐以扶助腎陽，因腎陽爲眞陽，只有眞陽熙熙，寒凝才可釋化。治痛痹常用方有千金烏頭湯、甘草附子湯等，隨證加減。

（一）千金烏頭湯：烏頭、細辛、川椒、白芍、甘草、秦艽、附子、肉桂、乾薑、茯苓、防風、當歸。

（二）甘草附子湯：甘草、附子、白朮、桂枝。

三、著痹　著痹以關節痹痛、肢體沈重爲主，或關節漫腫，或疼處多汗多濕，其患肢似有千斤壓墜，而沈重不易活動。舌苔多膩，脈象可見弦滑、沈滑等。治法以化濕爲主，兼顧散風、祛寒。常用方有補土燥濕湯、薏苡仁散、薏苡仁湯。隨證加減。

（一）補土燥濕湯：山藥、白朮、茯苓、甘草、羌活、防風、蒼朮、生薑、大棗。

（二）薏苡仁散：薏苡仁、當歸、川芎、乾薑、甘草、肉桂、川烏、防風、人參、羌活、白朮、麻黃、茵陳、獨活。共爲細末，每服六克，空心臨臥溫酒調服。

（三）薏苡仁湯：薏苡仁、白芍、當歸、麻黃、桂枝、蒼朮、甘草、生薑。

四、三痹同治法　行痹、痛痹、著痹有時在臨床上同時出現，又痛、又串、又沈重腫脹。遇這種情況，古人有三痹湯，可隨證加減應用。也可用獨活寄生湯隨證加減。

（一）三痹湯：川續斷、杜仲、防風、肉桂、細辛、人參、茯苓、當歸、白芍、黃耆、牛膝、甘草、生地、川芎、獨活。

（二）獨活寄生湯：獨活、桑寄生、秦艽、防風、細辛、川芎、當歸、熟地、白芍、桂枝、茯苓、杜仲、牛膝、黨參。

對此證，我也擬訂一方，名治痹湯，臨床上常獲良效。茲介紹於下，供臨床參考。

治痹湯：（自擬方）：桂枝十克，製附片十克，白朮十五克，羌、獨活各十克，防己九克，生薏苡仁二十～三十克，千年健十五克，當歸九克（或丹參十五克），甘草五克。此方用於串痛、疼痛、沈重、腫脹皆有者。

五、熱痹 《內經》稱此爲痹熱。其特點是痛處發熱，甚則痛處皮膚紅、腫、熱、痛，由於陽氣多、病氣勝而化熱所致。治法以清熱爲主，兼顧袪寒、化濕，貴乎宣通。在臨床上我常用自擬的清熱散痹湯隨證加減。

清熱散痹湯（自擬方）：桑枝三十～五十克，忍冬藤三十克，荊芥十克，黃柏十二克，連翹十二克，羌、獨活各九克，防己十克，木瓜十二克，丹參十五～二十克，透骨草十五～二十克，伸筋草三十克，炙山甲六～九克。

本方以桑枝、荊芥、羌獨活袪風（這四藥必須重用桑枝），忍冬藤、黃柏、連翹清熱達邪，防己、木瓜袪濕舒筋，透骨草、丹參、伸筋草通絡活瘀以助痹熱消散。

加減法：兼表證惡寒者，可去丹參、黃柏、防己等，加桂枝、麻黃、生石膏、生薑。如大熱不惡寒、口渴、汗出、骨節煩痛、脈洪數者，可去羌獨活、荊芥、丹參，加生石膏、知母、桂枝（寓白虎加桂枝湯意）

六、尪痹 尪痹的主要特點是關節變形，肢體屈伸不利，骨質受損。（本書對此另有專篇論述，請參看，玆不贅述）。

四、名醫要論

所謂痹者，各以其時重感於風、寒、濕之氣也。（《素問》）

痹之爲病，寒多則痛，風多則行，濕多則著。在骨則重而不舉，在脈則血凝而不流，在筋則屈而不伸，在肉則不仁，在皮則寒，逢寒則急，逢熱則縱，此皆所受邪而生也。（《普濟方》）

痹者，閉也。五臟六腑爲邪氣所閉，則痹而不仁。（《證治準繩》）

大抵痹而知痛知癢者，易治；不仁、不痛者，難治。（《醫衡》）

痛在上者，屬風多。痛在下者，屬濕多。（《醫學滙海》）

五、驗案

（一）陳某某，女，二十歲，學生。初診日期：一九七九年七月十四日。

主訴：全身關節痛已兩個多月。

去年患風濕性關節炎，並發風濕性心肌炎，經治療後，關節痛、心肌炎症狀皆消除，心電圖亦恢復正常。近兩個月來，天多陰雨，全身關節疼痛又作，兩膝關節怕冷，走路時疼痛加重，並感到走路困難，食欲亦較差，舌質略紅，舌苔白膩，脈象沈弦細。

辨證：風、寒、濕三氣侵入，痹阻血脈，經絡不通暢，發爲痹證。

治法：祛風散寒，利濕和中。

處方：桂枝九克，製附片八克，白朮五克，炙甘草四克，丹參十五克，威靈仙十二克，羌、獨活各九克，千年健十五克，尋骨風十五克，防風十克，黃柏十二克，生熟薏苡仁各十五克，藿香十克，佩蘭十克。六付，水煎服。

二診（七月二十日）：藥後，關節已不痛，僅在走路多時，尙感到關節微痛，舌質黯，舌苔白，後部尙膩，脈象沈略細，再投上方六付。

三診（八月七日）：服上方自覺有效，故共服十六付，現關節已不痛，感到有些上火，嗓子有些痛。舌苔正常，脈象沈略數。改方如下：

玄參十五克，生地十五克，桔梗五克，天、麥冬各九克，生甘草五克，黃芩九克，板藍根十克，桑枝三十克，威靈仙十二克，錦燈籠五克，生石膏三十克（先煎）。六付。水煎服。

四診（九月十八日）：上方服六付後，又服七月二十日方六付，以後又服上方六付，服完後又服七月二十日方六付。現在關節已不痛，喉亦不痛，舌苔根部微黃，脈象滑略數。要求改服丸藥。處方如下：

桂枝五十克，桑枝一〇〇克，白朮二十五克，千年健一二〇克，附片八十克，尋骨風一〇〇克，羌活六十克，獨活六十克，威靈仙八十克，炒黃柏五十克，炙甘草二十克，桑寄生一二〇克，川續斷一〇〇克，玄參八十克，生、熟地各五十克，川芎三十克，板藍根六十克，焦四仙各四十克，遠志五十克，珍珠母一二〇克，南紅花五十克，生石膏一〇〇克。

上藥共爲細末，煉蜜爲丸，每丸九克。每日三次，每次一丸。

新年時追訪：一直上中學，未再鬧病。

(二) 楊某某，女，二十一歲，煤礦工人。初診日期一九六二年五月三日。

二十天來，兩膝關節、兩踝關節以及兩腳均腫痛，腫痛處皮膚略發紅，自覺發熱，用手捫之稍熱，兩小腿有散在的幾個紅色小斑塊，用手摸之，紅斑爲僵硬的結塊，用手擠壓有疼痛。不能行走，由其父背著來就診，舌苔略黃，脈象滑數。四診合參，診爲熱痹。

治法：祛風、清熱、活絡，佐以解毒。

處方：桑枝十八克，桂枝六克，白芍十克，知母十克，地龍六克，木瓜十克，防己十克，檳榔十克，忍冬藤十五克，赤芍十克，威靈仙十克，懷牛膝十克，乳、沒各三克。

二診（五月八日）：其父來取藥。說藥後效果非常好，按方又服二付，已能自己下地扶杖行走，囑再服上方三～六付。

十月十五日，到家去追訪：已正常上班工作。

六、與西醫學的聯繫

近些年來，醫界習慣上把中醫的痹病，與西醫學的風濕性疾病聯繫起來，其實，這樣聯繫是不對的。因爲西醫學的風濕性疾病包括了一百多種疾病，病因特點也多種多樣，很難都與中醫學的痹病對應得上。西醫學雖然在該類病的名稱上有「風濕」二字，但與中醫學的「風濕」二字，含意並不相同。不要把西醫學的「關節痛」，簡單地與中醫學的風寒濕三邪雜至合而爲痹的痹病對應起來。即使簡單地對應、聯繫起來，也不能提高療效。所以，今天，在這個病上也不去簡單地硬套，留待後學賢明做深入細緻的研究論述。

七、體會

中醫治療痹證雖然有行、痛、著、熱、尪痹等區別，但還要注意：治行痹雖然以袪風爲主，但應加些活血藥，因爲「血行風自滅」；治療痛痹以袪塞爲主，但要注意加些補腎陽藥，可以提高療效，因爲「眞陽煦熙，寒凝可釋」；治療著痹以治濕爲主，但要注意加些健脾藥，因爲「中焦健運，濕才能化」；治熱痹要注意清化；治尪痹要注意補肝腎，以強壯筋骨。除此之外，還要時常想到痹是風、寒、濕三邪所致，所以治風時不要忘掉散寒化濕，治寒時不要忘掉疏風化濕，治濕時不要忘掉散寒疏風。再深一層想，疏風不可燥血，散寒不要助熱，化濕不要傷陰，治熱不要凝澀，補肝腎不要呆滯。這些，在處方選藥時都應注意到，療效自然也會提高。

尪痹

一、簡介

尪，尫與尩、義同，可以通用，其意指足跛不能行、脛屈不能伸、骨質受損、關節變形、身體羸弱的廢疾而言，《辭源》中注解爲「骨骼彎曲症」，脛、背、胸彎曲都叫「尪」。《金匱要略》中所說「諸肢節疼痛，身體尪羸」，就是指關節肢體彎曲變形、身體羸弱、不能自由行動而漸成的廢疾的。「痹」即《內經》「痹論」所談的痹病。尪痹即指具有關節變形、骨質受損、肢體僵曲的痹病。

對於肢體變形，關節腫大、僵化，筋縮肉卷而不能屈伸，骨質受損的痹病，古代醫家尚缺乏系統的論述和統一的名稱。有的叫骨痹、腎痹，有的叫歷節，有的則稱鶴膝風、骨槌風等。筆者在學習繼承前人各種論述的基礎上，參考近代文獻，結合多年臨床體悟，對這種痹病的因、證、脈、治進行了歸納整理，統稱之爲「尪痹」，以區別於行痹、痛痹、著痹。通過臨床檢驗，感到不僅應用方便，而且便於揭示本病的病因病機及發病特點，有利於進一步找出它的診治規律。十九八一年十二月在武漢「中華全國中醫學會內中醫內科學會上，筆者以《尪痹芻議》爲題，發表了自己的看法和論文。一九八三年中華全國中醫學會內科學會痹病學組採用了這一新病名，並以該論文中提出的藥方爲主，稍事加減，製成「尪痹沖劑」，與本溪第三製藥廠共同組織全國二十七個省、市中醫研究單位進行了臨床觀察，療效較爲滿意，經國家批準開發成中成藥，現已行銷國內外，受到尪痹患者的歡迎。

近些年來，也有人把類風濕性關節炎稱爲尪痹病者，筆者對此抱有不同的看法。

二、病因病機

一、「合」字的深刻涵義《素問·痹論》中說：「風寒濕三氣雜至，合爲痹也。」就是說，風、寒、濕邪，都可以分而各自爲病，但不是痹病。若風寒濕三種邪氣混合（錯雜）而至，合在一起而致的病，則爲「痹」病。這是大家一致公認的。此外筆者認爲，「合而爲痹」的「合」字，除上述的意義外，還有以下的含義：①痹病不僅是風寒濕三氣雜至合一侵入而爲痹，而且還要與皮、肉、筋、骨、血脈、臟腑的形氣相「合」，才能爲痹。因有各種不同的「合」，故形成各種不同的「痹」；不能與三氣雜至之氣相合者，則不能爲痹。②風寒濕三氣雜至不但可與皮、肉、筋、骨、血脈、臟腑之形氣合而爲痹，並且還因與四季各臟所主之不同的時氣相合而爲不同的痹。例如《素問·痹論》中說：「以冬遇此者爲骨痹，以春遇此者爲筋痹……」。還說：「所謂痹者，各以其時重感於風寒濕之氣也。」如此對「合」字作深入全面的理解，對分析痹病的病因病機和進行辨證論治，均有很大的啓迪和幫助。

二、結合中醫學的「從化理論」中醫學認爲，邪氣侵入人體後常常發生「從化」而使病證發生轉變。即「從陰化寒，從陽化熱」。這一疾病轉化機理，源出於《內經》，後世醫家也有論述。清代《醫宗金鑒·傷寒心法要訣》中，對從化理論做了具體完整的概括，並有明確闡述。例如書中說：「六經發病盡傷寒，氣同病異豈期然。推其形臟原非一，因從類化故多端。明諸水火相勝義，化寒化熱理何難。漫言變化千般狀，不外陰陽表裡間。」很明確地說明了同是傷於寒邪卻不一定都見寒證的道理。這一從化理論在臨床上指導辨證論治具有非常重要的意義，診治痹病，當然也不例外。尪痹雖然以寒濕之邪深侵入腎爲主要病機，但是再結合「從化理論」來分析，有的「從陰化寒」而見寒盛證，有的「從陽化熱」而見化熱證。

從上述闡述可知，在觀察、認識和理解尪痹的病因病機與發生發展、證候變化時，不但要注意深入理解「合」字的涵意，還要注意運用「從化理論」去辨證分析，才能更好地體會認識尪痹各個不同階段的不同證候變化特點。

尪痹屬於痹病範圍，所以「風寒濕三氣雜至，合而爲痹」也是其總的病因病機，更重要的是尪痹還具有寒濕深侵入腎的特點。可將尪痹常見的病因病機概括爲以下四種：

一、素體腎虛，寒濕深侵入腎。或先天稟賦不足，或後天失養，遺精滑精，房室過度，勞累過極，產後失血，人工流產，月經過多等，致使腎虛，正不禦邪。腎藏精、生髓、主骨，肝腎同源，共養筋骨。腎虛則髓不能滿，眞氣虛衰，三氣之邪中，如寒濕偏勝，則乘虛深侵入腎。腎爲寒水之經，寒濕之邪與腎同氣相感，深襲入骨，痹阻經絡，血氣不行，關節閉澀，腎爲肝母，筋骨失養，漸致筋攣骨鬆，關節變形不得屈伸，甚至卷肉縮筋，肋肘不得伸，幾成廢人。

二、冬季寒盛，感受三邪，腎氣應之，寒襲入腎《素問．痹論》說：「所謂痹者，各以其時，重感於風寒濕之氣也。」時，指五臟氣旺之時（季節），腎旺於冬，寒爲冬季主氣，冬季寒盛感受三邪，腎先應之，故寒氣可傷腎入骨，致骨重不舉，酸削疼痛，久而關節肢體變形，成爲尪羸難愈之疾。

三、復感三邪，內舍腎肝　痹病若遷延不愈又反復感受三氣之邪，則邪氣可內舍其所合而漸漸深入，使病情複雜而沈重。冬春季節，天氣尚寒冷，此時復感三邪，寒濕氣勝，內舍腎肝，肝腎同源，互相影響，筋骨同病，漸致筋攣骨鬆，關節變形，脊柱傴僂，難以行走。

四、濕熱之域陽性體質之人，因熱貪涼，風寒濕深侵入腎，從陽化熱，濕熱蘊蒸，耗傷陰精，肝腎受損，筋骨失養，漸成尪痹。

可見尪痹的發病機理更爲複雜、深重，主要是風寒濕三邪已經深侵入腎督，並影響到肝，骨損筋攣，且病程長，寒濕、賊風、痰濁、濕熱、瘀血互爲交結，凝聚不散，增重了病情變化。

三、辨證論治

（一）尪痹的臨床特點

尪痹除有關節疼痛、腫脹、沈重及遊走竄痛等風寒濕痹共有的症狀外，且病程長，疼痛多表現爲晝輕夜重，痛發骨內，古代稱此爲「其痛徹骨，如虎之齧」。關節變形，骨質受損，僵曲蜷攣，不能屈伸，重者活動受限，生活不能自理。因病邪在裡故脈見沈，因腎虛故常見尺脈弱小，因痛重邪正相爭而疼痛故脈弦。總之常見脈象爲沈弦、沈滑、沈弦滑、尺弱等。

（二）尪痹的常見證候

尪痹也像其他疾病一樣，會因人、因地、因時而出現不同的證候。最常見的證候可有以下四種：

一、腎虛寒勝證　臨床表現爲腰膝酸痛，兩腿無力，易疲倦，不耐勞作，喜暖怕涼；膝踝、足趾、肘、腕、手指等關節疼痛、腫脹、僵攣；晨起全身關節（或最疼痛的關節）發僵，筋攣骨重，肢體關節屈伸不利，甚至變形。舌苔多白，脈象多見尺部弱、小、沈細，餘脈可見沈弦、沈滑、沈細弦等象。此乃腎虛爲本，寒盛爲標，本虛標實之證，臨床上最爲多見。

二、腎虛標熱輕證　此證患者夜間關節疼痛時，自感把患處放到被窩外面似乎痛減，但在被窩外放久後又覺疼痛加重，而不得不趕緊收回被窩中；手足心也有時感到發熱，痛劇的關節或微有發熱，但皮膚不紅；肢體乏力，口乾便澀。舌質微紅，舌苔微黃，脈象沈細略數。此爲腎虛邪實，寒邪久鬱或服熱藥助陽而邪欲化熱之證。此證雖然時有所見，但比較腎虛寒盛證少見。

三、腎虛標熱重證　此證關節疼痛而熱，腫大變形，用手捫之，腫痛之局部可有發熱，皮膚也略有發紅，因而夜間喜將患處放到被窩外面，雖然在被外放久受涼仍可加重疼痛，但放回被內不久又放到被外；口乾咽燥，五心煩熱，小便黃，大便乾。舌質紅，舌苔黃厚而膩，脈象常滑數或弦滑數，尺脈多沈小。本證乍看起來，可診爲熱證，但結合本病的病機特點和病程來分析，此實爲本虛標實之證，標邪鬱久化熱，或服溫腎助陽藥後，陽氣驟旺，邪氣從陽化熱，與一般熱痹不同（熱痹病程短，無關節變形，關節疼處紅腫甚劇，皮膚也赤紅灼熱……）。此證臨床上雖也能見到，但較之腎虛寒盛證則屬少見。本證有時見於年輕、體壯患者的病情發展轉化過程，但經過治療後則多漸漸出現腎虛寒盛之證，再經補腎祛寒、強壯筋骨、通經活絡等治法而愈。

四、濕熱傷腎證　此證多見於我國南方及常年濕熱的地域，病程較長，關節腫痛，用手捫之發熱，或下午潮熱，久久不解；膝腿酸痛無力，關節蒸熱疼痛，痛發骨內，關節有不同程度的變形。舌苔黃膩，脈滑數或沈細數，尺脈多小於寸、關。此證多見於氣候潮熱地域，根據「從化理論」來看，也可能初起時會有一些寒證，但在濕熱地域，確是濕熱證多，從陽化熱而寒證少見，也可能初起時是寒證，經過從化轉變，待到請醫生診治時，已轉化成熱證。

在本病的辨證中，上個世紀七〇年代及以前時，還有「腎虛督寒」一證，隨著醫學的發展和學術認識的深入，現在已將「腎虛督寒」證移到「大」病中去論述，由於該證主要傷及督脈和脊柱，在這裡就不再論述。

（三）尪痹的治則與方藥

一、治療法則　尪痹的治療大法是補腎祛寒為主，輔以化濕散風，強壯筋骨，祛瘀通絡。肝腎同源，補腎亦能養肝榮筋，且能祛寒、化濕、散風，促使風寒濕三氣之邪外出。治瘀通絡可祛瘀生新。腎氣旺，精血足，則髓生骨健，關節筋脈得以淖澤榮養，可使已失去正常功能的肢體、關節漸漸恢復功能。總之，在治療時要抓住補腎祛寒這一重點，再隨證結合化濕、散風、活血、壯筋骨、利關節等，標本兼顧。若見有邪鬱欲化熱之勢時，則須減少燥熱之品，加用苦堅清熱之品。遇有已化熱者，則宜暫投以補腎清熱法，俟標熱得清後，再漸漸轉為補腎祛寒之法以治其本。另外，還須經常注意調護脾胃，以固後天之本。

二、經驗方藥　根據治療法則，擬定了以下四個藥方，可隨證加減，進行治療。

（一）補腎祛寒治尪湯：適用於腎虛寒勝證。川續斷十二～二十克，補骨脂九～十二克，熟地黃十二～二十四克，淫羊藿九～十二克，製附片六～十二克（如用十五克以上時，需加蜜三～五克先煎二十五分鐘），骨碎補十～二十克，桂枝九～十五克，赤、白芍各九～十二克，知母九～十二克，獨活十～十二克，防風十克，麻黃三～六克，蒼朮六～十克，威靈仙十二～十五克，伸筋草三十克，牛膝九～十五克，乾薑六～十克，炙山甲六～九克，地鱉蟲六～十克，炙虎骨（現已禁用）。水煎服，每日一劑，分兩次服。虎骨、豹骨、熊骨現均為禁用品，我常用透骨草二十克、自然銅（醋淬、先煎）六克、焦神麴十二克三藥同用以代虎骨，有時能取得類似效果，僅供大家參考。

本方以《金匱要略》桂枝芍藥知母湯合《太平惠民和劑局方》虎骨散加減而成。方中以川續斷、補骨脂補腎壯筋骨，製附片補腎陽、祛寒邪，熟地黃塡精補血、補腎養肝，共爲主藥。以骨碎補、淫羊藿、虎骨溫補腎陽、強壯筋骨，桂枝、獨活、威靈仙搜散筋骨肢體風寒濕邪，白芍養血榮筋、緩急舒攣，共爲輔藥。又以防風散風，殺附子毒，麻黃散寒，蒼朮祛濕，赤芍化瘀清熱，知母滋腎清熱，穿山甲通經散結，地鱉蟲活瘀壯骨，伸筋草舒筋活絡，乾薑配麻黃，能祛腠理之寒邪，共爲佐藥。牛膝下行引藥入腎，爲使藥。其中赤芍、知母、地鱉蟲又有反佐之用，以防溫熱藥助化邪熱。

加減法：上肢關節病重者，去牛膝，加片薑黃十克、羌活十克。瘀血症明顯者，加紅花十克、皂角刺五～六克、乳沒各六克或蘇木十五～二十克。腰腿痛明顯者，去蒼朮，加桑寄生三十克、炒杜仲二十克，並加重川斷、補骨脂用量，隨湯藥嚼服胡桃肉（炙）一～二個。肢體關節蜷攣僵屈者，可去蒼朮，減防風，加生薏苡仁三十～四十克、木瓜九～十二克、白僵蠶十克。脊柱僵直變形、屈曲受限者，可去牛膝、蒼朮，加金狗脊三十～四十克、鹿角膠九克（烊化）、羌活九克。關節疼痛重者，可加重附片用量，並再加製草烏三～六克、七厘散三分之一管，隨湯藥沖服。舌苔白厚膩者，可去熟地，或加砂仁三～五克或藿香十克。脾虛不運、脘脹納呆者，可去熟地，加陳皮、焦神麴各十克。本方最常用，主治腎虛寒勝證。

（二）加減補腎治尪湯：生地十五～二十克，川續斷十五～十八克，骨碎補十五克，桑寄生三十克，補骨脂六克，桂枝六～九克，白芍十五克，知母十二克，酒炒黃柏十二克，威靈仙十二~十五克，炙山甲九克，羌、獨活各九克，製附片三~五克，忍冬藤三十克，絡石藤二十~三十克，地鱉蟲九克，伸筋草三十克，生薏苡仁三十克。

本方仍以上方減去溫燥之品，加入苦以堅腎、活絡疏清之品，但未完全去掉羌活、獨活、桂枝、附片等祛風寒濕之藥。在臨床上，本方雖較補腎祛寒治尪湯稍少用，但較之下方尚屬多用。本方主用於治療腎虛標熱輕證。

（三）補腎清熱治尪湯：生地十五~二十五克，川斷十五克，地骨皮十克，骨碎補十五克，桑枝三十克，赤芍十二克，秦艽二十~三十克，知母十二克，炒黃柏十二克，威靈仙十五克，羌、獨活各六~九克，製乳、沒各六克，地鱉蟲九克，白僵蠶九克，蠶砂十克，紅花十克，忍冬藤三十克，透骨草二十克，絡石藤三十克，桑寄生三十克。本方主用於腎虛標熱重證。

本方較上兩方均為少用，但遇邪已化熱者，須先用本方治療，故主用於腎虛標熱重證。標熱消退後，仍需根據辨證論治的原則，漸漸以補腎祛寒法為主治其本。

（四）補腎清化治尪湯：骨碎補十五~二十克，川斷十~二十克，懷牛膝九~十二克，黃柏九~十二克，蒼朮十二克，地龍九克，秦艽十二~十八克，青蒿十~十五克，豨薟草三十克，絡石藤三十克，青風藤十五~二十五克，防己十克，威靈仙十~十五克，銀柴胡十克，茯苓十五~三十克，羌、獨活各九克，炙山甲六~九克，生薏苡仁三十克，忍冬藤三十克，澤瀉十~十五克。本方主治濕熱傷腎證。

加減法：四肢屈伸不利者，加桑枝三十~四十克、片薑黃十~十二克，減銀柴胡、防己。疼痛遊走不定者，加防風九克、荊芥十克，去地龍。痛劇難忍者，可加鬧羊花〇．三～〇．六克。肌肉痛者，可加晚蠶砂九～十五克。（鬧羊花有毒，毒性較大，故有時加製草烏三克而不用鬧羊花。）

經驗藥方中原來還有「補強督治尪湯」，因本方主要治療腎督為病，以治脊柱為主，故本方也移到「大僂」病中去討論。

另外，中醫學非常重視因人、因地的不同而用藥不同的原則，故此，我在治療廣州、香港、新加坡、馬來西亞等地的病人時，常常用第四方補腎清化治尪湯，隨證加減；治療吉林、內蒙、大同市等地的患者時，則常以第一方補腎祛寒治尪湯隨證加減。在這裡特別提出這種隨證加減的注意，否則療效常不理想。

四、名醫要論

因本病名是在一九八一年才提出，有些單位還在試用中，故尚未有重要的意見發現。所以本項內容，暫且從略。以後收到意見再補充。

五、驗案

趙某，女，二十八歲。初診日期：一九八二年十月五日。

主訴：關節腫痛、變形、僵化二年餘，加重三個月。

病史：一九八〇年一月因居處潮濕，自覺手指發涼、皮色蒼白、麻木疼痛。半年以後，漸及腕、膝、踝關節及足趾關節，均爲對稱性痛。一九八二年五月產後延及全身大小關節疼痛變形。近三個月來不能起床，不能自行翻身，關節劇痛，不敢用手碰。在寧夏當地醫院診斷爲「類風濕性關節炎」，曾先後口服消炎痛、水楊酸鈉、強的松、布洛芬、昆明山海棠等，症狀不減，臥床不起，幾成廢人。於一九八二年十月五日抬來我院住院治療。

現症：四肢大小關節均腫大變形，關節局部怕熱、酸脹、燒灼感，但又不能久放被窩外，夜間痛重，怕風，有時呈遊走性疼痛。四肢末端發涼，言語無力，說話時嘴不能張大，氣短倦怠，眩暈耳鳴，咽乾口燥，尿黃，月經五十天一行，量少色黑。舌質正常，舌苔薄白，脈沈細數，尺脈弱，趺陽、太衝、太蹊脈均沈細弱。極度消瘦，身高一六〇公分，體重僅有三十·五公斤，面色白，皮膚脫屑，雙臂不能向外伸展抬高，右臂抬高九十五度，左臂七十度，雙肘僅能伸展一二五度，雙膝只能屈曲九十度。雙頜下及頸部可摸到數個腫物，小如豆粒大，大者如棗核，有壓痛。化驗：血沈142 mm/h，類風濕因數陽性，血紅蛋白63 g/L。X線拍片：骨質稀疏明顯，掌指、指間關節及腕關節間隙明顯狹窄，雙側小指間關節半脫位畸形，雙骶髂關節間隙狹窄融合，符合類風濕性關節炎改變。

辨證：風寒濕三氣雜至合而爲痹。冬季感受寒濕最易傷腎，寒邪久留，內舍於腎，深侵入骨，致骨質疏鬆變形，肢體不能屈伸，活動障礙。產後血虧，氣隨血耗，使氣血雙損，陰陽俱虛，又加重了病情的發展。腎陽虛衰，溫煦失職，而見形寒肢冷，晝輕夜重，面色白。產後失血，血虛陰傷，故口乾舌燥，午後低燒，月經量少、後錯。肝腎精血不足，筋骨失養，故肢麻筋攣，皮膚乾燥脫屑，極度消瘦。兼有風邪，故關節有遊走性疼痛、怕風。腎肝脾俱虛，故趺陽、太衝、太溪、尺脈均沈細弱。據此脈症診爲尪痹之腎虛標熱輕證。

治法：補腎祛寒，輔以化濕祛風，佐以苦堅防熱、化瘀通絡。

處方：製附片九克，骨碎補十二克，生、熟地各十五克，陳皮十二克，砂仁三克，當歸十克，赤、白芍各十克，桂枝十二克，知母十二克，絡石藤三十克，羌、獨活各十克，威靈仙十二克，片薑黃十克，葛根十五克，尋骨風二十克，酒炒黃柏十克。另：十全大補丸，每次一丸，每日二次。

治療一個月後，已無眩暈咽乾，面色已紅潤。化驗血紅蛋白81 g/L，血沈110 mm/h。已能扶拐杖走路，關節痛減，局部已無燒灼感，覺發涼喜暖，說明腎虛寒盛爲其本。調方：將上方附片加至十二克，當歸加至十二克，改生、熟地爲各二十克。

治療八十四天，體重增加七公斤，可以扔掉拐杖走三四公尺遠，面色紅潤，無形寒肢冷自汗症狀。治前手不能握物，雙手握力爲十，現握力均爲一公斤。兩臂可上舉過頭，右肘現可伸展一四〇度，左肘可伸展一六〇度，右膝彎曲接近正常水平，生活漸能自理，全身情況好轉出院。囑其回原籍配製藥粉，長期服用，以再度提高療效。藥粉處方如下：生、熟地各三十克，骨碎補四十克，川續斷三十克，赤、白芍各二十四克，知母三十克，製附片三十克，補骨脂二十四克，炙麻黃九克，蒼朮二十四克，桂枝三十克，伸筋草四十克，透骨草四十克，威靈仙三十克，羌、獨活各三十克，懷牛膝三十克，片薑黃三十克，草紅花二十五克，蒼耳子二十五克，五靈脂二十五克，炙山甲二十克，炙虎骨三十克，防風二十五克。上藥共為細末，每次三克，每日二次，溫開水或兌入一些黃酒送服。於一九八二年十二月二十八日出院。一九八三年元月份來信：「已能完全扔掉拐杖，自己能獨立行動了，還能織毛衣，身體比剛回來時又胖了許多，全家人都很高興。」

六、與西醫學的聯繫

根據尪痹有肢體關節變形、骨質受損等特點，本病與西醫學的類風濕性關節炎有類似之處，故此，與類風濕性關節炎進行一些聯繫。

類風濕性關節炎是一主要侵及關節、關節滑膜，以慢性、對稱性、多關節為主要臨床表現的全身免疫性疾病。女性遠較男性多見。

病因未全部明瞭，本病由於免疫反應，不僅引起軟骨、骨的侵蝕，晚期還可致關節強直、畸形和嚴重受損。

關節表現：大多數病人表現為對稱性的多關節炎，以雙手近端指間關節、掌指關節及腕、膝、足關節最爲多見，其次爲肘、踝、肩、髖關節等，其關節腫脹疼痛，有壓痛或晨僵。晨僵程度及持續時間可作爲對病情活動性判斷指標之一。類風濕性關節炎極少影響骶髂關節，一般也不引起腰椎、胸椎病變。一部分人可影響頸椎關節。最常見的是手掌指關節的半脫位和手指的尺側偏斜，此畸形合併橈腕關節向橈側偏斜，使手呈向外側畸形。晚期可使手指呈天鵝頸狀畸形。由於腕關節受累病人訴拇指和第二、三手指及第四手指和腕關節橈側疼痛和感覺異常。夜間或持續曲腕時症狀加重。（腕用力曲屈堅持三十~四十秒出現上述正中神經症狀，稱爲phalen徵）。膝關節可出現積液而腫脹，關節造影及超聲波檢查有助於診斷。足及踝關節處，蹠趾關節很易受損，蹠骨頭半脫位壓向足掌，且多有外翻畸形，使病人行路困難作痛。頸部以頸強直爲常見症狀。百分之三十的病人X線照片可見頸部環樞椎的半脫位。肘關節可見肘屈曲強直，肩關節受累時可見喙突下及外側有壓痛。髖關節病變可致臀外側、腰區及腹股溝疼痛，如出現積液可致疼痛劇烈及不正常的步態。其他關節以顳頜關節受侵不爲少見，而發生張口和咀嚼時疼痛。

關節外表現：約百分之二十~二十五的病人可出現類風濕皮下結節。晚期病人有的出現血管炎。心臟病並不多見。有塵肺的病人可出現咳嗽等症。有三分之一的患者，可出現眼乾燥綜合征、Felty綜合徵（有典型的三聯徵：類風濕性關節炎，脾腫大，中性粒細胞減少）。常伴有淋巴結腫大，貧血，血小板減少，發熱，體重減輕。

診斷：青壯年女性發病多於男性。關節腫痛呈對稱性，最常侵及四肢小關節，感晨僵，有類風濕結節，血中類風濕因數陽性，以及典型的X線表現，診斷並不困難。美國風濕病學會十九八七年推薦的分類標準，有下述七項標準中四項者，可以歸於類風濕性關節炎。

①晨僵至少一小時連續六周以上；

②三個或三個關節以上腫連續六周以上；

③腕關節、掌指關節、近端指間關節腫連續六周以上；

④關節腫對稱性；

⑤皮下結節；

⑥類風濕因子陽性（所用方法正常人中不超過百分之五陽性）

⑦手X線改變，應包括有骨侵蝕及脫鈣。

國內初步試驗此標準，敏感性爲百分之九十一，特異性爲百分之八十八。國內有少部分確診病人無晨僵或晨僵不足一小時，持續不足六周，關節腫亦然。

實驗室檢查：最重要的是IgM類風濕性因子，其他如血沈、C反應蛋白、黏蛋白、纖維蛋白原測定等。

總之，醫生的全面分析，進行鑒別，才是至關重要的。

注意與風濕性關節炎、強直性脊柱炎、骨關節炎做鑒別。

治療：除一般休息、飲食、鍛練外，一般多服用以下藥物。①布洛芬：每次服六〇〇毫克，每日四次。②萘普生：每次服三七五～五〇〇毫克，每日二次。③消炎痛：每次服五十毫克，每日三次。④炎痛息康：（teldene）每次三七五～五〇〇毫克，每日二次。

七、體會

一、本病多爲慢性病，病程較久，故服中藥亦需較長時間，才能漸漸見效。不可操之過急，昨日藥方今日又改。只要辨證準確，服藥後無不良反應，則應堅持服用五十～一〇〇付左右，觀察效果。如見效還可繼續服幾十付。有的服用一年，才見到顯著效果。

二、在服用湯藥取得明顯效果後，或得到基本痊癒後，還須將服用有效的藥方加大三～五倍的用量，共爲細末，每次服三克，每日二～三次，溫開水或加些黃酒送服。以便長期服用，鞏固和加強療效。（注意做成丸藥，效果不好！）

三、對於青壯年患者，我常在藥方中加入透骨草十五～二十克，自然銅六克（先煎），焦神麴十二克，三藥同用以代替虎骨，增強強壯筋骨的作用。

大瘻

一、簡介

尵（音呂）字是從《黃帝內經》中的「大僂」的僂字改變而來，改的原因是由於「尪痹」的「尪」字與「尵」字義同，如《康熙字典》說：「與僂通，尪也。曲背也」。

另外，「尪痹」是指四肢關節變形、骨質受損的疾病，「大尵」則是指脊柱彎曲、強直、骨質受損的疾病。「尪痹」、「大尵」二病在病因和治法方面，同中有異，異中有同，所以又把僂字的人字旁改為尢字旁而成「尵」字，是為了使醫生對病情的理解有幫助而改的。

「大僂」之名，首見於《黃帝內經》。在《素問．生氣通天論》中說：「陽氣者，精則養神，柔則養筋，開闔不得，寒氣從之，乃生大僂。」大僂，王冰注曰：「身體俯曲，不能直立。僂，脊背彎曲。」

大尵的主要病狀是脊背曲俯，甚者使人尪羸失去生活能力，與西醫學中的強直性脊柱炎非常相似，因而，在近二十年來筆者曾把它歸屬於「尪痹」的「腎虛督寒證」中，經用自擬的「補腎強督治尪湯」治療，收到了很好的療效。近幾年隨著對本病研究工作的深入，逐漸認爲把強直性脊柱炎僅僅歸在「尪痹」的「腎虛督寒證」一證中，還不夠全面。因爲有的病人的確多出現腎虛督寒證，但也有不少病人，出現邪鬱化熱證等等，雖腰脊疼痛但不怕涼，也不喜熱，還有的病人雖然主要病變在腰脊，但又出現上下肢竄痛等。所以，我認爲中醫學對強直性脊柱炎一病進行專門、系統、全面的觀察與研究是很有必要的，只用一個證，是包括不了的。另外，一九九四年六月發佈的《中華人民共和國中醫藥行業標準・中醫病證療效標準》中，已收入了「尪痹」這一病名，規定是指類風濕性關節炎。因而中醫對強直性脊柱炎一病應該考慮擬訂新的中醫病名，以應臨床治療與研究的需要。所以，筆者又提出了「大僂」這一中醫的新病名，以便於醫家對「尪痹」和「大僂」病的異同深入分析，也便於對大僂進行深入的研究。

字爲什麼要讀爲「旅」？因爲人們把原本直的東西弄得不直時，俗語常說：「傴僂了。」傴讀區，僂則讀旅音。所以我們祖先把脊柱彎曲的病稱爲「大僂」，結合「傴僂」的意義，所以此字要讀旅。

近幾年來，也有的中醫學者，把西醫學的強直性脊柱炎稱爲「大僂」，把西醫學的類風濕性關節炎，稱爲「尪痹」，雖然這樣「對號入座」不夠全面，但這也可說是仁智之見吧！

二、病因病機

《素問．生氣通天論》說：「陽氣者，精則養神，柔則養筋，開闔不得，寒氣從之，乃生大僂。」同書「脈要精微論」說：「背者胸中之府，背曲肩隨，府將壞矣。腰者腎之府，轉搖不能，行則僂附，筋將憊矣。」同書「至眞要大論」曰：「太陽在泉，寒復內餘，則腰尻痛，屈伸不利，股脛足膝中痛。」《金匱要略》「血痹虛勞篇」說：「其病脈大，痹俠背行。」《諸病源候論》「背僂候」說：「肝主筋而藏血，血爲陰，氣爲陽。陽氣精則養神，柔則養筋，陰陽和同則氣血調適，共相榮養也，邪不能傷。若虛則受風，風寒搏於脊膂之筋，冷則攣急，故令背僂。」「腰痛不得俯仰候」說：「腎主腰腳，而在三陽、十二經、八脈，有貫腎絡於腰脊者，勞損於腎，動傷經絡，又爲風冷所侵，血氣搏擊，故腰痛也。陽病者，不能俯，陰病者，不能仰，陰陽俱受邪氣者，故令腰痛而不能俯仰。」《醫學入門》說：「腰痛新久總腎虛。」《證治準繩》論腰胯疼說：「若因傷於寒濕，流注經絡，結滯骨節，氣血不和，而致腰胯脊疼痛。」《東醫寶鑒》論「背傴僂」時說：「中濕背傴僂，足攣成廢，腰脊間骨節突出，亦是中濕。老人傴僂乃精髓不足而督脈虛也。」《中國醫學大辭典》說：「大僂，背俯也。」《醫學衷中參西錄》說：「凡人之腰痛，皆脊梁處作痛，此實督脈主之……腎虛者，其督脈必虛，是以腰疼。」

綜觀以上闡述，可知此病的發病是因「陽氣開闔不得，寒氣從之」。督脈爲人身陽氣之海，督一身之陽：腰爲腎府又與足太陽相表裡，所以腎督兩虛，寒邪最易入侵，寒邪入侵腎督，陽氣不得開闔，寒氣從之，寒邪乘虛而入，深侵腎督，乃生大僂。可見腎督陽虛是本病的內因，寒邪入侵是其外因，內外合邪，陽氣不化，寒邪內盛，影響筋骨的榮養淖澤，而致脊柱傴僂，乃形成大僂之病。

下面再從有關的經絡循行和病機的關係進行探討。

從與腰、骶、脊、胯、尻等有關部位的經絡循行來看，腎脈與督脈密切相關，並在腰、骶、臀、胯、尻處又與肝脈、任脈、衝脈相互聯繫，有的同起，有的同行，有的貫脊，有的入腎。《靈樞．經脈》曰：「腎足少陰之脈……上股內後廉，貫脊屬腎……」。《證治準繩》說：「督脈者與衝任本一脈，初與陽明合筋於陰器，故屬於腎而為作強也」。《靈樞集注》曰：「任督二脈，並由於腎，主通先天之陰陽……」。《類經》說：「故啓玄子引古經云：『任脈循背謂之督，自少腹直上者謂之任脈。由此言之，則是以背腹分陰陽而言任督，若三脈者，則名雖異而體則一耳，故曰任脈、衝脈、督脈一源而三歧也』。」

中醫學認為腎主骨、主腰膝和二陰，為肝之母；肝主血海、脈絡陰器、主筋、為腎之子；衝脈為五臟六腑之海，注少陰（腎）之大絡，合「並與少陰腎之經」；任脈與衝脈同起於胞中，上循背裡，為經絡之海。李時珍曾說，任督乃人身之子午。所以筆者認為「大僂」之病與任督都有關係，主為腎督二經之病。

再從西醫學關於病因的探討中來看，西醫學認為腸道感染、盆腔感染、痢疾、淋病、泌尿系感染等均與本病有一定的關係。從中醫看來，這些病都與衝、任、肝、腎有關，所以我認為從中醫學來分析，強直性脊柱炎主要是腎督正氣不足，風寒濕三邪（尤其是寒濕偏重者）

深侵腎督，督脈督一身之陽，受邪則陽氣不得開闔失於布化；寒邪深侵，腎受邪則骨失淖澤，並且不能養肝，肝失養則血海不足，衝任失調，筋骨失養，腎督兩虛，脊背腰胯之陽氣失於布化，陰精失於營榮，寒則凝澀而致腰胯疼痛，精血不榮漸致筋脈僵急，督陽失布，氣血不化而致脊柱僵曲，形成大僂之疾。

三、辨證論治

（一）大僂的常見證候

一、腎虛督寒證　腰胯疼痛，喜暖畏寒，膝腿酸軟或腰腿疼痛，腰部不能轉搖，俯仰受限，見寒加重，得熱則舒，或兼男子陰囊寒冷，女子白帶寒滑，舌苔薄白或白厚，脈象多沈弦，或尺脈沈弦略細或弱小。

二、邪鬱化熱證　腰胯疼痛，性情急躁，五心煩熱，膝腿乏力，腰脊僵困，下午（或夜間）低熱，喜見涼爽，大便或乾或欠爽，舌苔薄黃或少津口燥，脈象多沈弦細數，或數大有力。

三、痹連肢節證　除腰脊胯尻疼痛外，並兼見膝、踝、肩、肘等關節疼痛或上下肢遊走串痛，一般痛處喜暖怕涼，女子或兼有痛經、乳少等症。但邪氣久鬱化熱或從陽化熱者，則痛處不怕涼反喜涼爽。不化熱者舌苔多白，脈多沈弦或大而弦，化熱者脈象可兼數，舌苔可見薄而微黃。

四、邪及肝肺證　脊背疼痛，胸部憋悶，兩脅隱痛，或深吸氣時脅痛，生氣（情緒不佳時）時症狀加重，情緒歡暢時症略減輕，舌苔薄白或白，脈象弦。

（二）大僂的治療法則

以補腎強督爲主，佐以祛寒化濕，通活血脈，強壯筋骨。如有邪鬱化熱者，可佐用苦以堅腎，化濕清熱之品；痹連肢節者，可加疏風、散寒、通利關節、活血通絡之品；邪及肝肺者，可佐用調肝理肺之品。

（三）治療大僂的經驗方藥

根據以上治法擬定了常用藥方四張，都在臨床上取得了較好效果。

一、補腎強督治僂湯　此方在補腎強督治尪湯基礎上變化而成。適用於腎虛督寒證。

骨碎補十八克，補骨脂十二克，熟地十五克，淫羊藿十二克，金狗脊三十克，鹿角鎊（或片、霜）六克，羌活十二克，獨活十克，川斷十八克，杜仲二十克，川牛膝十二克，澤蘭十五克，地鱉蟲六～九克，桂枝十五克，赤白芍各十二克，知母十五克，製附片十二克，炙麻黃六克，乾薑六克，白朮九～十克，威靈仙十五克，白僵蠶十二克，炙穿山甲六克，防風十二克，生薏苡仁三十克。

方解：本方以骨碎補補骨祛瘀強骨；補骨脂補腎陽暖丹田；熟地補腎填髓，生精養血，共爲君藥。鹿角補督脈，養精血；淫羊藿補肝腎，益精氣；羌活主治督脈爲病脊強而厥，共爲臣藥。金狗脊補腎壯腰膝，利俯仰；川斷補肝腎，強筋骨；杜仲補腎壯腰，強健筋骨；獨活搜少陰伏風；桂枝和營衛，通經絡，助陽氣；赤白芍活瘀補血，配桂枝和營衛；知母滋腎清熱，以防溫熱藥燥血生熱；麻黃散風寒，配熟地能溫肌腠，化陰疽，配乾薑能祛肌腠風寒；製附片助腎陽，逐寒濕；乾薑溫經助陽；白朮健脾益氣；威靈仙通十二經，祛風邪；防風散風寒，勝濕邪，並能殺附子毒；白僵蠶祛風，除僵結；澤蘭配牛膝，專利腰膝間死血；生薏苡仁利濕舒筋，共爲佐藥。以川牛膝活瘀益腎，並能引藥入腎；炙穿山甲通經絡，引藥直達病所，共爲使藥。

加減法：寒甚疼重者，加製川草烏各三克；舌苔白厚膩者，去熟地，加蒼朮十克、炒白芥子六克、茯苓十～二十克；大便溏軟者，減羌活、川牛膝用量，加茯苓二十克，白朮加至十二克。久病關節強直，不能行走者，可加透骨草十五克、自然銅六克（先煎）、焦神麴十二克。

二、補腎強督清化湯　此方在補腎清熱治尫湯合補腎清化治尫湯基礎上化裁而成，適用於邪鬱化熱證。

骨碎補十八克，生地十五克，炒黃柏十二克，川斷十八克，杜仲二十克，蒼朮十克，川牛膝十二克，金狗脊三十克，鹿角霜六克，羌活十克，秦艽十五克，地鱉蟲六～九克，桑枝三十克，桂枝六～九克，赤、白芍各十二克，知母十五克，製附片六～九克，白朮六克，威靈仙十五克，白僵蠶十二克，生薏苡仁三十克。

方解：本方以骨碎補祛骨風，療骨痿，活瘀堅腎；生地甘寒益腎，涼血清熱；黃柏清熱堅腎，共爲君藥。川斷補肝腎，強筋骨；杜仲補腰膝，健筋強骨；鹿角霜主入督脈，補腎強骨，壯腰膝；金狗脊補肝腎，入督脈，強機關，利俯仰；羌活主治督脈爲病脊強而厥，共爲臣藥。蒼朮化濕健脾；秦艽治潮熱骨蒸，通身攣急；地鱉蟲剔積血，有接補骨折之能；桑枝祛風清熱，通活經絡；桂枝辛溫和營衛，通經絡；附片在涼藥中稍佐辛溫，以防寒凝；赤白芍活瘀養血；知母滋腎清熱；白僵蠶祛風除僵；威靈仙疏十二經風邪；生薏苡仁利濕舒筋；白朮健脾化濕，共爲佐藥。川牛膝引藥入腎，爲使藥。

加減法：下午潮熱明顯者，加銀柴胡十克、地骨皮十二克、青蒿十二克；腰部怕風明顯者，加獨活十克；口燥咽乾（或痛），加玄參十五克，並加重生地爲二十克；兼有腿腳疼痛者，加地龍六克、檳榔十克、伸筋草二十～三十克；疼痛遊走者，加青風藤十五～二十克、獨活十克、防風十克；病久腰背僵曲者，加重骨碎補用量爲二十克、白僵蠶十五克，另加炒白芥子六克、透骨草十五～十八克、自然銅六克（先煎）。

三、補腎強督利節湯　本方在補腎強督治湯的基礎上適加疏風散寒、通利關節之品化裁而成。本方適用於痹連肢節證。

骨碎補十八克，補骨脂十二克，金狗脊三十克，鹿角鎊（或片、霜）六～十克，地鱉蟲六～九克，炒枳殼十二克，杜仲二十克，防風十二克，羌、獨活各十克，川牛膝十二克，片薑黃十克，桂枝十五克，赤、白芍各十二克，知母十五克，製附片十克，製草烏三克，炙麻黃五克，白朮六克，青、海風藤各三十克，松節三十克，威靈仙十五克，白僵蠶十二克，伸筋草三十克。

方解：本方以骨碎補活瘀強骨、補腎、祛腎風；補骨脂溫補腎陽，暖丹田，壯腰膝，共爲君藥。鹿角補督脈，養精血，益督陽；金狗脊補腎督，強腰脊，利俯仰；羌活主治督脈爲病脊強而厥；杜仲補腎強筋骨；製附片性溫熱，大壯腎督陽氣，共爲臣藥。防風散風勝濕；製草烏祛寒助陽；獨活搜少陰伏風；桂枝和營衛，助行陽氣，通達四肢；赤、白芍養血活血；知母滋腎，並防溫性藥生熱；麻黃散風寒；松節通利關節；威靈仙通行十二經而祛風邪；白朮健脾益氣、配附片爲朮附湯能治四肢關節痛；白僵蠶祛風邪，化僵結；青風藤、海風藤通達四肢，祛風止痛；伸筋草通經絡，祛風邪，枳殼入脘脅消脹治痛，共爲佐藥。以川牛膝引藥力入下肢，益腎活絡；片薑黃配桂枝橫走肩臂，活血通絡，引藥力祛除上肢疼痛，共爲使藥。

加減法：有化熱徵象者，去草烏、麻黃，減小附片、桂枝用量，加秦艽十二～十五克、炒黃柏十克；若同時關節痛喜涼爽者，可加忍冬藤三十克、絡石藤三十克；踝關節腫痛喜暖者，可加地龍六克；上肢關節痛重者，可改羌活爲十二克、片薑黃爲十二克；上肢關節痛而不怕涼者，加桑枝二十～三十克；關節痛喜暖怕冷明顯者，可加製川烏三克。餘可參考上兩方的加減法。

四、補腎強督調肝湯　本方在補腎強督治湯的基礎上加減變化而成。適用於邪及肝肺證。

骨碎補十八克，補骨脂十二克，川斷十八～二十克，炒杜仲二十克，川牛膝十～十二克，澤蘭十五克，金狗脊三十克，地鱉蟲六～九克，鹿角鎊六～十克（或膠六克、霜十二克），白蒺藜十～十二克，炒枳殼十～十二克，片薑黃十～十二克，桂枝十五克，赤、白芍各十二克，知母十五克，防風十二克，製附片九～十二克，炙麻黃三～六克，乾薑三～六克，羌、獨活各十二克，白僵蠶十二克，炒白朮十克。

方解：本方可參看補腎祛寒治湯的方解。本方是在補腎祛寒治湯中去掉威靈仙、生薏苡仁、淫羊藿，加入了枳殼、片薑黃，後兩藥是「推氣散」的主要藥物（原方還有桂心、甘草），功能調和肝經氣血，活瘀定痛。主治兩脅脹痛。又加白蒺藜入腎、肝、肺三經，補腎氣，瀉肺鬱，散肝風，是治肝肺氣血鬱滯而脅痛的有效藥物。本方特點是加了這三味調肝理肺的藥。大家請注意，本證不宜用柴胡，因柴胡有升提作用，加用後常使病情從下向上發展較快。請作參考。

加減法：兼有胃部脹滿，食欲不振者，加厚朴十二克，枳實十克（去枳殼）、陳皮十克；胸悶明顯者，加檀香九克、蘇梗十二克、檳榔十克；有微咳者，可加杏仁十克、炒蘇子十克、紫菀十五克；深吸氣脅痛者，加絲瓜絡十克、茜草十～十五克、烏賊骨五克；有低熱者，去麻黃，減少乾薑用量，加炒黃柏十克、秦艽十～十五克、玄參十二克，附片用量可酌減；頸部僵痛明顯者，可加葛根十～二十克，羌活改爲十二克。

四、名醫要論

因本病名是一九八七年筆者提出來的，還未見到對此病的治療經驗提出。

五、驗案

許某，男，二十歲。初診日期：一九八八年二月二十五日。

患者於就診前半年餘，自覺腰髖部及雙膝關節疼痛，遇熱則痛減，伴僵直不舒。曾於當地醫院查血沈七〇mm/h。予以青、鏈黴素和炎痛喜康片等治療無效。近日來腰髖關節痛加重，坐時尤著，腰椎僵直感明顯，前彎、側彎、後仰活動受限，雙下肢無力，不能下床活動，生活不能自理。痛甚則用消炎痛栓納肛，汗出痛稍減。並自購服「尪痹沖劑」，未見顯效，故來我院就診，收入院治療。入院後查血沈四十五mm/h，類風濕因子陰性。腰骶椎正側位片示：兩側骶髂關節改變符合強直性脊柱炎。查體：腰椎旁壓痛（+），腰背肌肉呈板狀僵硬，雙下肢肌肉萎縮，不能下地行走。舌質淡，舌苔白，脈細滑。診斷爲強直性脊柱炎。特請筆者會診。辨證：四診合參，知爲風寒濕邪乘虛而入，寒邪深侵入腎，督陽不化，傷骨損筋，而成大僂病腎虛督寒之證。治法：補腎祛寒，強督壯陽，散風除濕，活瘀通絡。方用補腎強督治尪湯加減。處方：骨碎補十五克，桑寄生三十克，川斷十五克，金毛狗脊三十克，製附片十克，桂枝十克，威靈仙十克，牛膝十五克，赤、白芍各十五克，知母十克，伸筋草三十克，獨活十克，木瓜十二克，紅花十二克，澤蘭十五克，雞血藤十克，白僵蠶十克，炙穿山甲十克，茯苓二十克。

服用上藥三十劑後，自覺腰髖疼痛較前減輕，腰椎板直、關節僵硬感均好轉，雙下肢自覺較前有力，並能下床推輪椅車行走數十步，應家屬要求於三月二十六日出院。回家後繼續堅持服用以上處方。

一九八八年八月五日複診：服藥後腰、髖、膝關節疼痛明顯減輕，僵直感顯著好轉，活動較前靈活，行走自如，能自行五〇〇多米路，可自行登樓梯上四層樓，精神好轉，體力較前增加，生活能自理，納食增，兩便調。舌苔薄白，脈沈弦細，尺脈沈細。以原方繼服。

一九八九年七月二十一日再診：患者述服藥後髖關節疼痛消失，生活能自理，僅有輕微腰部酸痛，雙膝關節略痛。行走自如，可長達十多公里。能騎自行車遠行，能跑步百米以上。患者因自覺症狀明顯減輕，曾自行停服中藥達兩個月以上，病情仍穩定。查舌苔略白，脈沈略弦。囑其繼服中藥以鞏固療效。處方：補骨脂十克，杜仲十五克，川斷二十克，鹿角膠九克（烊化），狗脊三十克，淫羊藿十克，製附片十克，桂枝十克，赤芍十五克，知母十二克，紅花十克，牛膝十二克，澤蘭十二克，白僵蠶十克，炙穿山甲九克，透骨草三十克，地鱉蟲九克，生地二十克，炒黃柏十克。

一九九〇年七月三日再診：患者現已恢復農業勞動，行走一天都不覺累，腰膝關節未發生疼痛，時有腰部微酸略痛。又曾自行停服中藥三個月以上，病情一直穩定。仍守七月二十一日原方加自然銅九克（醋淬、先煎）、熟地二十克、骨碎補十八克，改川斷為三十克，改製附片為十二克。以上方三劑共為細末，每服三克，每日二～三次，溫開水送服，以鞏固治療。

六、與西醫學的聯繫

由於大僂病的特點是腎和督脈、脊柱發生的病變，故此，多數醫家常與西醫學的強直性脊柱炎互相聯繫。現將強直性脊柱炎簡介於後，以供相互參考。

西醫學認爲強直性脊柱炎是一種慢性進行性炎性疾病，主要侵犯骶髂關節、脊柱骨突關節、脊柱旁軟組織及外周關節，也可發生關節外病變。由於不少病例發展爲脊柱「彎曲」，脊柱強直少見，因此目前的病名不是一個理想的病名。

本病過去曾被認爲男性發病多於女性。現代研究流調提示本病在兩性分佈上幾乎相等，只不過女性發病常較緩慢，病情較輕。發病年齡常在十五～三十歲，三十歲以後及八歲以下的兒童發病少見。發病的眞正原因，至今未明。

臨床表現：病初偶有腰背部疼痛或發僵，常不爲病人所注意，病情隱襲發展，病狀呈持續性，病人常在半夜痛醒，翻身困難，清晨或久坐後起立時腰背部發僵尤爲劇烈。經過數月或數年出現腰椎或胸椎疼痛，進行性腰部運動受限，甚至脊柱畸形。以骶髂關節、恥骨朕合和胸骨柄關節最易受累。

國內報告髖關節受累率達百分之六十六。百分之七十四的病人發生在雙側，百分之九十四的髖關節疼痛、活動受限、屈曲攣縮發生在發病五年內，百分之三十七的病人最終發生關節強直，導致永久性功能喪失。骶髂關節和椎旁肌肉壓痛爲最早陽性體征。隨後檢查可見腰椎前凸消失，脊柱各個方向運動受限，胸廓擴展範圍縮小及頸椎後突，晚期呈典型的「竹節狀脊柱」。這時脊柱各節段活動範圍均見減少。

本病的全身症狀常是輕微的。少數病人可有低熱、疲勞或體重下降。四分之一的病人可出現虹膜睫狀體炎，但很少導致失明。少數患者可有心臟受累，可以沒有臨床症狀或有明顯的症狀。肺纖維化的病人可見咳嗽。有人報告本病病人可發生IgA腎病。

實驗室檢查：多數病人血沈加快，半數以上的病人C反應蛋白增高，HLA-B^{27}的陽性率可達百分之九十六。

X線檢查：最早的變化通常在骶髂關節。開始可能僅在一側關節出現異常，數月之內兩側關節達到相等的程度。X線片病變程度分爲0～IV級：「0」爲正常；I級爲可疑；II級有輕度骶髂關節炎；III級有中度骶髂關節炎；IV級爲關節融合和強直。一般病人病變發展不超過II或III級。

診斷：國外多沿用一九六六年的紐約診斷標準。①腰椎三個方向的運動受限；②有腰背疼痛史或現在症；③胸廓擴展受限；在第四肋間隙測量小於二．五公分。最重要的是有X線證實有單側或雙側骶髂關節炎，再加上述三項中的一項或二項。

治療：消炎痛常是首選藥物，每次服二十五毫克，每日三～四次。其次是萘普生、雙氯滅痛（扶他林）或布洛芬，均有消炎止痛效果。

近年來，兼有抗菌作用的柳氮磺胺吡啶，亦用於治療本病，劑量每次○．二五克，每日三次，一周後增加爲每次○．五克，每日二次。藥物治療期間要觀察藥物對血細胞、肝、腎、肺的影響。髖關節畸形和失能的可採用外科治療。

七、體會

一、自從十九八一年筆者提出治療大僂的經驗可用於治療強直性脊柱炎後，他人經用補腎強督治尪湯觀察治療強直性脊柱炎的效果總有效率達到百分之九十一以上，顯效率達到百分之五十七以上，說明從中醫學中尋找對強直性脊柱炎有效的治療方藥，是大有前途的。

二、對類風濕性關節炎，在「尪痹」中尋求治法，對強直性脊柱炎在「大僂」病中去尋求治療方藥（只要不是「對號入座」一病一方），可以說是促進中醫現代化的一個方面。

三、「辨證論治」是中醫學的精華，它不僅是臨床醫生戰勝疾病的有力武器，而且是中醫學診治疑難病的智慧源泉，因爲它符合人類認識事物的科學規律。對大僂病人，就是在辨出它是腎虛督寒「證」，據「證」立「法」、選「方」用「藥」的，所以取得了良好的療效。「辨證論治」就是「治病求本」的體現。學習中醫學，重要的是學好並恰當地運用好辨證論治。無論何種難治病，中醫只要能「辨」準是何「證」，就可以進行「論治」。故而，我認爲辨證論治的思維方法也就是求是精神，是永遠不會過時的，它將越來越豐富，越來越發展，越來越多地爲世界人類戰勝疾病，提高健康水平，做出偉大的貢獻。

衄血

衄指鼻出血而言，例如《素問．金匱眞言論》有「故春善病鼽衄」。鼽衄二字古人注曰：鼽爲鼻塞，衄爲鼻出血。今人李今庸教授認爲從古人文法之意來看，鼽衄二字應注爲「鼻出血」。衄字還有挫折、不順從之意，故此，歷代醫學家漸漸把不應出血之處又未受外傷而出血，概稱爲衄血，如鼻衄、眼衄、耳衄、齒衄、肌衄等等。我們仍遵歷代醫家之說，即衄是不應出血之處而出血，則稱之爲衄血。當然還是以鼻出血爲主。所以本篇的內容仍以鼻出血爲主兼及齒衄、肌衄，其他衄血臨床上比較少見，故不論及。

春季鼻出血，病家、醫家多認爲上焦有熱所致，但火熱又有虛實之辨，故對衄血也必須進行辨證論治。

一、鼻出血（鼻衄）

（一）病因病機

一、外感風溫　春季感受風邪溫熱，風爲陽邪，溫熱犯上可致鼻出血。

二、風寒化熱　外感風寒之邪，如遇陽性體質之人則容易化熱，或久久未治，風寒之邪鬱而化熱而致鼻衄。

三、胃火內熾　嗜食辛辣肥甘，或飲酒過度，胃中積熱化火，胃火上犯。

四、肝火上衝　情志不遂，氣鬱化火，肝火上衝。

五、陰虛火旺　久病傷陰，月經過多，腎水不足，腎火上浮，也可致鼻出血。

（二）辨證論治

一、外感鼻衄　常有表證，頭痛，惡寒惡熱，全身酸楚的現病史。因爲外感皆與肺有關，肺又開竅與鼻，所以因外感而致鼻出血者，多用宣清肺熱之法，常用方如加味銀翹散、加味麻杏石甘湯等隨證加入。

（一）加味銀翹散：金銀花、連翹、桑葉、薄荷、荊芥、炭、白茅根、小薊、藕節。

（二）加味麻杏石甘湯：麻黃、杏仁、生石膏（先煎）、生甘草、藕節、生地炭、生茅根、黑梔子。

二、胃火鼻衄　胃火鼻衄多爲陽明內熱熾盛，多兼見口渴、惡熱、牙痛、口臭、便秘等症。故治療之法亦爲清瀉陽明火熱爲主。常用方如清胃湯、加減承氣湯等隨證加減。

（一）清胃湯：黃連、黃芩、生石膏、生地、丹皮、當歸。

（二）加減承氣湯：厚朴、枳實、酒軍、黃芩、黑梔子、生石膏（先煎）、知母、小薊。

三、肝火鼻衄　多兼有生氣發怒病史，兼見脅痛胸悶，喜長吁，脈弦數。治法爲清瀉肝火，順氣降火。常用方如當歸龍薈丸、鎮逆湯等隨證加減。

（一）當歸龍薈丸：當歸、龍膽草、梔子、黃連、黃柏、黃芩、大黃、蘆薈、青黛（爲衣）、木香、麝香。水泛爲小丸，每服六克，每日二次。也可選用本方藥味，組成湯劑服用（湯劑則去麝香）。

（二）鎮逆湯：生赭石、青黛、半夏、生白芍、龍膽草、吳茱萸、生薑、黨參。

四、虛火上炎　症見鼻衄，但無口渴、便秘、牙痛等實熱證，僅見下午潮熱，鼻出血常在夜間，手足心發熱，盜汗，煩躁，失眠多夢，舌質偏紅，脈象沈，尺脈無力。此爲腎水不足，相火偏旺，虛火上炎之證。治宜滋腎水，降虛火之法。常用方如玉女煎、滋陰降火湯等方隨證加減。

（一）玉女煎：熟地、生石膏、懷牛膝、知母、麥冬。

（二）滋陰降火湯：生地、甘草、乾薑、熟地、川芎、白芍、陳皮、當歸、白朮、黃柏、知母、天冬、生薑。

二、齒衄

齒衄，即俗話所說之牙齦出血。

（一）病因病機

中醫學理論認爲「齒乃骨之餘」，「腎主骨」，故腎經虛火上炎時，可發生齒衄；又認爲足陽明胃之經脈入上齒中，手陽明大腸之經脈入下齒齦中，故牙齦又屬陽明，陽明實熱時，胃火上犯，也可引起齒衄，所以，引致齒衄的最常見的病因病機是腎經虛火或陽明實火兩大類。

（二）辨證論治

一、實火齒衄　常兼見牙痛、口臭、大便秘結、口渴能飲、舌苔黃厚、脈象滑數有力等症。治法爲清瀉胃火。常用方如四生飲、黃連解毒湯等方，隨證加減。

（一）四生飲：生地、生側柏葉、生荷葉、生艾葉。

（二）黃連解毒湯：黃連、黃芩、黃柏、梔子。

二、虛火齒衄　常兼見舌質偏紅，下午或夜間潮熱，甚者手足心熱，齒齦出血處並不紅腫，齒衄多在夜間發生或夜間加重，口渴或有低熱，脈象可見尺脈無力沈細而數。此證實爲腎陰不足，相火偏旺，虛火上炎而致，治法應以滋陰降火之法。常用方如玉女煎、滋陰清火湯等，隨證加減。

（一）玉女煎：熟地（或生地）、懷牛膝、麥冬、知母、生石膏。

（二）滋陰清火湯：梔子、黃連、天冬、麥冬、生地、丹皮、赤芍、山萸肉、茯苓。

三、肌衄

肌衄，即指肌肉未受跌打傷害而肌肉出現出血斑。

（一）病因病機

一、脾胃熱熾　飲食不節，嗜食肥甘酒醴魚蝦、海味而致脾胃積熱，漸致熱盛而熾，熾熱灼血，血熱妄行而致衄血。

二、氣虛不能攝血　脾胃爲氣血的來源，如脾胃受損而致中氣虛不能攝血，脾又主肌肉，故出現肌衄。

（二）辨證論治

脾胃實熱證　多兼見口渴或口舌生瘡，口臭，大便乾秘，易饑餓，舌苔黃厚，脈象滑數等。衄血之色鮮紅不黯。治法應用清瀉胃火，涼血止衄之法。常用方如清胃湯、涼膈消毒飲等方，隨證加減。

（一）清胃湯：黃連、黃芩、生石膏、生地、丹皮。

（二）涼膈消毒飲：荊芥穗、防風、薄荷、連翹、黃芩、生梔子、生甘草、牛蒡子、燈心。

四、名醫要論

經絡中熱盛，逼血從鼻出者爲衄。都屬太陽，名曰陽血（《醫學入門》）

是以上溢清道，從鼻而出者爲衄……，牙宣，胃或腎虛火也，又血從汗孔出者，謂之肌衄，從舌出者，謂之舌衄，心與肝也，從委中穴出者，謂之膕血，腎與膀胱也。（《醫學入門》）

其云鼻大衄者，是因鼻衄而口耳鼻皆出血，故云鼻大衄也。（《諸病源候論》）

九竅一齊出血，名曰大衄，鼻出血，曰鼻衄……皮膚出血曰肌衄。（《醫宗金鑒》）

五、驗案

（一）董某某，男，二十二歲。初診日期：一九七五年十一月二十七日。

簡要病史：自去年牙齦時常出血，每次發病都要經口腔科醫生止血才能緩解。本次發病後經口腔科止血無效而收住急診觀察室，並於十一月十九日拔除左上門齒兩個，將小動脈用線結紮縫合，術後仍出血，並用多種大量止血劑注射、口服和局部使用止血粉以及內服雲南白藥等，仍未能止血。於十一月二十七日邀筆者會診。

現症：門齒齒齦出血，血色鮮紅，滿口牙齦有腫脹感，心跳，左後腦部也覺有隨心跳而上衝跳動的感覺，口渴能飲，大便秘結，舌苔老黃，脈象數，左手弦滑有力，右手弦細略滑。

辨證：陽明經的經脈入齒中，齒齦也屬陽明經。觀此患者年輕體壯，其脈象弦滑有力，知是實證；口渴能飲，牙齦腫脹，舌苔色黃，脈數，是爲胃經實熱；大便秘結，舌苔老黃，脈象滑數有力，是大腸熱結之象；牙齦出血不止，血色鮮紅，脈象弦數有力，知是血熱妄行；心跳及後頭上衝跳動，是熱積化火，血隨氣升，氣隨血上而致。據此脈症，診斷爲陽明經（胃和大腸）火熱熾盛，血熱妄行而發齒衄之證。

治法：清瀉陽明，涼血止血。

根據本例的治法要求，清瀉陽明是關鍵所在，也就是本病主要矛盾（出血）的主要方面（陽明熱盛），所以選方必須是能入陽明經清、瀉陽明經火熱的，而白虎湯能清陽明經氣分邪熱，承氣湯類能瀉陽明經火熱結滯。故用生石膏清陽明氣分邪熱，生大黃瀉大腸結熱，共爲主藥。又配以知母、黃芩幫助清熱瀉火，爲輔藥。再根據治法中還要求涼血，是因本病人陽明經火熱熾盛，氣血皆熱，血受火熱煎迫，血熱妄行而牙齦出血不止，故非清熱涼血，不能達到止血的目的，因而選用生地、玄參以涼血降火；又因病已十餘日，出血甚多，他的便秘除有熱結的因素之外，還有津傷的一面，故加入麥冬以滋陰涼血（合生地、玄參、生大黃又有增液承氣湯的作用），共爲佐藥。又據「急則治其標」的原則加用白茅根、大小薊、生藕節以涼血止血，爲使藥。據此組成處方如下：

生石膏四十七克（先下），生大黃六克，知母九克，黃芩十二克，生地二十五克，玄參三十克，麥冬九克，白茅根三十克，大、小薊各十五克，生藕節三十克。四劑。水煎服。

服第一劑後當天晚上即止血，以後仍守此方，以生赭石、地骨皮、元明粉、丹皮、茜草炭等隨證加減，稍事出入，共進十三劑而痊癒出院。出院後又服藥十餘劑（上方加減）以鞏固療效。一九七七年一月二十五日追訪，藥後一直上班工作，未再發生齒衄。

（二）孫某某，女，九歲，學生。初診日期：二〇〇一年七月六日。

病史及現症：因患血小板減少性紫癜而服中西藥治療，有的說是血小板減少，有的說是過敏，但經過治療血小板有減不升，皮膚、皮下有像硬幣大小的出血斑，上肢有六處，下肢有七八處，查血小板70×10⁹/L，出血處的皮膚略有癢感和熱感，無其他明顯症狀，睡眠不佳，性情急躁，不易入睡，學習成績優良，精神較好，食欲欠佳，大便隔日一行，偏乾。舌苔微黃不厚，脈象沈滑略數。四診合參診爲血熱妄行而生肌衄之證，治以清胃涼血，活瘀止衄之法。處方如下：

川黃連五克，陳皮五克，炒黃芩三克，生地九克，玄參九克，炒黃柏五克，生石膏十二克（先煎），知母六克，葛根三克，炒白朮五克，生甘草三克，生藕節十克。七付。

二診（七月十五日）：服上方後症情平穩，食欲好轉，皮下紫癜減少，上肢四處，下肢二三處，血小板未減亦未升，舌苔正常，脈滑略數，再投上方十四付。

三診（十月八日）：服上方後食欲增加，精神轉佳，學習成績上升，皮下紫癜未再出現，曾發一次鼻衄，現在血小板已升至90×10⁹/L。舌苔正常，脈象沈滑。上方去葛根，加茜草炭六克、南紅花三克、當歸五克，二十付。

四診（十二月十五日）：身體又長高，精力充沛，活潑，肌衄未再發生，只是血小板有時升有時降，舌脈均正常，告訴她只要胃熱和血熱治癒後，血小板會自然升高，可安心地服中藥，改方如下：

炒白朮五克，北沙參三克，黨參三克，生地九克，當歸五克，生白芍九克，知母六克，白茅根十五克，生藕節十克，黃柏炭六克，茯苓六克，炙甘草三克，知母六克。十～三十付。

五診（二〇〇二年三月）：精神好，身體又長高些，食睡學習均佳，喜形於色告訴說血小板已升至100×10^9/L，紫癜未再發生，患者非常高興，查其舌脈均在正常範圍。再投上方去黃柏炭加陳皮三克，囑可以隔日一付，一直服到血小板正常、皮下不再出血爲止。

六診（十二月十日）：身體健壯，發育正常，食睡均佳，小病人主動說：「血小板已經正常，我的病已經好了，我太感謝您了。」問上下肢是否還出紫癜，回答說：「沒有。」又問是否皮膚出過小紅點（疹）兒，回答：「沒有。」查其舌脈均正常。告訴其家長，小孩已病癒，注意調養休息即可，可以不服藥了。患者欣然而去。

本病人初診時即診爲血熱妄行，是因爲患者九歲，正在生長時期，陽氣旺盛，家長又認爲孩子有病再增加點營養而致熱盛。肌肉屬脾胃，胃屬陽明，所以熱邪主要在陽明（胃），胃熱影響到血熱，血熱則妄行，故發生肌衄。其治法是清胃涼血活瘀。故方中以黃連、石膏、知母瀉胃火，石膏辛涼又有解肌作用；又用生地、玄參、涼血降火，炒黃柏清熱堅腎，配生地壯水以制火；白朮、甘草健脾生氣長血；又恐補藥害胃，故又加陳皮行氣，生藕節活瘀止血。此藥方共服三個月左右，症情已穩。所以四診時改用八珍湯去川芎，仍加知母涼胃，黃柏炭益腎，另加白茅根涼血降氣止血，藕節益脾活瘀止血而收功。四診改益氣健脾養血生血藥後，血小板上升也較快，可見中醫治病應以辨證論治爲主，不可單從化驗單論治，確是值得我們深思的。

六、與西醫學的聯繫

西醫學對鼻出血，常歸於五官科討論，故請參閱西醫學五官科資料，本篇不做討論。齒出血、齒齦出血也常歸口腔科診治，故請參閱西醫學口腔科專書，本篇也不再討論。

本篇還涉及了「紫癜」。紫癜又稱血管性紫癜是由於血管結構、功能或周圍組織的缺陷而引起的紫癜，可伴有其他軟組織或內臟的出血。血小板減少性紫癜，是臨床上較爲常見的一類出血性疾病。臨床表現爲皮膚瘀點或瘀斑，結膜及內臟出血。實驗室檢查，除血小板減少外，可有出血時間延長、血塊退縮不良及毛細血管脆性試驗陽性。

血小板減少性紫癜，可分爲原發性血小板減少性紫癜和繼發性血小板減少性紫癜。

原發性血小板減少性紫癜，多發生於兒童及青年，又分爲急性型與慢性型兩種。急性型多見於兒童，慢性型多見於青年。其病因及病理機制尚未完全清楚。一般而言血小板數如低於50×10^9/L就易有出血趨向；如在10×10^9/L以下，常有顯著的出血，但是出血的程度與血小板的數量並無平行的關係。

臨床表現：

一、急性型血小板減少性紫癜，多見於二～九歲的兒童，發病前（一～二周）常有上呼吸道感染。皮膚的瘀點或瘀斑，常見於四肢，尤以上肢爲多，還有的如鼻、齒齦黏膜下出血，如有嘔吐、頭痛者，須警惕顱內出血的可能性。脾臟常增大，血液中血小板明顯減少，大多數經過數周後可逐漸緩解而痊癒，但也有百分之十～十五可轉爲慢性型。

二、慢性型血小板減少性紫癜：此型比較常見，約占百分之八十，女性發病率爲男性的三～四倍。此型發病比較緩慢，可有持續性出血或反復發作，每次發作可延續數月或數年。多數有皮膚瘀點或瘀斑，血腫很少見，有的可見鼻衄、牙齦出血。女子常與月經有關，常常在月經過後病情緩解。實驗室檢查血小板 $200\times10^9/L$ 以下，血小板在 $50\times10^9/L$ 以上時，可無明顯出血。出血時間、凝血時間可延長，血塊退縮不佳。

本病要與紅斑狼瘡、先天性血小板減少性紫癜鑒別。可檢查狼瘡細胞及詳細詢問家屬的疾病史等。

三、繼發性血小板減少性紫癜：包括各種有明顯病因或在一些原發疾病基礎上引起的血小板減少症。按發生的病因可歸納爲三類：①血小板產量不足；②血小板破壞和損耗過多；③血小板分佈紊亂。

根據以上病因，主要應確診引起血小板生成或功能障礙的原發疾病，如巨細胞增生低下或成熟障礙、彌散性血管內凝血、血管炎、巨大血管瘤、藥物性血小板減少、感染性血小板減少、傷寒、副傷寒、結核、病毒性肝炎、脾功能亢進等等。

治療原發性血小板減少性紫癜，首選藥物是腎上腺糖皮質激素，成年人可進行手術切脾，有效率約占百分之五十以上。根據情況也可給予免疫抑制藥物，如環磷酰胺、長春新城等。搶救嚴重的出血時，可用輸血及輸血小板的方法，但此法不用於一般治療。採用中醫學辨證論治，往往可取到滿意的療效。

對繼發性血小板減少性紫癜，主要是治療其原發疾病。

過敏性紫癜的治療，第一是找到引起過敏的原因袪除之，第二是中醫藥治療，第三可用抗過敏藥，第四封閉療法，對頑固難愈的患者，可用激素治療。其他如免疫抑制劑等，可根據病人情況選用。

本病應用中醫學的辨證論治，往往取得滿意的療效。

七、體會

中醫治療各種出血，首先要記住「見血勿治血」的警語，主要是找到出血的原因，「治病必求於本」。

一般治出血，多採用涼血之品，但要注意，不可用寒涼太過，因爲「寒則凝澀」，也會傷人，要注意配用一些緩解之品。

根據「急則治其標」的原則，對出血嚴重者，可用炭類藥，中醫學認爲「紅見黑則止」，但是也要適當配伍一些行血治瘀之品，才較全面。

咳血

一、簡介

咳血是指咳嗽吐痰時，吐出血液，血色鮮紅，或夾雜著痰沫氣泡，不混有食物渣滓，血由肺來，隨咳而出。如咳血時，咳嗽厲害，咳出的痰少血多，稱之爲咳血；如咳血時，咳嗽不甚明顯，因吐痰才咳嗽，吐痰多，並且痰中帶血者，又稱嗽血。咳血以肺爲主，嗽血還影響到脾，病在肺脾。

有關咳血的論述，早在《黃帝內經》中就有，如：「太陰司天，濕淫所勝……咳唾則有血。」「少陽司天，火淫所勝，……民病頭痛……瘡瘍咳唾血。」歷代醫家又各有補充。中醫學在咳血的辨證論治方面，有著豐富的經驗。

二、病因病機

（一）外感

一、外感風寒，久鬱化熱　外感風寒後未能及時治療或治不得法，以致風寒久鬱化熱，熱邪灼肺而致咳血。

二、外感熱邪，熱邪傷肺　酷夏或是高熱車間，感受熱邪，熱邪最易害肺（火剋金），熱灼肺金而成咳血。

三、燥邪傷肺　秋夏燥熱，「肺惡燥」，燥邪太盛時，即可傷肺，而致咳血。

（二）內傷

一、疲勞傷肺　過度疲勞，耗傷肺氣，肺氣陰兩傷而勞傷化熱，勞熱傷肺故咳嗽咳血。

二、脾胃久病，土不生金　脾胃久病不愈，中氣不足，土不生金，而漸致肺虛咳血。

三、肝火熾盛，木火刑金　情志不遂，鬱怒傷肝，肝火太盛則木火可以刑金而致咳血。

四、勞心過度，心火上炎　勞心過度，心血受損，血虛生熱，心火上炎，肺受火灼而致咳血。

三、辨證論治

咳血的主病在肺，臨床上，又常以咳血發病久暫來幫助分析病證。一般新病咳血，多爲實證，外感而致者居多。久病咳血，多見爲虛實並見，以內傷而致者居多。當然也不能拘泥。

一、外感咳血證　一般有外感咳嗽的現病史，常是突然發病，或有頭痛寒熱，咳嗽明顯，痰不易出，邪鬱化熱，肺爲嬌臟，最怕熱傷，熱邪灼肺，肺絡受傷則痰中帶血，漸漸成爲咳血。治法以清宣肺熱爲主。常用方如加味聖濟荊芥散、麻杏石甘湯等，隨證加減。

（一）聖濟荊芥散：荊芥、黃芩、梔子、蒲黃。可酌加側柏葉、鮮茅根、藕節等。

（二）麻杏石甘湯：炙麻黃、杏仁、生石膏、生甘草。

如咳血多者，可加藕節炭、生地炭、黑梔子等。

大便乾燥者，可加生軍三克，口鼻氣熱者，可加玄參十二～十五克。

二、肺燥咳血證　口鼻乾燥，乾咳少痰，口渴，咽乾口燥，聲音沙啞，痰帶血絲，常在秋冬氣候乾燥時發病，舌質淡紅少津，脈象浮澀，或兼數。治法常用清燥養陰法。常用方有清燥救肺湯、沙參麥冬湯、百合固金湯等，隨證加減。

（一）清燥救肺湯：霜桑葉、石膏、甘草、人參、胡麻仁、阿膠、麥冬、杏仁、枇杷葉。

（二）沙參麥冬湯：沙參、麥冬、玉竹、生甘草、桑葉、扁豆、天花粉。

（三）百合固金湯：百合、生地、熟地、玄參、貝母、桔梗、甘草、麥冬、白芍、當歸。

三、肝火盛咳血證　多有生氣動怒病史，其症可見胸脅脹滿或疼痛，頭暈，頭脹痛，面紅，口苦，煩躁，舌苔薄黃，脈象弦數。治法常用瀉肝清肺法。常用方如丹梔逍遙散、加味丹溪咳血方、龍膽瀉肝湯等方，隨證加減。

（一）丹梔逍遙散：丹皮、黑梔子、當歸、白芍、柴胡、白朮、茯苓、甘草。

（二）加味丹溪咳血方：瓜蔞仁、訶子、海浮石、梔子、青黛、炒黃芩、黑香附、玄參、蘇子梗、厚朴。

（三）龍膽瀉肝湯：龍膽草、黃芩、梔子、澤瀉、川木通、車前子、當歸、生地、柴胡、生甘草。

四、脾胃虛弱，土不生金證　有長期胃腸病史，面色萎黃，大便溏軟，形體消瘦，四肢乏力，食後遲消，咳嗽痰多，痰中帶血。舌苔白，脈象濡滑。治法常用培土生金法。常用紫菀湯等。

紫菀湯：紫菀、知母、貝母、人參、茯苓、五味子、阿膠、甘草、桔梗。

五、肺虛咳血證　病程較久，呼吸氣短，少氣無力，言語聲低，自汗怕冷，容易感冒，此多爲肺氣不足，如久病傷陰者，可見下午低熱，兩顴潮紅，乾咳少痰，痰中帶血，下午咳重。陰虛者舌質紅苔黃，氣虛者舌質淡苔白。氣虛者脈虛或弱，陰虛者脈沈細而數。此證治法，氣虛者益肺血，陰虛者滋陰補肺。常用方如歸脾湯、太平丸方等，隨證加減。

（一）歸脾湯：人參、白朮、黃耆、當歸身、甘草、茯苓、遠志、炒棗仁、木香、龍眼肉、生薑、大棗。按：此方可去參、芪，加藕節炭、茅根炭。

（二）太平丸方：天冬、麥冬、知母、貝母、生熟地、杏仁、桔梗、當歸、款冬花、阿膠、蒲黃、薄荷、京墨、麝香。

肺虛咳血證的治法還可參考「虛勞」「癆瘵」兩篇。

六、心火上炎咳血證 勞心過度，心陰受損，陰虛火盛，心火上炎，其症可見心悸，心跳，失眠，多夢，口舌乾燥，咳嗽痰少，痰中帶血，舌苔微黃，舌尖紅，脈象細數。治法爲清心潤肺法。常用方有百合固金湯、月華丸方等，隨證加減。

（一）百合固金湯：百合、生地、熟地、玄參、貝母、桔梗、甘草、麥冬、白芍、當歸。

（二）月華丸方：麥冬、天冬、生地、熟地、山藥、百部、沙參、川貝、阿膠、茯苓、獺肝、廣三七、桑葉、白菊花。

四、名醫要論

咳血嗽血者，出於肺也。有痰帶血絲出者，或從肺或從脾來也。（《醫學正傳》）

咳血非靜養絕欲，不可與治，諸病皆然，此尤當愼者。（《醫學六要》）

治咳血之法，就應在養陰涼血止血的同時，降氣化痰。痰去則氣順，氣順火亦降。（《何任醫論選》）

凡咳血之脈，右堅者，治在氣分，系震動胃絡所致，宜薄味調養胃陰……左堅者，乃肝腎陰傷所致，宜地黃、阿膠、枸杞、五味之類。（《臨證指南醫案》）

咳則氣逆不順，血也逆而不順矣。經絡不和，血不寧靜，必降其氣而後血不復升，亦必充其陰而後火乃退耳。（《王旭高臨證醫案》）

五、驗案

徐某某，男，四十一歲。初診日期：一九六八年六月十四日。

問診：主訴咳血已七八天。

十多年來即有咳嗽、吐痰，經幾個醫院治療，均診爲支氣管擴張。但未做過支氣管造影。近七八天來，不但咳嗽、吐痰加重，而且咳血。每晨痰中帶血，每晚則大咳血一次，血色鮮紅，每次咳血約半痰盂，有時甚至昏厥，雖經多次治療，均未能止血，故來我院門診就診。

自咳血以來，每晚須到××醫院急診室過夜，每次大咳血須經注射安絡血並靜脈點滴注入腦垂體後葉素，咳吐一陣以後，出些虛汗，即能睡一覺。但次日晨起仍痰中帶血，白天問題不大，到晚上仍大咳血如前，仍須住到急診室注射腦垂體後葉素等藥物，才能平安過夜。因此七八天來，每晚都到××醫院急診室過夜。

現感身體酸軟，口發麻木。飲食無味，大便偏乾。

望診：身體發育良好，營養正常。急性焦急病容，體態、活動自如。舌苔白厚浮黃。痰色黃白相兼。

聞診：言語清楚，聲音正常，咳嗽聲音響亮。

切診：頭頸、胸腹未見異常。脈象左手弦數，右手寸部洪大而數，右關、尺弦數。

辨證：朱丹溪有「先痰嗽後見紅，多是痰積熱」之說，聯繫本患者素有咳嗽，近來咳血已七八天不止，咳血鮮紅，痰帶黃色，舌苔黃，大便乾，咳聲響亮，脈象弦數有力，知爲熱證、實證。每到晚上即大咳血，是熱在血分之象，血熱生火，火性炎上，上迫於肺，肺失清肅，肺熱氣逆，血隨氣上，血熱妄行而致咳血。證之右手寸脈洪大而數，知確有肺熱。四診合參，診爲血熱妄行，上溢迫肺，肺失肅降之證。

治法：涼血、清熱、降氣，佐以活瘀、止血。

處方：生地黃十三克，生大黃六克，生石膏四十七克（先下），炒黃芩十二克，黑梔子九克，旋覆花九克（布包），焦檳榔十二克，天冬十二克，茅根炭十五克，藕節炭十五克，白芨九克，荷葉炭十二克，當歸炭九克，紅花六克，丹皮六克，牛膝九克。水煎服，二劑。

方義：本方以生地黃甘寒涼血，生大黃苦寒瀉血分火熱，共爲主藥。生石膏、炒黃芩、黑梔子，氣血雙清，爲輔藥。旋覆花、焦檳榔降氣，使痰火隨氣下降；天冬滋陰、清熱、降火；藕節炭、荷葉炭、茅根炭、當歸炭止血以治其標；紅花、丹皮袪瘀生新並防止血藥產生瘀血，共爲佐藥。白及入肺袪瘀止血，兼能生肌收斂；牛膝入血分引上逆之血下行，共爲使藥。

二診（六月十七日）：上次診後，當日即服了中藥，晚上又去××醫院急診室過夜，但一夜未咳血，所以也未再注射止血藥。此後三天未再咳血，也未再去醫院急診室。現在只是有時痰中帶些星狀小血點兒。舌苔仍浮黃，脈象尚有弦數之象，但右寸已不洪大。上藥已收顯效，故再守前方稍事加減。

上方生大黃加到九克，焦梔子加到十二克，以加強清瀉血熱之力。去當歸炭以免辛溫助熱。更加玄參十二克、麥冬十二克，以加強滋陰、涼血、降火之力，與生地、天冬相伍，不但涼血，並能補益咳血所傷之陰，不但袪邪並能扶正。再服三五劑。

三診（六月二十二日）：上藥服三劑，咳血已完全止住。又服二劑，精神體力明顯好轉，咳嗽亦明顯減輕，已能上班參加一些工作。自覺病已痊癒，準備再服幾劑藥，出差去做一次外調工作，故要求除拿湯藥外，再拿些丸藥，以備途中服用。目前尚有些嗓子痛，舌苔漸化爲薄白、已不黃，脈象尚較數。再擬涼血、清熱、養陰法，處方如下：

生地黃二十一克，玄參十五克，天、麥冬各九克，生石膏六十克（先下），知母九克，黃芩十二克，黑梔子十二克，板藍根九克，桑白皮九克，地骨皮九克，白芨九克，藕節十五克，赤芍九克，丹皮六克。三～五劑。

另：荷葉丸十四丸，每日二次，每次一丸，溫開水送服。服完湯藥後，接服丸藥。

一九六八年九月到家中隨訪，早已痊癒，上正常班工作，未再發生咳血。

六、與西醫學的聯繫

中醫學的咳血，西醫學稱之爲咯血，是指喉部以下的呼吸道出血，經口腔咯出。要與鼻腔出血和嘔血鑒別。鼻腔出血，一般血從鼻流出，用鼻咽鏡檢查，容易鑒別。嘔血則是血從食管或胃而出，患者有噁心，出血多爲酸性，色多黯紅或咖啡渣樣顏色，可混有食物，嘔血常有噁心嘔吐，血隨嘔而出，嘔出的血容易凝成塊狀，嘔血後，常有大便色黑。咯血則常有喉癢，隨咳嗽而出，血多呈弱鹼性，常有痰液泡沫。嘔血者，常有胃病、消化道疾病史，咯血則常有肺病或心臟病史。經過詳細的問診，一般鑒別不太困難。

咯血，可因以下疾病而引起，如慢性支氣管炎，支氣管擴張，支氣管癌，支氣管瘤，肺結核，肺炎，肺膿腫，肺眞菌病，肺梅毒，肺寄生蟲病，肺血管病，肺囊腫，塵肺等。其他如傳染病、血液病、結締組織病、代償性月經等，也可咯血。

咯血量多少，尙無明確的規定，一般認爲血量小於等於五〇毫升／天者爲小量咯血，五一～一〇〇毫升／天者爲中等量咯血，大於一〇〇毫升／天者爲大量咯血。

如咯血量較大，應採取急救措施。對咯血的患者，應儘早確定診斷，明確出血的部位，對咯血病人必須做詳細的問診，細心的體格檢查，必要時做CT檢查，或其他的有關檢查，主要是確定診斷，治療原發疾病。不可忽視。

七、體會

治療咳血，不可一味地用涼藥止血，在寒藥中可少加辛味藥爲佐。久久不愈者，可考慮用溫性藥，但必須注意兼用補脾之品，或把藥品用酒浸、酒炒，以免只降不升。

治咳血、吐血的經驗是：①宜降氣不宜降火：氣有餘便是火，氣降則火降，故宜降氣不必降火。②宜行血不宜止血：降氣行血則血可歸經，血不求止則自止。單求止血，可致血凝，血凝可致發熱、惡食、胸脅痛等。③宜養肝不宜伐肝：肝主藏血，養肝則肝氣平，如伐肝，致肝不藏血，血更不易止住。此三點是我治療各種出血的體會。對臨床上有一定的指導意義，但是也不可絕對化。主要是根據辨證論治，因人、因時、因地而確定適宜的治法。圓機活法，存乎其人。

吐血

一、簡介

吐血指消化道出血而言，不咳不嘔，血從口中吐出，有血無聲。如伴有嘔噦，有聲有血者，稱爲嘔血。吐血、嘔血都是血從上消化道而來，與咳血由肺而來是有區別的，不可混爲一談，治療時要分辨清楚。

關於吐血一病，《黃帝內經》中即有「怒則氣逆，甚則嘔血」的記載。漢代張仲景《金匱要略》中也有「夫酒客咳者，必致吐血，此因極飲過度所致也。」歷代醫家在臨床上積累了許多經驗，可謂「代有補充」。中醫學治療吐血有著豐富的臨床經驗。

二、病因病機

一、胃熱　過食辛熱，飲酒過度，而致胃熱損傷胃中血絡而致吐血。

二、思慮過度　思慮過度損傷心脾，心主血，脾攝血，心脾受損，攝主無權而致吐血。

三、腎虛　腎虛則相火妄動，虛火上炎，火傷血絡而吐血。

四、跌打努責　跌打損傷或過度努責，用力過度，傷損血絡而致吐血。

三、辨證論治

吐血以胃經爲主，但心腎虛者，也可引起吐血。

一、胃熱吐血　口乾口渴，喜涼飲食，大便乾澀，小便黃赤。吐血顏色鮮紅或有食物殘渣，舌苔黃膩，脈象洪數有力。治法爲清胃涼血。常用方有蒲黃湯、玉女煎等，隨證加減。

（一）蒲黃湯：蒲黃、瓜蔞根、水牛角、甘草、桑寄生（或蘆根汁）、葛根。

（二）玉女煎：生地、麥冬、牛膝、生石膏、知母。

二、心脾兩傷　心慌氣短，神志不寧，驚悸少眠，食欲不振，身倦神疲，大便溏軟，吐血血色稀淡，舌苔白，脈象細弱。治法可用補益心脾，益氣攝血之法。常用方有歸脾湯、柔脾湯等方，隨證加減。

（一）歸脾湯：炙黃耆、人參、當歸、炒白朮、甘草、茯苓、遠志、炒棗仁、龍眼肉、生薑、大棗、木香。

（二）柔脾湯：炙甘草、炒白芍、黃耆各十五克，熟地四十五克。共爲末，每服十五克，酒水各半煎服。

三、心腎兩虛　頭暈耳鳴，怔忡神疲，形瘦憔悴，遺精盜汗，多兼咳嗽，痰中帶血絲，或有午後發熱，舌尖微紅，脈象沈細數。常用治法爲滋陰降火法。常用方有地黃飲子、耆地煎、參地煎等，隨證加減。

（一）地黃飲子：生地、阿膠、白芍、天冬、地骨皮、枸杞子、側柏葉、黃芩。

（二）耆地煎：黃耆、生地、人參、蒲黃。

（三）參地煎：人參、生地。血熱甚者倍生地，氣虛甚者倍人參。

四、努損吐血　有外傷，或過度努掙史，吐血色紫黑或吐血塊，舌上或有瘀斑，脈象沈澀。治法應爲活血止血，不可驟然用補藥。常用方如桃紅四物湯、五傷湯、清金散等，隨證加減。

（一）桃紅四物湯：生地、當歸、川芎、白芍、桃仁、紅花。

（二）五傷湯：當歸、白芍、人參、川芎、甘草、肉桂、阿膠。

（三）清金散：白芷、青黛。

治療吐血用的諸方，要隨證加減，不可死板。血熱者可加涼血藥如生地、玄參、丹皮等，血虛者可加白芍、當歸、黨參、白朮等。更應注意的是對出血較重者，應適當加些止血藥，如桑菊飲、玉女煎中加藕節、白茅根、側柏炭等，歸脾湯、地黃飲子中加仙鶴草、藕節、蒲黃炭等，桃紅四物湯中加三七粉（吞服）、當歸炭、黃柏炭，等等。總之，要靈活運用，隨證加減。

吐血治癒後，往往實證轉變爲虛證，虛證愈加明顯，故須十分注意善後調理，如適當用些人參養榮湯、生脈地黃湯等進行調養。飲食也應注意不要吃魚蝦發物及奶酪等油膩太甚之品等，應以清淡、甘淡之品慢慢調養。

四、名醫要論

夫心者主血，肝者藏血，愁憂思慮則傷心，恚怒氣逆，上而不下則傷肝。肝、心二臟傷，故血流散不止，氣逆則嘔而出血。（《諸病源候論》）

內傷吐血之因，或積熱傷血，血熱妄行，或失饑傷飽，胃氣傷損，或浩飲醉飽，熱聚於中，或鹽醋辛辣，縱口不忌，或惱怒叫喊，損傷膈膜，則血從口出，而內傷吐血之症作矣。（《症因脈治》）

吐血者，一吐則盈盆盈碗……治法不可驟止，止則使敗血留積為瘀血之根，不時舉發，為害非輕；亦不宜峻攻，復傷其血；只宜清理胃氣，以安其血。（《張氏醫通》）

血止之後，其離經而未吐出者，是為瘀血，既與好血不相合，反與好血不相能。（《血證論》）

暴吐血，以祛瘀為主，而兼之降火；久吐血，以養陰為主，而兼之理脾。（《醫學心悟》）

吐血無止法，強止之，則停瘀而變證百出，惟導其歸經，是第一法。（《金匱要略淺注》）

夫治血莫若順氣，氣爲血帥，氣降則血自降，氣順而血自歸經。（《王旭高臨證醫案》）

吐血之因有三，曰勞傷，曰努傷，曰熱傷。勞傷以理損爲主，努損以祛瘀爲主，熱傷以清熱爲主。（《醫宗金鑒》）

五、驗案

蕭某某，男，五十七歲，中醫師。初診日期：一九六九年七月十日。

病史及現症：素患消化系病，近因胃潰瘍胃痛而急診入院。經住院治療胃痛已不明顯，今晨五時，突感胃脘不適，胸脘發悶，隨即吐血約五十～八十毫升，除注射維生素K等外，即趕緊邀筆者會診。觀其面色萎黃少津，人體消瘦，精神雖然尚好，但談笑間聲音偏低，有氣短心慌之情。舌質略淡，脈象濡滑略數，右手按之乏力明顯。餘無明顯不適。四診合參，辨爲中氣不足，氣不攝血之證。治擬益氣和胃，活瘀止血。處方如下：

生曬白人參九克（另煎兌入），生白朮九克，炮薑炭九克，蒲黃炭九克（布包），桃仁五克，黑香附九克，陳皮六克。二付，水煎服。

二診（七月十二日）：進上藥後，未再吐血，精神比前更好，談笑自若。囑應注意調養，不要吃辛辣油膩難消化之食物。大便今晨排便一次色黑。據此又投以健脾養血之劑。處方如下：

黨參十克，白朮十克，茯苓十五克，黑香附十克，全當歸十克，炒白芍十二克，熟地十二克，藕節三十克，炮薑炭六克，陳皮十克，高良薑六克，阿膠珠六克，五付。

此方服後。胃部較前舒適，大便、飲食均正常，即帶中藥七劑出院，回家休養。

方解及體會：第一方是以理中湯加減。用生曬白人參，不像紅參雖然益氣但也能生火，生曬參其性較紅參平涼不熱；配白朮益氣健脾，又能益肺生氣；因其吐血，故把原方的乾薑改爲炮薑炭，既溫中益氣，又能使血見黑則止而兼能止血；又加桃仁活瘀血，蒲黃亦能活瘀，炒炭則兼能止血；氣順則血可歸經，故又加香附（炒黑則既理氣又止血）；陳皮以行氣開胃。本方重要的是重用生曬白人參益中氣以健脾氣而攝血（脾統血），其他藥則是溫中順氣，調理中焦，以益後天之本，使血歸經，血得氣攝則自然止住。本方特點是沒有專用止血藥，而是治本而血自安。說實話，因爲患者是本單位職工，所以來電話請會診時還告訴了患者的血型，並要求帶著新鮮血液二〇〇～四〇〇毫升以備急用。我見到病人後首先看到患者面黃肌瘦，面無光澤，又知其長期患消化系疾病，又見血色發黯夾有紫色血塊，雖然吐血量較多，但脈象尚穩，只是略數，筆者當時考慮此「略數」並非熱象，而是剛剛吐血量較多，心中恐有害怕之情，故仍診爲氣虛脾不統血，藥後果然血止，故第二方又以歸脾湯靈活加減而收功，未輸血。

由此病例得到的體會是：

一、氣血一體，中氣虛之人如大量吐血，應想到脾統血、氣能攝血之理論。

二、當時脈雖略數，不可誤認爲是熱象而用涼藥傷胃氣。

三、藥方中同時須用順氣藥，以使氣順則血歸經。治出血別忘掉加些活瘀藥以免使離經未吐之血形成瘀血，有礙今後的調養。

六、與西醫學的聯繫

西醫學中的嘔血亦稱急性上消化道出血。臨床表現爲嘔血黑便和血容量降低。一般説，幽門以上出血表現爲嘔血，幽門以下出血則以排黑便居多。急性大出血，血容量減少時，首先表現心跳加快（一二〇次／分或以上），血壓（收縮壓）降低（九十毫米汞柱以下）。失血量少於五〇〇毫升爲輕度，心率和血壓基本正常或僅有頭暈、腹部不適，失血量在八〇〇～一五〇〇毫升爲中度，此時患者可出現眩暈（坐時尤甚），並有噁心，心悸，口乾，尿少，血壓降低，心率加快。失血量超過一五〇〇毫升者爲重度，患者頭暈，面色蒼白，手足厥冷，出冷汗，神情不安，恍惚，甚至昏倒，脈細速，血壓下降（九十毫米汞柱以下），此時患者已進入休克狀態。

可引起急性上消化道出血的疾病很多，所以西醫學認爲嘔血（吐血）只是某些疾病的一個症狀。如消化系統疾病，包括食管疾病：食管炎、食管潰瘍、食管癌、食管賁門撕裂傷；胃及十二指腸疾病：胃炎、胃及十二指腸潰瘍、胃癌等；膽道及胰腺疾病：膽道結石、膽道感染、膽道蛔蟲、胰頭癌及壺腹周圍癌；心血管疾病：心肺功能不全、胸腹主動脈瘤破裂、血管瘤等；全身性疾病：如血液疾病、尿毒症；嚴重感染及創傷所致的應激性潰瘍導致的出血；結締組織病等等。

西醫學對嘔血者，首先要注意確定診斷，弄清出血部位，治療引起出血的原發疾病。但在重度出血，或出血不止時，或病人已出現休克時，往往先採取輸血以救急，病情較穩定後，再去進行診斷。輸血必須是同血型，經過血的交叉配血試驗，無凝血、無溶血而報告為陰性者，才可輸血。輸血是一種特殊操作，須由臨床經驗豐富的護士進行。沒有經驗者，不要輕易進行輸血操作。

如果是為了「急則治標」，先止住出血為目的時，可按本篇所介紹的方藥進行辨證論治，往往效果比較理想。可做參考。西醫學治療吐血，主要是確定診斷，弄清出血部位，進行原發病的治療，必要時可採取手術療法。

七、體會

中醫學有「見血勿治血」之古訓，可見醫者，不可一見出血即立刻止血，必須要詳辨病因、病證，據證立法處方，以治其本。古代醫家之經驗可參考採用，例如朱丹溪主補陰抑陽；李東垣主甘溫益氣；葛可久主張止血消瘀而後養心；汪綺石主清肺平肝而止其血；繆仲淳提出行血、養肝、降氣的治血三法；唐容川則認為第一為止血，第二為消瘀，第三為寧血，第四為補虛以收功。參考這些治血經驗後，必須明辨證候之虛實寒熱，分清標本緩急，進行辨證論治。

尿血

一、簡介

尿血又名溲血、溺血。是指排尿時，尿出血液或純血或尿中混有血液而尿色深紅的疾病。

關於尿血作爲疾病的記載，早在《黃帝內經》中即有：「悲哀太甚，則胞絡絕，胞絡絕則陽氣內動，發則心下崩數溲血也。」「胞移熱於膀胱，則癃溺血」等論述。至漢代《金匱要略》中更有「熱在下焦者，則尿血」的論述與治法方藥。此後歷代醫家又多有發明、論述和補充。中醫學對尿血的辨治，有著豐富的臨床經驗。

二、病因病機

一、濕熱下移　上、中二焦積有濕熱，濕熱下移於膀胱則可致尿血。

二、心火太盛　勞心費神過度，則心中熱盛，心移熱於小腸（心與小腸相表裡），血滲膀胱。

三、腎水不足　腎水不足，則腎火亢盛，腎中虛火下移於膀胱。

總之，尿血多是膀胱經熱盛，所以邪熱可從各方面轉移而來，但是，也不可絕對化，辨證論治才爲穩妥之法。

三、辨證論治

尿血多爲膀胱濕熱所致，但是那個熱又分虛實。一般說，暴發尿血多屬實火，勞損久病尿血多屬虛熱；實證尿血多是血與尿混合而出或尿出血液，虛證則多見尿後又流血。

一、肝經濕熱　多爲氣鬱生熱，濕熱下注膀胱。其證兼見頭痛、頭暈、口黏、口苦、脅肋脹痛，脈象弦數等。治法爲清肝利濕之法，常用藥方有龍膽瀉肝湯、導赤散加味等，隨證加減。

(一) 龍膽瀉肝湯：龍膽草、黃芩、梔子、澤瀉、川木通、車前子、當歸、生地、柴胡、生甘草。

(二) 導赤散加味：生地炭、川木通、澤瀉、茯苓、大小薊、側柏葉、地榆炭、竹葉、燈心。

二、腎水不足　腎水不足則腎火偏盛，熱移膀胱而尿血者，多兼見腰酸膝軟，遺精盜汗，甚則下午潮熱，脈象多見沈細而數。治法爲滋腎清熱，佐以利濕之法。常用方如六味阿膠湯、知柏地黃湯等，隨證加減。

（一）六味阿膠湯：生地、山萸肉、茯苓、山藥、澤瀉、丹皮、阿膠（烊化）。

（二）知柏地黃湯：生地、山萸肉、山藥、茯苓、澤瀉、丹皮、知母、黃柏。可加小薊炭、車前子。

三、心熱尿血　心悸、煩躁、失眠、面赤、口渴。用清心涼血，佐以利濕之法治之。常用方有導赤散加味、小薊飲子。

（一）導赤散加味：生地、川木通、生甘草、茯苓、琥珀。

（二）小薊飲子：生地、小薊、滑石塊、通草、蒲黃、竹葉、當歸。

四、腎虛血尿　工作不能堅久，倦怠易疲倦，無熱象，陽痿滑精。此證多由房事過度，心腎氣結。脈象兩尺無力，說明此證得之於虛寒，故治療時不可專認爲膀胱有熱才尿血，應全面分析，詳細辨證。治法要以溫腎止血爲法。常用方如鹿角膠丸、鹿茸散等隨證加減。

（一）鹿角膠丸：鹿角膠、熟地、血余炭、白茅根。

（二）鹿茸散：鹿茸、生地、當歸、蒲黃、冬葵子。用於兼有小便不利者。

總之，尿血與心、肝、腎三經有關，治雖以止血爲主，但要適加散瘀、寧血、養血之品，一般說，早期除止血外，應佐育陰寧血藥，久則宜溫養攝血。

四、名醫要論

心主於血，與小腸合，若心家有熱，結於小腸故小便血也。（《諸病源候論》）

血泄，熱客下焦，而大小便血也。（《素問玄機原病式》）

痛者爲血淋，不痛者爲溺血，不論何臟之血，但損傷妄行，皆得滲入膀胱，蓋不上行，則下趨，可以滲入腸胃，亦可滲入尿泡，此《準繩》所謂溲血、淋血、便血三者，雖前後陰不同，而受病則一。（《醫碥》）

凡治尿血，不可輕用止澀藥，恐積瘀於陰莖，痛楚難當也。（《醫學心悟》）

老人溲血，多是陰虛，亦有過服助陽藥而致者，多難治，惟大劑六味丸，加紫苑茸作湯服之。（《張氏醫通》）

五、驗案

孔某某，男，三十五歲，教授。初診日期：一九七六年六月十日。

病史及現症：近日工作較累，昨夜突感腹部不適，似有熱感，尿血，尿道不疼，視其所用尿盆，如同宰雞接血之盆，全無尿液，都是血。舌略紅，脈象細數。辨爲心移熱於小腸膀胱熱盛之證。當時囑他曰：藥方開好後，帶著藥，收住院治療。處方如下：

生地炭三十克，蒲黃炭十二克（布包），川木通五克，小薊炭三十克，炒黃柏十二克，茯苓二十五克，豬苓二十克，澤瀉二十克，琥珀粉三克（裝膠囊，隨湯藥服），川黃連九克，麥冬九克，草紅花六克。三付。

二診（六月十三日）：今日查病房時，自云尿血已止住，小便通利，只是睡眠仍不佳，心煩不安，舌尖尚微紅，脈象仍沈細略數。知病已減輕，仍加減上方。

生地十五克，川木通五克，蒲黃九克（布包），小薊炭三十克，炒黃柏十二克，茯苓十五克，豬苓二十克，車前子十克（布包），桃仁十克，燈心三克，烏藥十克。

三七粉二克，琥珀粉三克。二藥裝膠囊吞服。

服上藥後，未再發生尿血，身體恢復正常而出院。回家休養兩周後即上班工作。

六、與西醫學的聯繫

正常人在劇烈運動或重體力勞動後，也可能出現尿液塗片鏡檢每高倍視野出現○～二個紅細胞，但休息後再檢尿中紅細胞會消失，這也屬於正常現象。正常人的尿液中是不會出現紅細胞的。

鏡下血尿有間歇性出現者，也有持續性出現者，也有患者出現間歇肉眼血尿而伴有持續性鏡下血尿多是有泌尿系統疾病，如IgA腎病等，須做詳細的檢查才能確定診斷。

痛性血尿：即排尿時同時尿道或小腹部、會陰部，發生疼痛。

無痛性血尿：即排出的尿雖爲血尿（肉眼或鏡下）但無任何痛苦，即排尿時無疼痛。

痛性血尿與無痛性血尿，都與發病原因、出血部位有密切關係，如泌尿系結石，可引起疼痛。但是痛或不痛與病的輕重沒有直接的關係。臨床上如發現無痛性血尿，更應引起醫生的重視，要做詳細的分析。

眞血尿：尿色如血，其色可鮮可黯，每呈混濁，震蕩時可呈雲霧狀，放置後無紅色沈澱，鏡檢可有大量紅細胞。

假血尿：血紅蛋白尿，一般呈均勻的黯紅色，甚至如醬油狀，震蕩時不呈雲霧狀，鏡檢無紅細胞，或僅有少數紅細胞。聯苯胺試驗呈陽性，這往往是血液病引起的。

卟啉尿：經放置或曬太陽後，變成紅色、棕紅色或葡萄酒樣顏色，均勻不混濁，鏡檢無紅細胞，聯苯胺試驗陰性，尿卟膽原試驗陽性。

肌紅蛋白尿：鏡檢無紅細胞，聯苯胺試驗可呈陽性，用尿蛋白電泳可確定。

有時服大黃、酚紅、利福平、剛果紅等藥物後，尿色也能變紅、變黃，需要詳細問診。這種尿鏡檢無紅細胞，聯苯胺試驗陰性。

尿三杯試驗：如第一杯尿（即前段尿）呈血色或鏡下有較多紅細胞，表示病變位於尿道。如第三杯尿（即後段尿）呈血色，鏡檢有較多紅細胞，表示病變在膀胱頸和三角區或後尿道（包括前列腺、精囊）等部位。如三杯尿都是均勻的血色，表示病變在上尿路或膀胱。

西醫學認爲「血尿」可由以下多種疾病引起。①腎臟病變：尿色常呈黯棕色，均勻，呈全程血尿，血尿中蛋白較多，可考慮腎小球性血尿，尿中血塊每呈條狀（輸尿管鑄型），如尿中還有紅細胞管型或其他管型，多提示血來自腎實質病變，如腎小球性腎炎。一般排尿時無不適症狀。②膀胱或膀胱頸部病變：排尿時有不適感，但腫瘤出血排尿時也可無不適。血尿色較鮮紅，尿中蛋白量少，無管型等。③前列腺、尿道病變：血尿呈鮮紅色，多伴有尿急、尿頻、尿痛及排尿困難等症狀。④腎結核：如有肺結核、附睾結核者，可考慮腎結核。⑤腎腫瘤：尤其是有無痛性血尿者，年齡超過五十歲者，要詳細檢查。⑥血液病：常伴有其他部位出血。⑦泌尿系結石：腎區疼痛，疼痛沿輸尿管向下放射。⑧腎盂腎炎：腎盂腎炎病人如出現肉眼血尿時稱「出血性腎盂腎炎」。其他如腎損害、腎血管瘤、輸尿管腫瘤、膀胱腫瘤等等以及先天性腎畸形等等，有時也可出現「血尿」，都須做各種檢查以確定診斷。

總之，西醫學對血尿，主要是通過各種詳細檢查，確定原發疾病，而有效治療原發病後，血尿也就不再出現。

但目前尚有兩種情況，有時用中藥治療，效果尚好。

一、腰痛、血尿綜合症　常見於口服避孕藥物的青年婦女，臨床特徵爲發作性肉眼血尿及一側或雙側腰痛，無高血壓，腎功能正常，或有少量蛋白質，停用口服避孕藥，可減輕症狀。

二、特發性血尿　臨床上以血尿爲主訴，經過詳細檢查，生殖系、泌尿系皆正常，病人全身狀況良好，未能發現其他引起血尿的原因。這種血尿，目前稱爲特發性血尿。約占血尿的百分之六～八。實際上是一種目前尚未能查出原因的一種血尿，對這種血尿更應進行詳細周密的觀察，直至找到引起「血尿」的原因（或原發病）。

以上這兩種情況，病人常常請中醫治療。中醫這時可按照本篇所論述的內容，進行辨證論治，往往可取得良好的療效。

七、體會

對尿血一病，中西醫皆非常重視，一定要查明病因以治其本。就中醫學而論，尿血之治，因下焦濕熱者，宜清心利尿；因肺氣下陷者，宜補氣升提；因腎虛者，要對陰陽有所側重，陰虛者壯水，陽虛者溫養。因瘀血者，宜消瘀止血。還要注意凡出血之疾，血一離經即為瘀血，所以無論用何種治法，都應佐以活血化瘀之品。另外，治心與肝不效者，當兼治其肺，金清則水清，水清則血寧。治肝與腎不效者，當兼理脾胃，因脾能統血，血得統則不易出矣。

便血

一、簡介

便血，即排大便時排出血液，前人也有把便血稱做下血或大便下血者。漢代醫書《金匱要略》中，把下血分爲近血、遠血。排大便時，先便血後出大便者爲近血；先排出大便，繼之又排出血液者爲遠血。後世歷代醫家在《金匱要略》的基礎上，多有補充，又提出以出血的顏色分辨：大便以前出血，血色新鮮者，爲腸風，風熱，屬實；大便以後出血，血色黯濁者，爲臟毒，屬陰，屬虛。

張仲景先師在《金匱要略》中，提出了治療下血的方藥，直到今天，如法用之，其效仍如神。後世醫家又有補充。

二、病因病機

一、胃腸積熱　過食油膩厚味，恣食牛、羊、雞肉，或酗酒嗜飲，胃腸積熱，濕熱下注可致便血。

二、冷熱相攻　腸中久積風冷，中焦又受濕熱，冷熱相攻，毒氣留滯，傳於下部而致便血。

三、脾虛不能統血　過於飲飽，勞作太過，思慮傷脾，未能及時調養，或素日脾虛，中焦虛弱，中氣不足，脾虛不能統血，也可致便血。

由以上諸因素來看，便血的實證，病因在腸，便血的虛證，病源在脾。

三、辨證論治

便血的主要表現是大便下血。一般以久病爲虛，暴病爲實，血色鮮紅者爲實熱，血色黯而稀淡者，爲虛寒。

一、大腸濕熱　大便黃黏，臭味大，下血顏色鮮紅，舌苔黃膩，脈象多滑數。治法以清熱利濕爲主，可佐以止血之品，常用方如地榆湯。

地榆湯：地榆、黃芩、黃連、梔子、茜草根、茯苓。可應證加藕節炭、當歸炭。如出血多者，可適當加用藕節炭活瘀止血，加當歸炭養血止血。

二、脾虛不能統血　面色萎黃少澤，身體瘦弱或虛胖，四肢無力，大便溏軟，先便後血，血色黯淡。治法爲溫補中焦，佐以止血之法。常用方有黃土湯。

黃土湯：灶心土、白朮、甘草、熟地、製附子、黃芩、阿膠。

三、腸風下血　大便無腹痛，味甚臭，下血清而新鮮，此乃風冷熱毒搏於大腸，大腸既虛，時時下血，先血後便，故名腸風下血。舌苔薄白，脈象可見浮象。治法宜祛風和中，佐以止血。常用方有地榆防風湯。

地榆防風湯：地榆、川黃連、厚朴、廣木香、香附、防風、阿膠、灶心土。

四、臟毒下血　腹痛，便血顏色黯濁，大便前後均可有血，腹部不適，雖名毒卻不是毒（現今理解的毒物之毒），乃腸風下血久久不愈，遂生積血之所，隨大便前後而下血。其下血，也有濕熱之辨，濕者腹中不痛，熱者腹中多痛。濕者治以清利，熱者治以清涼。總之所謂臟毒（此乃前人定的病名）並非有毒也，乃久病所積也，故治宜調中固腸，理氣養血之法。常用方有黃連阿膠湯、加味土石湯等隨證出入。

（一）黃連阿膠湯：黃連、黃芩、白芍、雞子黃、阿膠。

（二）加味土石湯：灶心土、赤石脂、黑香附、阿膠、藕節（或炭）。

四、名醫要論

下血，先便後血，此遠血也，黃土湯主之。（《金匱要略》）

下血，先血後便，此近血也，赤小豆當歸散主之。（《金匱要略》）

先糞後血，腹中不痛爲腸風，先血後糞，肛門疼痛爲臟毒，其證有熱有寒，有氣虛不攝。（《醫學集成》）

下血不可純用寒涼藥，必於寒涼藥中，用辛味並溫，如酒浸、炒涼藥，或酒煮黃連之類。（《平治薈萃》）

五、驗案

胡某，女，十九歲，學生。初診日期：一九九五年五月十二日。

主訴：大便下血、貧血一年多。

病史與現症：患者於一九九四年三月間，因大便次數略多，腹部輕度隱痛，大便色發黑，面色白，而赴北京某醫院就診，經檢查診斷爲非特異性結腸直腸炎，大便潛血（+～++），貧血，給與鐵劑等西藥治療，未效。身體日漸衰弱，面色發黃，腹泄、腹痛、便黑，兩腿乏力，食納減少。於一九九五年四月住入北京某大醫院，經檢查血紅蛋白爲50g/L，做腸鏡檢查，診斷爲大腸直腸息肉（整個大腸直腸都有息肉而出血），建議手術把大腸直腸全部切除。因不願意手術治療而於五月十二日來我院中醫內科門診求治。現症：面色發白，唇無血色，貧血（Hb:50g/L）。據其父云：每月需少量輸血一～二次，身體倦怠無力，在家中臥床不起，僅能走二十多步上廁所。就診時其父背進門來，腹部隱痛，大便每日四～六次，伴有裡急後重，大便帶血，色黑紅，飲食少進，精神不振，兩目少神，言語聲低，月經近年未潮。舌質淡，無苔，脈象弱。

辨證：脾腎兩虛，氣血雙虧之便血。

治法：健脾補腎，益氣養血，佐以消積導滯。

處方：黨參十五克，白朮十二克，茯苓十五克，炙甘草三克，當歸十二克（土炒），白芍十二克，熟地黃十八克，川芎三克，紫肉桂三克，炙黃耆十八克，補骨脂十二克，肉豆蔻十二克，五味子五克，吳茱萸六克，陳皮十克，蓮子肉十二克，訶子十二克，砂仁五克，莪朮五克，伏龍肝九十克（煎湯代水）。二十劑，水煎服。

二診（十月二十五日）：上次方藥服完二十劑，大便每日二~三次，便血已止，精神轉佳，即又按原方服二十劑，服後氣力亦增加，腹痛、裡急後重已基本消失，可以下床活動，諸症均減輕，又按原方服四十劑，便血完全消失，大便潛血陰性，腹部症狀均消失，雖面色尚黃白，但已不輸血，又服上方六十劑，自覺病已愈大半，特來複診。望其精神、面色如常，行走起坐自如，眞是與初診時判若兩人，診其脈細滑，舌上已現微白薄苔，舌質略淡。近來查血紅蛋白，均在80g/L左右，自覺症狀不多，惟大便尚每日二~三次，溏稀不成形，有時腹部隱痛。服西藥福乃得後，感到胃部不適，影響食欲，囑其停服福乃得。再處方如下：

黨參二十克，白朮十二克，茯苓二十克，炙甘草三克，當歸十二克（土炒），白芍十八克（與當歸同炒），熟地二十克（與砂仁五克同搗），紫肉桂五克，遠志十克，五味子六克，補骨脂十二克，肉豆蔻十五克，吳茱萸六克，訶子十五克，禹餘糧三十克（先煎），赤石脂三十克（先煎），金櫻子十二克，川黃連十克，廣木香十二克，三稜三克，莪朮三克，伏龍肝一五〇克（煎湯代水）。二十劑。

上方連服四個多月。大便次數漸漸正常，精神已近常人，行走、騎自行車均近於正常，血紅蛋白亦上升達100g/L。於一九九六年四月十日又來京就診，因我出國訪問未歸，即仍按原方服用，至後半年即改爲每日服半劑。

三診（一九九七年一月二十一日）：患者身體又長高，精神健旺，行動正常，已恢復學習，成績也佳，言語清朗，面色已現出青春少女之容，大便、飲食均正常，月經也曾來潮兩次，經色鮮紅，量尚較少，血紅蛋白110g/L多。其父特向我院門診部贈錦旗一面，表示感謝，並說他家這個女孩如果把大腸直腸全切除，做一個人造肛門，將來實爲一大愁悶問題，今服用中藥，竟然不必手術而獲癒，全家大喜，特來致謝。診其脈滑而有力，舌質基本正常，舌苔薄白，據此情況擬再投補益氣血、調理月經之藥以強壯身體，處方如下：

黨參十克，白朮十克，茯苓十八克，炙甘草三克，熟地十五克，當歸十克，白芍十二克，川芎三克，紅花六克，香附十克，陳皮六克，益母草十二克，肉豆蔻十克，莪朮三克，廣木香五克。十四劑，囑其服完可停藥。父女持方欣然而歸。

一九九七年九月四日追訪：在學校讀書，身體很好，血紅蛋白120g/L多。

據其腹痛、便血已有年餘，面無血色，唇舌色淡，少氣無力，知證屬血虧氣虛。中醫理論認爲，脾爲氣血生化之源，腎司二便之開合。脾運不健，氣血生化乏源，致氣血雙虧。腎失封藏攝固之能，致大便久泄而帶血。因知氣血雙虧之根本是脾腎兩虛。詢其還有腹痛、裡急後重、大便血色發黑，再參考西醫檢查，整個大腸直腸內有息肉，又知陽明之腑尚有氣血積滯，故此，在大補脾腎、益氣養血的治法中又佐以消積導滯之品。據法處方，選用十全大補湯健脾益氣以生化氣血，用四神丸加蓮子肉、訶子補腎收澀以攝固下元，以陳皮、砂仁調中理氣，以防大隊補益藥而生氣滯，少加莪朮以活瘀消積，用伏龍肝煎湯代水而溫脾燥濕，以助止泄。二診時諸症均減輕，惟大便仍溏泄且一日數行，說明脾腎久虛。方中雖有健脾補腎之藥，但攝固下元之力尚顯得不夠，故又在藥方中結合了仲景先師赤石脂禹餘糧湯和黃土湯，以加強攝固下元。因考慮腸中息肉乃其氣血積滯不散而成，故佐用三稜、莪朮消積散瘀，香連丸行氣導滯。

六、與西醫學的聯繫

便血是指消化系統出血，血液由肛門排出而言。一般說，也可分肉眼血便，即用眼睛一看，即知排出者爲血液，色鮮紅或黯紅，多因出血量多，病灶多在下消化道或肛門附近，血液在體內停留的時間不長。隱血便，即肉眼不能看到血液，須經隱血試驗才能知道大便中有血，此多是出血量較少，出血灶可能在上消化道，血液在體內停留時間較長，與大便混合較均勻。還有一種爲柏油樣便，即黑便，其排出的大便呈黑色，有一定的光澤，如柏油樣的黑色，此常為上消化道出血量較多之病或消化系統腫瘤、慢性出血所致。

西醫學認為便血是某些疾病的一個症狀，臨床上見到便血時，必須進行周密的問診和多項檢查，以找出其原發疾病，早日進行治療。

引起便血的疾病，常有以下幾種：①肛管疾病：如痔瘡、肛裂、肛瘻等。②直腸疾病：如非特異性直腸炎、直腸息肉、直腸癌等。③結腸疾病：細菌性痢疾、阿米巴痢疾、潰瘍性結腸炎、結腸憩室等。④結腸息肉：多見於青年，兒童次之。因出血較多，常伴有貧血。腸息肉同時伴有骨瘤者稱克ardner綜合徵；腸息肉伴有腦瘤者，稱Tuicot綜合徵。⑤結腸癌：為常見的消化道惡性腫瘤。⑥小腸疾病：如急性出血性壞死性腸炎、克隆病、美克耳憩室（這是一種先天性畸形疾病）。⑦腸套疊：多發生於二歲兒童，便血的發生率為百分之五十六～六十二．五。成人發生便血者約占百分之三十。⑧小腸腫瘤：腫瘤增大時可有便血及腸梗阻發生。

還有一些全身性疾病，如血液病、急性傳染病以及腸道血管性疾病等，也可引起便血。

西醫學除對急性、大量便血，採取急救措施，如輸血，注射或口服止血劑外，對一般的便血，主要還是進行多種檢查，找到原發疾病，進行原發疾病的治療，便血則癒。

對一些經過多項檢查尚未能確診的患者，西醫學者有時也建議找中醫治療。中醫對這些病人更要進行深入細緻的辨證論治，斟酌標本緩急，力爭徹底治癒。

七、體會

治療便血與尿血，同樣是以止住出血爲目的，但所用的治法與方藥有所不同，須特別注意。治尿血以腎與膀胱爲主，治便血則以脾胃與大腸爲主；治尿血常以清兼利，治便血則以清涼兼補澀爲法。

仲景先師在《金匱要略》中提出的黃土湯，實爲中醫學治便血、吐血、衄血指出了治療總則，所以運用黃土湯隨證加減，是我一生臨床治出血時所遵從的，常起到意想不到的療效。僅供同道們參考。

另外「見血勿治血」之古訓，必須常記胸中，不可或忘，所以要求我們要做到「治病必求其本」。當然，治療便血也不例外。

蛔蟲病

一、簡介

蛔蟲病，古人稱做蚘蟲。蛔蟲病是指病人有蛔蟲寄生在體中，因而可兼見貧血、身體衰弱等情況，近代則稱之為「寄生蟲病」。

中國早在《黃帝內經》中就有「腸中有蟲瘕及蛟蛔……心腸痛，憹發作腫聚，往來上下行，痛有休止」的記載，漢代《傷寒論》中也有「病有寒，復發汗，胃中冷，必吐蛔」的論述。可見我國醫學界早在兩三千年前，即有論述和治療蛔蟲的寶貴經驗。

二、病因病機

一、飲食不潔　食生菜、水果未徹底洗淨，而致把寄生蟲卵隨飲食攝入而漸漸化為寄生蟲。

二、飲食不節　生冷、肥甘妄進無度，以致中脘停滯，運化失常，日久變生濕熱，更易使寄生蟲蛻化而成蟲病。

三、誤食患有寄生蟲病的病畜的肉。

三、辨證論治

腹中寄生有蛔蟲之人，常見雖飲食不少，而不見健壯，常面黃肌瘦，時有腹痛，有時也有從大便中排出蛔蟲者，患者面部可見淺白色的蟲斑，眼的白睛上也有小片狀黑青斑點，俗稱蟲斑，舌苔無特殊變化，脈象右關可見滑象或沈滑之象。

張仲景先師治蛔蟲有烏梅丸方，療效較好。今將烏梅丸方介紹如下：

烏梅丸：烏梅三百枚，細辛六兩，乾薑十兩，黃連十六兩，附子六兩（炮、去皮），當歸四兩，蜀椒四兩（出汗，即微炒，以去其水分及油質），桂枝六兩，人參六兩，黃柏六兩。諸藥共爲細末，將烏梅用醋浸一宿，搗爛如泥，合蜜，入藥末搗均勻。製丸如梧桐子大，每日服三次，每次三～五粒，溫開水送下。（劑量是漢代劑量，今人用，則請折算）

此製丸法是今人的方法，如欲知古之製丸法，請查閱《傷寒論》厥陰篇。

此方主治蛔厥，蛔蟲腹痛，嘔吐，時發時止等症，中醫學認爲「蛔蟲得酸則靜，得辛則伏，得苦則下，」所以本方中以最酸、最辛、最苦的烏梅，川椒、黃連、三藥用爲主藥，又配以細辛、桂枝、當歸、乾薑、附子溫臟去寒，又以人參、當歸調補氣血，攻補兼施，用於安蛔，治療蛔蟲在腹內上下而致的腹痛，效果頗佳。

近代醫家，多用本方減輕其用量而作爲湯劑使用，往往再加使君子、苦楝根皮等。

現代治蛔蟲病，往往先用湯劑，以治其腹痛嘔吐等症，俟諸症消失後，再投以化蟲丸，長期服用。

一、驅蛔安蟲湯：使君子十克，烏梅六克，川連九克，乾薑六克，雷丸九克，榧子肉十克，檳榔十克，厚朴十克，枳實十克，廣木香六克。

二、化蟲丸：鶴虱（胡粉炒）、苦楝根皮、檳榔各三十克，蕪荑、使君子各十五克，枯礬七克。爲末，酒煮麵糊爲丸，如梧桐子大。大人每日三次，每次服六克，兒童一歲可服五分。溫開水送下。

四、名醫要論

腹中痛，其脈當沈，若弦反洪大，故有蛔蟲。（《金匱要略》）

凡腹中有蟲，必口饞好甜，或喜食泥土、茶葉、火炭之類。（《幼幼集成》）

蟲由脾土不運，濕熱蒸化而生。（《環溪草堂醫案》）

五、驗案

劉某某，女，三十一歲。初診日期：一九八四年十二月一日。

主訴：突然上腹劇痛一天半，昏厥六次。

病史與現症：上腹陣發性絞痛一天半，噁心嘔吐，嘔吐物為胃內容物。劇痛發作後隨即昏倒，手足發涼，不省人事，經按壓人中穴後可醒，已如此反復發作六次。先後在兩個醫院就診，診為「膽道蛔蟲症」，經注射度冷丁、654-2及口服普魯本辛等藥症狀不緩解。於一九八四年十一月二九日來我院急診，收住觀察室。

患者於一九六九年在下鄉知青點勞動時曾有腹痛發作，並有排蛔蟲史。一九八四年初又有類似發作。

入院後化驗：白細胞總數$12.4 \times 10^{12}/L$。分類：中性〇·七三，淋巴〇·二六，單核〇·〇一。B超（十二月一日）：肝膽總管內可見雙條狀強回聲，膽總管〇·八公分，膽囊前後徑二·六公分。診斷為「膽道蛔蟲症」。

經反復肌注度冷丁、強痛定、安定、阿托品、非那根、維生素K，點滴紅黴素、慶大黴素等抗生素，並行針灸治療，症狀不見緩解，疼痛劇烈難忍。因多次用鎮痛、鎮靜藥，患者昏昏欲睡，但因疼痛又睡不著，痛苦不已。於一九八四年十二月一日請筆者會診。

詢其症狀：上腹疼痛有上撞之感，嘔吐物為綠色稀水，口乾不欲多飲，便意頻頻而大便不利，喜熱飲食。觀其舌苔白，切其脈象：右手沈細弦，左手正在輸液，趺陽脈弦細，太谿脈滑，太衝脈弱。據其痛多發生於夜間，痛時波及兩肩，氣上撞心，太衝脈弱，寸口脈弦，知為肝經氣滯，肝氣犯胃，胃失和降；再據B超檢查發現膽道蛔蟲，知為胃寒蟲動，隨胃氣上逆，發為胃脘疼痛。治擬調肝和胃，溫中安蛔，佐以驅蟲。藥用：柴胡十克，高良薑十克，香附十克，白芍十八克，烏梅六克，乾薑六克，川椒五克，使君子十二克，鶴虱十克，細辛三克，黃連九克，川楝子十克，生赭石三十克（先下），生大黃六克，元明粉十克（分二次沖服），焦檳榔十二克。二劑。

二診（十二月四日）：藥後腹痛小發作一次，未大發作。腹痛部位已往下移至臍周，今日有饑餓感，食欲增加，大便隔日一次。舌苔微黃（剛剛吃過橘子），脈象沈滑，已現緩和之意。症情漸穩，再擬調胃降逆、殺蟲通導之劑。藥用：烏梅九克，乾薑六克，川椒六克，細辛三克，使君子十二克，黃連九克，川楝子十二克，高良薑十克，香附十克，白芍十五克，當歸十克，吳茱萸九克，焦檳榔十二克，生大黃九克（後下），元明粉十二克（分沖）。

服上藥二劑後，疼痛未再發作，患者無明顯不適。B超膽總管蛔蟲已無，直徑為〇·五公分。後服西藥驅蟲藥，排出蛔蟲一條，痊癒出院。

本例右上腹劇痛，並波及脅部，時發時止，噁心嘔吐，疼痛發作重時昏厥不省人事，四肢發涼，以往有蛔蟲病史，知為胃脘痛兼蛔厥之證。再觀其喜熱飲食，舌苔白，脈沈弦，知屬胃寒。肝經循兩脅，再結合太衝脈弱知為肝經氣滯，肝鬱剋脾，胃失和降，胃氣上逆，而發疼痛。故治法也從調肝和胃、溫中安蛔入手。本例的處方，並無專門止痛之品，而是取大柴胡湯的一部分調肝和胃而降逆，良附丸溫胃理氣以安中，烏梅丸的一部分辛酸入肝、苦降順逆而安蛔，加使君子、鶴虱等加強殺蟲，發揮了中醫「治病必求於本」的特長。辨證為胃寒蟲動，法當溫中安蛔，故方中高良薑、乾薑、川椒同用。病人有氣上撞心之感，知中焦氣逆，故以川楝子、黃連、生赭石、焦檳榔等苦降中氣之上逆。既治此病之本，又結合蛔蟲見寒則動、得溫則安、見酸則軟、見辛則伏、見苦則下的特性，藥方中辛酸苦溫俱全，使蛔蟲隨藥力的溫酸辛苦而下，胃脘自然不痛。二診又在治未病的學術思想指導下，結合化蟲丸的精神，安和中焦，增強運化，使蟲不得化生，以減少生蟲之機，而防止其病再發。

六、與西醫學的聯繫

蛔蟲病西醫學稱為蛔蟲感染，是由蛔蟲寄生於人體小腸所致。是最常見的寄生蟲病之一。

西醫學對蛔蟲的蟲種、形態、生活史都描述得比較清楚，可參閱西醫學有關專著。診斷主要根據糞便直接塗片，其方法簡單，蟲卵查獲率可高達百分之九十五。臨床表現一般無明顯症狀，但可以有嚴重的並發症如膽道蛔蟲症、蛔蟲性腸梗阻等。對這些並發症在西醫學往往請外科會診治療。

內科常用的驅蟲藥有：①甲苯達唑：成人為二〇〇毫克一次頓服，蟲卵轉陰率為百分之八十。劑量每次一〇〇毫升，每日服二次，共服三天，蟲卵轉陰率可達百分之九十五～一〇

○。孕婦禁服，二歲以下者不宜服。②複方甲苯噠唑：每片含甲苯噠唑○·一克、左旋咪唑二十五毫克。成人二片，頓服。可提高療效，減少副作用。

如果出現膽道蛔蟲症或蛔蟲性腸梗阻，一般多採用外科手術治療。這時如請中醫辨證論治，也有取得良好效果的報道，可供參考。

七、體會

蛔蟲爲諸多人體寄生蟲中最多見的一種。多見於兒童。但大人腹中蛔蟲常因寒熱之邪擾動，而在腹中上下活動，故以腹痛嘔吐，面青爲常見症狀。其可喜之處是我們已積累了許多治蛔的方藥，大多行之有效。是我們治療蛔蟲病的有力武器。古人已有蛔蟲見苦則降、見寒則動、見酸則軟、見辛則伏的經驗，筆者認爲還可以加上「見溫則安，見苦則下」。處方用藥時可參考選藥。

近代人多是在查大便有蛔蟲卵時，購服西藥驅蛔靈驅蟲，效果尚好。

絛蟲病

一、簡介

絛蟲中醫又名寸白蟲，因中醫看到絛蟲的每節片約一寸長，其色白，故又起名寸白蟲。其實絛蟲一節一節互相接連長可長數尺或數丈。人體有時從大便排出的絛蟲節片，確爲約一寸長白色。絛字乃絲「絛」的絛字減化而成。絛是用絲織成的一種服裝裝飾品，爲片狀的長條狀，絛蟲也是一片一片連接成長條狀的寄生蟲。可見古人也曾見過此蟲如狀，所以起名爲蟲。

宋代《聖濟總錄》說：「寸白蟲乃九蟲之一種，狀似絹邊葫蘆子」。可見我國宋代以前即已發現此病，積累了不少治療經驗。

二、病因病機

一、臟氣虛衰　平素不知調護脾胃，飲食不節，恣食生冷肥甘，以致中脘停滯，脾胃受傷，脾爲後天之本，受傷則運化失常，氣血不足，臟氣虛衰則寄生蟲動而發病。

二、飲食不愼　誤食病畜之肉，如豬、牛原有寄生蟲，如誤服其肉則蟲卵入腹，日漸生長則成寄生蟲病。

三、辨證論治

一、蟲病者，往往偏嗜一物，如嗜吃米，吃泥，吃茶葉，吃布紗之類，面色萎黃少澤，氣血衰虛，容易疲倦，或有低熱，舌苔薄白，脈多沈滑。此證宜驅蟲調中。常用方有溫臟丸，隨證加減。

溫臟丸方：人參、白朮、茯苓、當歸、白芍、川椒、榧子肉、使君子、檳榔、炮薑、吳茱萸。

二、中焦濕熱證　中焦濕熱者，多兼見口燥咽痛，心中煩熱，大便燥結，舌乾而絳，脈見滑數。此證應用清中殺蟲法。常用方如黃連殺蟲湯、木香檳榔丸等，隨證加減。

（一）黃連殺蟲湯：黃連、梔子、檳榔、使君子。

（二）木香檳榔丸：木香、檳榔、青皮、陳皮、枳殼、黃柏、黃連、三稜、莪朮、大黃、黑醜、芒硝。可加使君子等殺蟲藥。

三、瘀血結滯證　此證爲絛蟲卵（如誤食有蟲卵的豬肉）進入人體後，在經絡中循行時與痰濁、瘀血結滯成塊狀圓形小腫物。小者如豆，大者可如杏核大，甚大者也可如桃核大。按之柔軟光滑無疼痛，常出現在四肢、肩背部，也有出現在面部者，此蟲卵結塊如發生在腦部，也可引起如癲癇的發作。一般無明顯其他症狀相伴，舌苔大多正常，或有白膩苔，如瘀血多者，也可見舌上瘀斑，脈象多滑。治法常用化痰散結佐以殺蟲之法。常用方如化痰散結殺蟲湯、消痰散結殺蟲丸方等隨證加減。

（一）化痰散結殺蟲湯（自擬經驗方）：製半夏十克，化橘紅十二克，茯苓十五克，烏梅六克，檳榔二十克，鬱金十克，生明礬二克（沖服），枳實十克，生甘草三克。

（二）消痰散結殺蟲丸方：製半夏二十克，化橘紅二十克，茯苓三十克，烏梅十五克，細辛九克，川椒十五克，川黃連十二克，檳榔四十克，鬱金三十克，焦三仙各二十克，生明礬十克，天竺黃十五克，天南星十五克，枳實二十克。上藥共為細末，蜜小丸每服六克，每日二次。

此證可先服湯劑十～十五付，以後再服丸藥，約服三～六個月，如腫塊不見化小，可另換方藥或治法。

四、名醫要論

寸白蟲，乃九蟲之一種，狀似絹邊葫蘆子，因臟氣虛，風寒濕冷，伏於腸胃，又好食生

膾乾肉等，所以變化滋多，難以蠲治。（《聖濟總錄》）

凡蟲證，眼眶、鼻下必帶青色，面上萎黃，或生白斑，或見赤絲，唇瘡如粟，或紅或腫，或緩或痛，飲食減少，肌肉不生，睡臥不安，腸鳴腹痛，吐青水，目無睛光，甚則沈寒沈熱，肚大青筋，或爲鬼胎血鼓。（《證治滙補》）

蟲之爲病，人多有之……凡臟強氣盛者，未聞其有蟲，正以隨食隨化，蟲自難存。而蟲能爲患者，終是臟氣之弱，行化之遲，所以停滯而漸致生耳。（《景岳全書》）

五、驗案

王某某，男，四十五歲，幹部。初診日期：一九六〇年八月六日。

主訴與病史：三年來左眼外上方眼眶稍上邊有一個像中等板栗大小的腫物，不痛不癢，去年在醫院檢查說是包囊蟲病，爲絲蟲卵包囊所致，需外科手術剔除。因距眼太近，自己不願做手術，所以今欲服中藥化掉。其餘無任何病苦，舌苔薄白，脈象滑，右手略弦滑。其腫物用手捫之無疼痛，其質柔軟光滑。四診合參診爲痰濁結滯之證。治以消痰化結之法，佐以殺蟲。囑其先服湯藥十付，以後配置丸藥常服，以便慢慢化解。處方如下：

製半夏十克，化橘紅十二克，茯苓二十克，製南星十克，竹茹六克，炒枳實十克，天竺黃十克，鬱金十克，生明礬二克，焦神麴十二克，檳榔十八克，雷丸十二克，烏梅五克，細辛五克，炙草三克。十付。

二診（八月十六日）：上方服十付，無不良反應，身體似感輕快些，舌脈同前。囑配丸藥常服。方藥如下：

製半夏三十五克，化橘紅四十克，茯苓五十克，製南星三十五克，竹茹二十克，炒枳實三十五克，烏梅十八克，川連三十克，細辛十五克，乾薑二十克，厚朴三十五克，川軍十五克，檳榔六十克，榧子肉三十克，雷丸三十克，使君子三十五克，黨參三十克，白朮二十五克，連翹三十克，桃仁三十克，南紅花三十克，皀角刺十五克，炙山甲十五克，炙甘草十五克，莪朮十二克，三棱十二克，鬱金三十克，生明礬八克。

上藥共爲細末，煉蜜爲丸，每個重六克。每日服二次，每次一丸，溫開水送服。少吃油膩食物。服完後，如有一定療效，可繼續再配，服用同前。

三診（一九六七年七月）：上次開丸藥方後，筆者因工作調動回京，故以後患者自配丸藥服用。一九六七年七月，因外調工作去礦區醫院，不料該患者也於去年調該院任職，見面寒喧過後患者即問我：「您看我少了什麼東西？」答說：「咱們已經六七年未見面，實在想不起來了。」之後他笑著說「你看我眼上的瘤子還有嗎？」這時，我才想起他過去左眼外上方有一栗子大小的瘤子，今天再看，已然完全消除，用手捫之，也平復無物，於是向他祝賀，他說：「你的丸藥方，我到北京配過四次，後來，瘤子沒有了，我也就不配了，我還要感謝您呢！」我說：「你的病好了，還是應該祝賀的！」

方解與體會：本患者爲豬肉縧蟲卵包囊所致。所幸者是，本囊蟲發生在左眼外上方，如果發生在腦中，那就危險了。從中醫學角度看此人體稍胖，腫物柔軟光滑，按之不痛，脈象滑，所以首先想到，此乃痰濁結滯於陽明經，痰濁、瘀血與蟲卵相互結滯而成，故以消痰化結，活瘀殺蟲之法，配製丸藥，長期服用，緩緩圖治。其丸藥方爲絲痰湯、烏梅丸、白金丸三方化裁又加活瘀散結之品而組成的。方中以絲痰湯合白金丸方化痰；以烏梅丸方的酸、苦、辛、溫藥殺蟲；還恐藥力不夠，又加大量檳榔（檳榔能殺絲蟲）、中量雷丸、榧子肉以加強殺蟲之力；又加紅花、桃仁、皂角刺、山甲以活瘀散結；又想到「蟲之爲患與臟氣虛衰有關」，故又加黨參、白朮、甘草以健中焦之氣，而加強運化，不僅能健中焦正氣，還加強了運化濕濁之力。故此取得了意想不到的療效。根據此病人之療效，想到中醫學之奧妙，眞是令人歎服不已。

六、與西醫學的聯繫

西醫學認爲中國寄生於人體的絲蟲病有四類，最常見者爲牛絲蟲和豬絲蟲。這兩種絲蟲均呈長麵條而扁片形，可分頭節、頸節、體節三部分。頭節有四個吸盤，是其吸附器，靠此而吸附在人體小腸上部，其妊娠節片內充滿蟲卵，常脫離蟲體而隨糞便排出體外，豬食之，常感染嚴重，其豬肉即「豆豬肉」或稱「米豬肉」，誤食這種豬肉，則可患「囊蟲病」。臨床表現可有輕度的上腹痛，腹瀉，食欲亢進，噁心，體重減輕，在糞便檢查中，大多可檢查出絛蟲卵，大約有百分之九十八的絛蟲病人可在大便中查出絛蟲節片，糞便中查到絛蟲卵或絛蟲節片，即可確診。

治療：殺絛蟲的藥物較多。①甲苯咪唑：每次三〇〇毫克，每日二次，連服三天，療效可達百分之百。②硫雙二氯酚（別丁）：成人一次服三克，空腹時分二～三次服完，約在服藥六小時後可有腸鳴、腹痛、腹瀉、噁心等副反應。但本品作用迅速，療效可靠，經濟方便。③滅絛靈：其治癒率爲百分之八十四．六～九十七，副作用甚輕，故有心、肝、腎病的患者及妊婦均可使用。④檳榔與南瓜子聯合療法：我國首創。成人空腹時口服五十～九十克南瓜子仁粉，二小時後，服檳榔煎劑（取檳榔片八十克，加水五〇〇毫升煎至一五〇～二〇〇毫升）。再過半小時服百分之五十硫酸鎂液五十～六十毫升、，一般在三小時後，即可從大便排出完整活動的絛蟲體。

檳榔對絛蟲的頭部及前段節片有癱瘓作用，對中部、後部的作用則很小。南瓜子則對絛蟲的中段、後段節片有癱瘓作用，兩藥合用，可使整個蟲體癱軟而被排出。

另外中藥的雷丸、仙鶴草均有殺絛蟲作用。

治療後三～四個月糞便中未再檢到絛蟲卵和節片，可視爲痊癒。

七、體會

中醫學治療蟲病，亦是從整體觀念出發，如有濕熱者，要祛濕清熱驅蟲，脾胃虛弱者，則配合健脾和胃，身體極度虛弱者，可先大補氣血，後驅蟲。對身體健康，大便中檢查有蟲卵者，才以驅蟲爲主。

目前，隨著生活水平提高，知多識廣，多數人會自購一些西藥殺蟲藥自治。我意，如兼見腹痛、腹瀉、貧血等症狀者，還是服用複方中藥，辨證論治最爲安全可靠。

蟯蟲病

一、簡介

蟯蟲亦爲九蟲之一種，宋代醫書《聖濟總錄》中即有：「蟯蟲甚微細，若不足慮者，然其化生衆多，攻心刺痛，時吐清水，在胃中侵食不已，日漸羸瘦，甚則成痔瘻疥癬癧疽諸癩。」的記載，可見對蟯蟲病，我們也不要掉以輕心，應注意治療。

蟯蟲病的特點是患者夜間肛門瘙癢，影響睡眠，甚者可成痔瘻等病，所以說蟲雖小，卻不可輕心不治。

二、病因病機

任何年齡的人都可發生本病，但以六～八歲的兒童發病者最爲多見。蟯蟲的生活史較簡單，容易成活，所以也容易感染。其感染途徑，主要是飲食不注意，而吃入帶蟲卵的食品。

故其病因：

一、飲食不慎　飲食不注意衛生，蔬菜洗刷不淨，食物蒸煮未徹底，而致蟲卵未被殺死而吃入腹內。

二、洗手不徹底　蟯蟲病的特點是晚上、夜間肛門瘙癢，兒童有時用手指撓抓肛門，而致指甲縫中有蟲卵隱藏，如吃飯前未徹底把手洗淨，尤其是指甲縫處未得到沖洗，則蟲卵可能從口而入。

三、脾胃積滯　如兒童身體強壯，脾胃運化力強，蟲卵吃入後，經過中焦運化，則不易滋生，如果兒童素日食積傷胃，脾胃運化力差，蟲卵則容易滋生而發病。

三、辨證論治

蟯蟲在腹內滋生數量多時，雌蟲在夜間則到肛門外周產卵，所以患者夜間肛門瘙癢嚴重，很難忍受，影響睡眠，久不治則出現面黃、少食、腹瀉等。舌苔一般薄白或白苔，脈象滑而略弦。

本證一般都採用驅蟲和中止癢之法。常用方如追蟲丸、遇仙丹等方，隨證加減。還可用灌腸法。

（一）追蟲丸：檳榔、雷丸、廣木香、苦楝根皮、皂角、黑丑、茵陳。

（二）遇仙丹：黑丑、檳榔、大黃、三稜、莪朮、木香。可加細辛、烏梅。

（三）百烏煎灌腸法：百部三十克，烏梅十五克。加水兩飯碗，煎成一碗，晚上臨睡前，做保留灌腸，十天爲一療程。因灌腸治療法手續麻煩，故一般少用，多採取服湯藥治療。

四、名醫要論

蟯蟲者，九蟲之一蟲也。在於腸間，若臟腑氣爽則不妄動。胃弱陽虛，則蟯蟲乘之，輕者或癢，或蟲從穀道出，重者侵蝕肛門瘡爛。（《壽世保元》）

蟲之爲病……或由濕熱，或由生冷，或由肥甘，或由滯膩，皆可生蟲，非獨濕熱而已。然後數者之中，又惟生冷生蟲爲最。（《景岳全書》）

五、驗案

胡某某，男，八歲。初診日期：一九六二年五月十日。

主訴：近數月來，每致夜間突然哭醒不睡，並說肛門瘙癢難受，煩躁不眠，飲食尚可，面色發黃，大便溏軟。舌苔白，脈象滑略弦數。據夜間肛門奇癢，診爲蟯蟲病。治以調中驅蟲法，處方如下：

厚朴三克，枳實五克，焦檳榔六克，炙甘草三克，雷丸三克，使君肉五克，榧子肉三克，生大黃二克。五付。

並囑家屬在晚上睡前，給患兒肛門外周圍處塗上凡士林，蟯蟲出來排卵，蟲則被粘住，次日一早用清水洗淨拭乾，拭布及洗肛之水要妥善處理，以免傳染他人。

二診（五月二十五日）：上藥共服十二付，並且每晚給患兒肛門塗凡士林，次晨拭乾洗淨。拭布與水均在火上再煮十分鐘，才倒入廁內。經過治療，近日睡眠已好，今日來諮詢，是否還用藥治療。囑再服上方五付，如睡眠安穩，肛門不癢即可停藥。

六、與西醫學的聯繫

西醫學認爲蟯蟲病是一種常見的寄生蟲病。常在兒童集體機構中流行。

蟲體細小乳白色，雌蟲體長八～十三毫米，中段粗圓，尾端尖細，雄蟲更小，尾端向上彎曲，成熟時交尾後即死去。此蟲寄生在人體小腸下端、盲腸、闌尾及大腸內，體內有蟲卵達萬個時，即沿結腸向下移行，在夜間爬出肛外，在會陰部周圍，爬行時連續產卵，數分鐘可產卵達一萬個以上。自吞入蟲卵後，即在胃與十二指腸中孵化，約需十五～三十天發育爲成蟲。雌蟲壽命約一～二個月。

西醫學治療本蟲，雖然也有灌腸等法，但由於手續繁瑣，多不採用。口服殺蟲藥，療效確切可靠，故多採用之。常用殺蟲藥有：①撲蟯靈：劑量爲每千克體重五毫克，睡前一次服，驅蟲率可達百分之九十五～一〇〇。副反應稍有噁心、腹痛、嘔吐。偶爾可有光過敏。②驅蛔靈：劑量爲每千克體重五十～六十毫克，早晚兩次分服，連服七～十天，不能超過每日二克，驅蟲率可達百分之九十九，副反應有噁心、嘔吐、蕁麻疹、腹痛、腹瀉等，但一般都不太嚴重。

七、體會

蟯蟲病的治療，中醫還是採用整體治療，以加重中焦運化和殺蟲助消化同時並用。治療蟯蟲在肛門周圍塗凡士林的方法較簡單實用，故常被應用。我認爲如改塗薄荷軟膏或萬金油膏則又能止癢又能粘蟲，則會更好些。

蟯蟲治癒後，也可購服化蟲丸，服半月即可。以後注意飯前飯後好好洗手。

國家圖書館出版品預行編目資料

焦樹德中醫內科—焦樹德著—初版—
台北市：相映文化出版：家庭傳媒城邦分公司發行，
2006 [民95]　608面；14.8*21公分
ISBN 986-7461-36-3（平裝）
1. 內科（中醫）
413.3　　95010774

焦樹德中醫內科

作者　焦樹德
責任編輯　古國璽
封面設計　A+design
美術設計　方麗卿
總編輯　李　茶

發行人　凃玉雲
出版　相映文化
台北市信義路二段213號11樓
電話：(02) 2356-0933 傳眞：(02) 2351-9179
發行　英屬蓋曼群島商家庭傳媒股份有限公司城邦分公司
104台北市中山區民生東路二段141號2樓
讀者服務專線　0800-020-299
服務時間　週一至週五9：30～12：00；13：30～17：30
24小時讀者服務傳眞　(02) 2517-0999
讀者服務信箱　E-mail：sc@cite.com.tw
郵撥帳號　19833503
戶名　英屬蓋曼群島商家庭傳媒股份有限公司城邦分公司

香港發行所　城邦 (香港) 出版集團有限公司
香港灣仔軒尼詩道235號3F
電話：(852) 2508-6231 傳眞：(852) 2578-9337
馬新發行所　城邦 (馬新) 出版集團
Cite (M) Sdn. Bhd. (458372U)
11, Jalan 30D / 146, Desa Tasik, Sungai Besi,
57000 Kuala Lumpur, Malaysia.
電話：(603) 9056-3833 傳眞：(603) 9056-2833

印刷　中原造像股份有限公司
初版　2006年7月
售價　450元
ISBN　986-7461-36-3

原書名：樹德中醫內科　原書號：7-117-066407　原書出版日期：2005年5月